100년 허리를 위한
운동 처방전

Back Rx

Copyright ⓒ 2004, 2019 by Vijay Vad, M.D.
All rights reserved
Korean translation copyright ⓒ 2024 by DONGLE DESIGN
Korean translation rights arranged with Stuart Krichevsky Literary Agency, Inc.,
through EYA Co.,Ltd.

필라테스와 요가 기반의 재활 운동 프로그램

100년 허리를 위한 운동 처방전

비제이 바드,
피터 오키오그로소 지음
양수정 옮김

Back Rx

동글디자인

일러두기

* 이 책에 등장하는 용어인 Back Rx는 저자가 개발한 허리 통증 완화 프로그램을 칭하는 것으로, 해외에서 잘 알려진 브랜드이므로 다른 말로 번역하거나 대체하지 않았습니다.
* 이 책은 의학 전문가가 집필하였으나 소개된 방법을 실천하는 과정에서 발생하는 부상이나 부작용에 대해서는 출판사의 책임이 없음을 밝힙니다.
* 언급된 제품 중 일부는 국내에 시판되지 않지만 참고용으로 기재해 두었습니다.
* 본문에는 "의료용" 마리화나에 관한 설명이 있으나 참고용일 뿐 국내에서 합법적이지 않은 모든 마약류 이용은 절대 권장하지 않습니다.

나의 할머니 인두마티(Indumati)는 여성의 교육이
풍요로운 세상을 향한 길을 열어준다고 믿으셨습니다.
할머니에게 영감을 얻은 이 책을 VAD 재단에 바칩니다.

BACK RX CONTENTS

개정판 소개   8
급성 허리 통증이 발생했을 때 해야 할 일   9

PART 1. 자기 관리

1. 신체 활동을 유지하는 간단한 방법   12
2. 심신 상관성   40
3. Back Rx 식단: 통증이 없으면 얻을 수 있는 것이 많다   57
4. 처방전이 필요 없는 허리 통증 치료법   79
5. 당신에게 가장 좋은 운동   95
6. 인체공학의 과학   107

PART 2. 외부의 도움

7. 통합 치료   122
8. 처방 약   131
9. 의학적 시술   149
10. 허리 통증 완화의 미래   158

PART 3. 허리 운동 처방전

11. Back Rx 프로그램   174
12. Back Rx 시리즈 A: 다시 움직이기   180
13. Back Rx 시리즈 B: 다시 완전히 움직이기   206
14. Back Rx 시리즈 C: 짜릿하게   229

부록: 여덟 가지 질병을 관리하기 위한 전략   250
감사의 말   262

개정판 소개

허리 통증, 관절 통증, 관절염 및 그와 관련된 질병을 앓고 있는 사람들을 20년 넘게 치료하면서 세운 나의 기본 원칙은 늘 가장 간단하면서도 비용이 가장 적게 드는 해결책을 찾는 것이다. 내 모든 연구의 사명은 신체 활동을 유지하기 위한 간단한 방법에 초점이 맞추어져 있다.

이 책의 원판에서는 허리 통증이 있는 사람이라면 누구나 집에서 익힐 수 있도록 고안된 간단한 요가 및 필라테스 기반 운동과 스트레칭 요법을 소개했다. Back Rx 프로그램은 각기 다른 두 차례의 임상시험을 통해 통증과 아편제 사용을 줄여주는 것으로 확인되었다. 이 프로그램은 지금도 책 한 권 구매하는 비용밖에 들지 않는 효과적인 치료법으로 남아 있다.

그런데 이 책의 원판이 출간된 지 15년이 지난 2004년, 허리 통증을 다루는 것에 관한 놀라운 혁신이 시장에 등장했다. 차세대 의료 식품 및 바르는 크림, 의료용 마리화나의 치유 효과에 대한 이해, 줄기세포 연구의 진보, 인체공학적으로 디자인된 신발과 속옷까지! 오피오이드 진통제를 과하게 처방하는 것의 위험성을 발견하게 되었을 뿐만 아니라, 인간의 마이크로바이옴과 그것이 허리 통증에 미치는 영향을 이해하는 엄청난 잠재력을 발휘하기 시작했다.

그래서 나는 거의 새로운 책을 만들고 싶었다. 그냥 개정한 책이 아니라 통증을 치료하고 신체의 움직임을 유지하기 위한 가장 중요한 변화를 평가하고 제시한, 훨씬 확장된 내용을 담은 그런 책 말이다. 또한 임상적으로 입증된 Back Rx 운동 방법과 사진을 함께 담았다. 이제 이 한 권의 책을 통해 허리 통증을 완화시키는 능력을 손안에 넣게 될 것이다.

급성 허리 통증이 발생했을 때 해야 할 일

급성 허리 통증이 발생하면 대개 며칠 안에 통증이 사라진다. 내 조언을 따르며 통증을 악화시키는 행동을 하지 않는다면 말이다.

급성 허리 통증이 발생하면 처음 이틀 동안은 하루에 2~4회 15분 동안 통증 부위에 얼음찜질을 하는 것을 권한다. 단, 그 시간 동안 얼음찜질보다 온찜질이 더 효과가 좋은 사람도 있다. 그리고 탄력붕대로 감거나 압박 기능을 갖춘 일반 허리 복대를 한 뒤 적당한 안정을 취해야 한다. 집 안에서 조금씩 걸어 다녀도 된다는 뜻이다.

또한 이부프로펜(애드빌, 모트린) 200mg 혹은 나프록센(알리브) 200mg을 하루에 두 차례 두세 알씩 복용하거나, 둘 중 하나를(한 번에 둘 다 복용해서는 안 된다) 엑스트라 스트렝스 아세트아미노펜(타이레놀) 두 알과 함께 하루에 두 차례 복용하도록 한다. 젤캡은 혈류로 더 빠르게 흡수되어 통증을 보다 빠르게 완화시킨다.

취침 전과 아침에 좌우 30초씩 누운 나무 자세를 하는 것도 큰 도움이 된다. 리도카인 및 멘톨이 함유된 크림 같은 국소 크림도 처음 이틀 동안에는 도움이 되므로 하루에 2~4회 바르는 것이 좋다. 처방받은 약을 복용하고 있거나 질병이 있는 경우에는 의사와 상담하는 것이 가장 좋다.

이틀이 지난 후에도 여전히 통증이 있다면, 낮에 웰패치나 아이시 핫처럼 8시간 지속되는 히트 패치를 탄력붕대나 복대로 압박해주면서 사용하는 것을 권한다. 이때, 히트 패치를 바르는 크림과 함께 사용해서는 안 된다. 저녁에는 15분 동안 얼음찜질을 하도록 한다.

마사지 치료나 카이로프랙틱 치료는 급성기 동안 도움이 되는 것으로 나타났다. 카이로프랙터에게 치료받을 때는 빠른 속도의 도수교정은 하지 않을 것을 반드시 요청해야 한다. 그리고 마사지사에게 강한 마사지는 원하지 않는다고 꼭 이야기해야 한다. 마사지를 받은 후에는 15분 동안 얼음찜질을 하는 것이 좋다.

앞서 이야기했듯 대부분의 급성 허리 통증은 보통 며칠 안에 괜찮아진다. 하지만 처음 이틀 동안 내 조언을 따랐음에도 불구하고 통증이 전혀 줄지 않는다면 반드시 의사에게 진료를 받아보기 바란다.

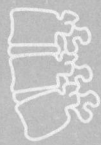

PART 1.
자기 관리

1. 신체 활동을 유지하는 간단한 방법

토요일에 집에서 편안하게 휴식을 취하고 있는데 휴대폰 벨소리가 울렸다. 응급 통증 환자들을 위해 번호를 지정해두었는데, 그 번호로 걸려온 전화였다. 발신인을 확인한 나는 전혀 놀라지 않았다. 전화를 받자 존John의 다급한 목소리가 들렸다.

"지금 신혼여행으로 하와이에 와 있어요. 그런데 침대에서 일어날 수가 없어요."

나는 "좋은 거 아니에요?"라고 말하고 싶었지만, 그의 목소리를 들으니 농담이 튀어나오지 않았다.

"정말 이해할 수가 없어요. 이제 막 결혼해서 행복하고, 스트레스도 없고, 기분이 좋은데 통증이 너무 심해요. 왜 그럴까요?"

나는 이렇게 대답했다.

"그런데 스트레스가 전혀 없는 건 아니에요. 당신은 얼마 전에 인생에서 가장 스트레스를 받는 열 가지 일 중 하나를 겪었어요. 결혼을 했잖아요!"

존은 지난 두어 달 동안 인생에서 가장 스트레스를 받는 일 중 세 가지를 겪었다. 그는 결혼도 하고, 이사도 하고, 이직도 했다. 존은 허리 통증 때문에 나를 찾아오기 전까지 한 통증 클리닉에서 치료를 받았다. 한 달에 한 번 임상 간호사에게 진료를 받았고, 중독성이 매우 강하고 잠재적으로 치명적인 오피오이드* 진통제 펜타닐** 경피 패치와

---

* 마약성 진통제. 모르핀, 옥시코돈, 하이드로코돈, 펜타닐, 트라마돌, 메타돈 등이 있다. 모르핀 유사 효과를 생성하며, 의학적으로 마취를 포함한 통증 완화에 주로 사용되고 있다. 의사의 처방전이 필요한 약물이다.

** 오피오이드계의 강력한 마약성 진통제. 효과는 모르핀보다 100배 이상, 헤로인보다 50배 이상 강하다. 경피 패치로도 많이 사용되는데, 그 양은 미세한 수준으로 조절이 가능하며, 중독성이 높다.

옥시콘틴OxyContin* 두 가지를 처방받았다.

존을 처음 진료하기 위해 진료실에 들어서자 그는 우리에 갇힌 사자처럼 서성거리고 있었다. 그는 진통제를 복용하고 있었음에도 사실상 장애를 가지고 있었고, 한 번에 몇 분 이상 앉아 있지 못했다. 그건 존에게 큰 문제가 되었다. 그는 사이버 보안 전문가였기 때문에 앉아서 일하는 시간이 절대적으로 많았다. 추간판성 축성 통증, 쉽게 말해 허리 디스크 파열로 반복해서 발생하는 통증은 그의 삶을 방해했다.

존은 지난 2년 동안 통증이 너무 심해 의사들이 척추유합술**을 권유했다고 말했다. 이 수술은 몇 주 혹은 심지어 몇 달 동안이나 그를 일하지 못하게 만들 것이었고, 그의 상태로 보아 성공률이 매우 낮았다. 그리고 존은 상당히 과체중이었기 때문에 허리에 더 많은 부담이 가해졌다. 결과적으로 그는 펜타닐 패치를 사용하면서 하루에 80mg의 옥시콘틴을 복용하고 있었고, 사실상 중독된 상태였다. 무엇보다도 통증은 그 어느 때보다 심각했다.

존의 사례가 너무 극단적이라고 생각하는가? 그렇지 않다. 사실 여기에는 허리 통증으로 발생할 수 있는 꽤 흔한 문제들이 포함되어 있다. 어떤 면에서 이 문제들은 통증 그 자체보다 더 나쁘다. 이 중에서도 미국 역사상 최악의 약물 중독이 널리 퍼지게 만든 오피오이드 진통제 과다 처방이 가장 큰 문제다.

2017년 6월 〈뉴욕타임스〉는 '지난해보다 19% 증가한 약물 과다복용은 이제 50세 미만 미국인의 주요 사망 원인이다'라고 보도했다. 그 결과, 미국인의 기대 수명은 2016년과 2017년 2년 연속 감소했다. 1963년 이후 첫 연속 감소였다.

---

*   옥시코돈oxycodone의 상표명. 모르핀 대비 대략 1.5배의 효력이 있다.

** 척추뼈 사이에 뼈 이식을 한 뒤 나사못으로 고정해 척추뼈를 하나로 연결해 고정하는 수술

〈뉴욕타임스〉는 우리가 흔히 생각하는 마약 중독자를 말하는 것이 아니었다. 매년 약물 과다복용으로 사망하는 사람 중 상당수는 의사가 합법적으로 처방한 옥시콘틴, 바이코딘Vicodin*, 펜타닐을 포함하는 아편제**로 처음 약물 복용을 시작했다. 옥시콘틴, 바이코딘, 펜타닐은 미국에서 가장 많이 처방하는 여섯 가지 진통제 중 세 가지다. 약물을 남용하는 사람의 약 75%가 합법적으로 처방된 약을 복용하면서 약물을 시작했고, 헤로인***을 투여하는 사람의 80%는 오피오이드를 복용하면서 약물을 시작했다.

약물을 사용하는 사람의 인구 통계도 변화하고 있다. 앞서 언급한 〈뉴욕타임스〉의 기사를 보면 '오하이오Ohio의 익명의 약물 중독자 모임에는 변호사, 회계사, 청년 및 여유 있는 중산층 가정에서 자란 청소년이 포함되어 있다'라는 내용이 실려 있다.

의학 박사 리사 골드파브Lisa Goldfarb는 뉴욕 대학교 랑곤 헬스 정신과 임상 조교수이며, 중독 정신과 개인 병원을 운영하고 있다. 1995년부터 중독 치료를 전문으로 해왔고, 그동안 오피오이드 위기가 엄청난 비율로 증가하고 있는 것을 지켜보았다. 골드파브는 약물 중독이 널리 퍼진 것은 여러 가지 이유가 복합적으로 작용했지만, 2001년 의사들에게 모든 통증을 '다섯 번째 활력 징후'****로 간주하도록 지시한 'Joint Commission'의 결정이 그 이유 중 하나라고 주장했다. 그 결정으로 말기 암 환자가 겪는 지속적인 심한 통증부터 단순한 허리 통증까지 모든 통증이 기존의 네 가지 활력 징후인 심부 체온, 혈압, 호흡수, 심박수와 동등하게 여겨지게 되었다.

'Joint Commission'을 소개한 글을 보면 '미국에 있는 약 21,000개의 의료기관과 프로그램을 인가하고 인증하는 독립적인 비영리 단체'라고 되어 있다. Joint Commission의 새로운 통증 관리 기준에 따르면, 의료진은 모든 환자에게 통증이 있는지 물어보아야 하고, 의사는 환자 스스로가 이야기하는 것을 반드시 받아들이고 존중해야 한다. Joint

---

* 진통제인 하이드로코돈과 파라세타몰(아세트아미노펜)의 복합제재
** 의학에서 마취 작용을 하는 아편 계열의 알칼로이드. 대표적으로 모르핀, 헤로인, 코딘 등이 있다.
*** 모르핀을 아세틸화하여 만든 진정제 중 하나. 중독성이 매우 강하다.
**** 바이탈 사인. 체온, 호흡, 심박수, 혈압 등의 측정값

Commission은 특정 서비스에 대해 의사와 병원이 보상받는 방법을 규제하기 때문에 그들이 제시한 새로운 기준은 의사들에게 아편제를 포함하여 환자들의 통증을 줄여줄 수 있는 모든 것을 처방하도록 점점 더 많은 압력을 가하고 있다. 골드파브는 이렇게 말했다.

"미국에서 의사들이 한 명의 환자를 보는 데 주어지는 시간은 7~10분 정도예요. 통증에 관해 자세히 이야기하고, 치료 방법을 설명해주고, 환자에게 손을 얹어 진료하고, 다른 방법들을 시도해볼 시간이 너무나 부족하죠."

그리고 이렇게 덧붙였다.

"환자가 행복하게 병원을 나서게 하려면 퍼코셋^{Percocet*} 처방전을 주는 게 훨씬 쉽죠. 그래서 그게 진료 기준이 된 겁니다. 의사들은 그렇게 해야만 했습니다."

또한 의사들은 2000년에 Joint Commission이 의사들에게 판매를 제안한 책에 의해 부당한 영향을 받았을 수도 있다. 이 책은 '사람이 통증 조절을 위해 오피오이드를 처방받았을 때 중독이 심각한 사안이라는 증거가 없고, 중독의 부작용에 대한 의사들의 걱정이 부정확하고 과장되었다'라고 주장하는 연구들을 인용했다. 이해관계를 명확히 하자면 이 책은 옥시콘틴 제조업체의 후원을 받아 세상에 나왔다.

이라크 전쟁 당시 응급 의학 전문의로 복무했던 의학 박사 수디프 보스$^{Sudip Bose}$는 2017년에 이렇게 말했다.

"이건 로비이고, 제약회사의 마케팅이며, 의사의 만족도 점수다. 의사는 당신을 행복하게 해주고 당신의 통증을 줄여주기를 원한다."

Joint Commission으로 인해 1999년부터 2010년까지 의사의 처방이 필요한 진통제 판매가 4배 가까이 증가했다. 2008년 약물 과다복용으로 발생한 사망률은 1999년의 4배

---

* 진통제인 옥시코돈과 파라세타몰(아세트아미노펜)의 복합제재

수준이었고, 2009년 물질 사용 장애* 치료를 위한 입원율은 1999년의 6배 수준이었다. 헤로인을 처음 투여한 5명 중 4명은 처방받은 진통제를 오용하면서 시작했다. 펜실베이니아 대학교 응급실 같은 곳에서는 사람들이 응급실을 찾는 가장 흔한 이유 중 하나인 심한 급성 허리 통증의 경우 아편제 처방을 제한하기 시작했다.

그런데 사기를 떨어뜨리는 중요한 일이 발생했다. 2015년에 진행된 미 국립보건원 National Institutes of Health의 워크숍을 체계적으로 검토한 결과, 오피오이드가 만성 통증, 삶의 기능, 삶의 질을 개선한다는 증거가 거의 없으며, 오피오이드를 장기간, 특히 고용량으로 복용하면 과다복용, 남용 및 오피오이드 사용 장애와 관련이 있는 것으로 나타났다.

이러한 사실에 대한 인식이 높아지자 미국내과학회 American College of Physicians는 2017년 비침습적(피부를 관통하지 않거나 신체의 어떠한 구멍도 통과하지 않고 질병 따위를 진단하거나 치료하는 방법) 허리 통증 치료에 대한 임상 권고안을 제시하는 새로운 가이드라인을 발표하며 '최소 12주 이상 지속된 만성 허리 통증 환자의 경우라도 비약물적 치료부터 시작해야 한다'라는 내용의 기본 권고안을 제시했다. 이틀 뒤 〈뉴욕타임스〉는 '미국내과학회가 개정된 권고안으로 많은 의사들이 하고 있는 일을 반대하고, 약물을 1차 치료로 요구하는 기존의 가이드라인을 바꾸고 있다'라고 주장했다.

드디어 누군가가 나를 이해해주어서 얼마나 기뻤는지 모른다. 나는 약 20년 동안 비슷한 관점으로 일해왔다. 그동안 약한 통증을 치료하는 데도 약물을 처방하는 결정이 참으로 불편했다. 아마도 이는 부분적으로 우리 할아버지와 할머니의 영향 때문일 것이다. 내가 자란 인도에는 수 세기 동안 아유르베다 의학(고대 인도 힌두교의 대체의학 체계. 오늘날에도 인도, 네팔, 스리랑카에서 매우 일반적으로 사용되고 있다)에서 온 고대의 지혜를 활용해 식물과 허브로 여러 가지 통증을 치료해온 문화가 있다. 할아버지는 이른 나이에 필드하키를 하다 부상을 입어 무릎 관절염을 앓으셨다. 할아버지는 매일 코코넛 오일에 강황 한 숟가락을 타 생강과 함께 드셨으며, 요가 스트레칭도 빼먹지 않았다. 그

---

* 물질 사용이 가정이나 직장에서 문제를 일으키더라도 이를 계속해서 사용하는 상태. 물질은 알코올, 담배, 불법 약물 또는 처방약일 수 있다.

로 인해 하루하루 건강하고 활기차게 생활하셨다.

20년 이상 허리 통증, 관절 통증, 관절염 및 그와 관련된 질병을 앓고 있는 환자들을 치료하면서 세운 나의 기본 원칙은 신체 활동을 유지하기 위한 가장 간단한 방법을 찾는 것이다. 나는 의사라면 가장 심한 경우에만 단기적인 통증 완화를 위해 아편계 진통제를 사용해야 하며, 그것도 다른 모든 선택지를 시도해본 후에만 사용해야 한다고 생각한다.

허리 수술에 대해서도 같은 생각이다. 허리 수술은 극히 일부의 경우를 제외하고 최후의 수단이어야 한다. 내 환자인 존 같은 경우에는 분명 허리 수술이 부적절하다. 다리 통증 없이 허리 통증만 있는 환자의 경우에는 수술을 하면 통증이 더욱 심해질 수도 있다. 또한 가장 간단한 통합 옵션 대부분이 가장 저렴하고 가장 비침습적이기도 하다. 식단, 운동, 심신 치료, 잘 제조된 영양 보충제가 그 예다.

사람들이 '허리 통증 치료는 복잡하다', '허리 통증 치료는 매우 위험하고 많은 비용이 든다'라는 잘못된 생각을 믿으면 의사에게 도움을 구할 가능성이 적어지기 때문에 어떤 경우든 가능한 한 빨리 치료하는 것이 내 방식이다. 대부분의 사람이 인생을 살아가는 동안 어떤 형태의 허리 통증이든 겪게 될 것이다. 물론 처음의 급성 통증을 치료하는 것이 가장 중요하다. 그러나 통증 없는 상태를 유지하는 열쇠는 재발을 막는 것이다. 재발이 결국 만성적이거나 장기적인 문제로 이어질 가능성이 크기 때문이다.

응급 상황에 대한 가장 간단한 해결책을 찾고자 하는 나의 열정은 의료계가 대중을 위해 일을 잘해야 하는데 항상 그러지는 못한다는 생각으로 인해 생겨났다. 오피오이드 처방 문제만 봐도 의료계가 일을 잘했다고 절대 말할 수 없다.

2018년 3월 저명한 영국 의학 저널 《란셋》에 실린 일련의 연구는 비효율적인 허리 통증 치료로 발생한 피해를 알아보고, 그것을 바로잡는 방법을 제안하고자 했다. 세 가지 주요 연구 저자 중 한 명인 류마티스 내과 전문의 레이첼 부흐빈더Rachelle Buchbinder는 이렇게 썼다.

> 대부분의 허리 통증은 사람들의 신체 활동을 유지하고 계속 일을 할 수 있게 해주는 간단한 물리 및 심리 치료에 반응한다. 그런데 이점이

확실하지 않은 치료가 더 많이 홍보되고 있다.

나는 의료계에 종사하면서 프로 운동선수부터 열성 엄마에 이르기까지 여러 종류의 환자들이 중독성 처방 진통제의 희생양이 되는 것을 지켜보았다. 내 환자 존은 오피오이드 유행에 희생될 위험에 처한 평범하고 근면 성실한 사람이었다. 존은 옥시코돈을 2년 동안 복용하고 있었고, 나는 그에게 새로운 치료 플랜이 성공하려면 옥시코돈을 끊어야 한다고 이야기했다. 하지만 존은 매번 변명을 늘어놓았다. 한 번은 공항 검색대를 통과하는데 TSA(미국 교통보안청)가 자신의 약을 빼앗아갔다고 말했고, 한 번은 약을 호텔에 두고 왔다고 말했다. 존의 아내 샤론(Sharon)은 어느 날 존이 욕조에 죽은 채로 누워 있는 모습을 발견하게 되는 건 아닌지 두렵다고 말했다. 존은 고민 끝에 중독치료센터에 들어갔고, 6개월이 걸렸지만 마침내 약물을 끊어냈다.

그 시간 동안 나는 존에게 MRI(자기공명영상) 검사를 받게 했다. 스캔에 존의 허리 L4~5 디스크가 파열되어 왼쪽으로 밀려 나와 있는 것이 보였다. 허리 통증의 가장 흔한 두 가지 원인은 디스크 문제와 척추관협착증이다. 척추관협착증은 척추 내 공간이 좁아지는 질병이다. 협착증은 나이가 들면서 영향을 미치는 반면, 젊은 환자는 디스크가 구조적으로 잘못되는 경우가 더욱 많다. 예를 들어 디스크에 약간의 파열이 생기면 그 파열 자체로도 통증을 느낄 수 있지만, 그 파열 때문에 주변 신경에 염증이 생길 수도 있다.

잠깐 해부학을 배워보자. 추간판, 즉 디스크는 일정하거나 갑작스러운 움직임 또는 압력이 허리나 허리뼈에 가해질 때 척추뼈 사이사이의 압력을 흡수하도록 만들어졌다. 디스크는 척추뼈보다 더 유연한데, 콜라겐 섬유와 단백질 젤 층으로 이루어져 있기 때문이다.

디스크에는 최대 80%의 수분이 함유되어 있다. 지속적인 혈액 공급으로 디스크의 수분을 잘 유지해야 한다. 오래 앉아 있거나 앞으로 허리를 숙이면 디스크에 가해지는 압력이 증가해 어떤 식으로든 손상될 가능성이 있다. 흔한 손상으로는 추간판 팽윤*과 추간판 돌출**이 있다. 주로 '추간판 탈출증'***이라고 부르는데, 나는 '추간판 돌출' 또는 '탈출'****이라고 하는 것을 선호한다.

나는 웨일 코넬 의과대학에서 학생들을 가르칠 때 항상 두 가지 원칙을 강조했다. 첫 번째 원칙은 구조는 기능이나 통증과 관련이 없다는 것이다. 이는 예를 들어, 큰 추간판 돌출이 약간의 통증을 유발할 수도 있고, 그 반대의 경우도 마찬가지라는 뜻이다. 두 번째 원칙은 첫 번째 원칙에 따라오는 것이다. MRI 스캔을 치료하지 말고 환자를 치료해라! MRI 스캔에서 약간의 디스크 돌출이 보인다 해도 환자가 극심한 통증을 토로하지 않는다면 아직은 약물이나 수술이 필요하지 않은 것이다. 그때는 통증을 치료해야 한다.

클레이 스나이트맨Clay Sniteman은 내가 아는 뛰어난 물리치료사 중 한 명이다. 프로 테니스 협회에서 트레이너로 활동하고 있으며, 자신의 클리닉을 운영하고 있다. 스나이트맨은 허리 통증은 종종 신체의 다른 부위에 있는 문제와 관련이 있다고 말했다.

"허리 통증이 있다고 해서 허리만 아픈 것은 아니에요. 척추에서 온 통증일 수도 있어요."

그도 나처럼 MRI보다 진찰과 환자의 병력이 더 많은 도움이 될 수 있다고 생각한다 (본인이 찾아낸 것을 확인하기 위해 MRI를 찍기는 하지만 말이다).

"환자에게 직접 손을 얹고 진찰하는 건 매우 중요해요. MRI와 달리 어떤 것들을 실

---

* 섬유륜이 추간판의 정상 범위 바깥쪽으로 3mm 이상 밀려난 상태. 추간판은 중앙부의 말랑말랑한 '수핵'과 그것을 감싸고 있는 질긴 섬유테인 '섬유륜'으로 구성되어 있다. 신경 압박이 없어 일반적으로 통증이 없다.
** 섬유륜이 수핵의 압력에 의해 국소적으로 밀려난 상태. 수핵이 신경을 누르면서 허리 통증과 다리에 뻗치는 통증이 나타난다.
*** 추간판 일부가 밀려난 상태. 흔히 '디스크'라고 한다.
**** 섬유륜이 전 층에 걸쳐 파열되어 수핵 일부가 추간판을 빠져나왔지만 아직 떨어지지는 않은 상태

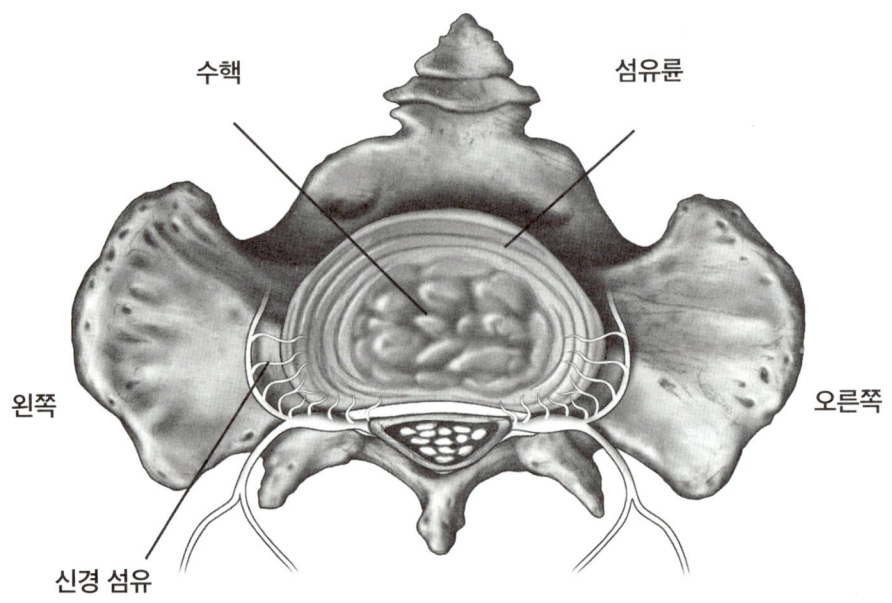

위에서 내려다본 정상적인 L5~S1 디스크

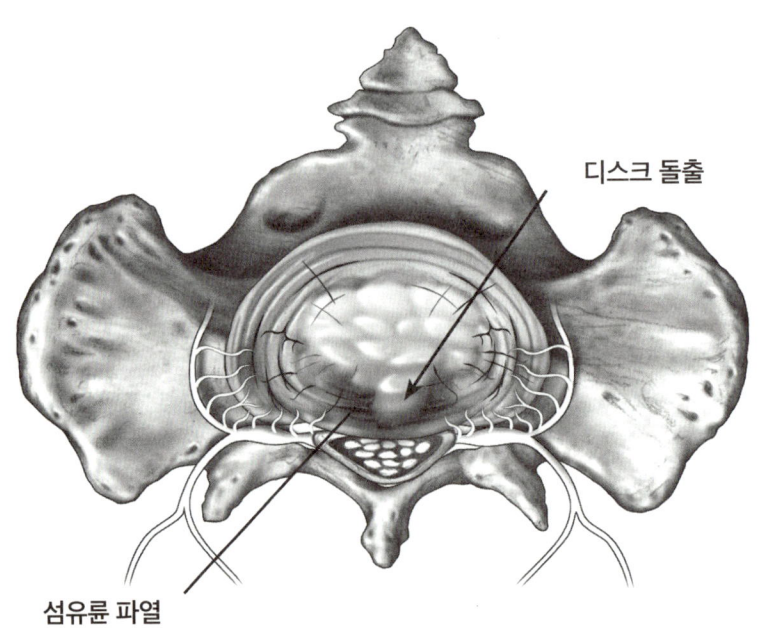

위에서 내려다본 L5~S1 디스크 돌출

[20]

제로 만지고 눈으로 볼 수 있으니까요. 인체는 움직임에 기반한 시스템이고, MRI는 정적 기반의 시스템이죠."

MRI를 촬영할 때는 어떠한 움직임도 허용되지 않지만, 허리 통증은 환자가 움직이기 전까지는 명확해지지 않는 생화학적인 문제와 관련이 있을 수 있다. 스나이트맨은 이렇게 말했다.

"그런 경우, 환자는 몸을 처음 40도 각도로 굽힐 때까지는 통증을 느끼지 않을 수 있지만 40도를 넘어가면 통증을 느껴요."

그리고 이렇게 덧붙였다.

"관절이 해야 할 일을 제때 하고 있지 않지만 MRI에는 나타나지 않을 거예요. 아이를 안기 위해 몸을 앞으로 숙이거나 몸을 뒤로 젖힐 때만 허리 통증을 느끼는 여성 환자가 있을지도 모르죠."

몸을 앞으로 숙이거나 비틀거나 굽히면 가만히 때와는 다른 스트레스가 디스크에 가해질 수 있다. 그런데 오랜 시간 앉아 있을 때도 압력이 증가한다. 압력이 증가하면 디스크에 혈액 공급이 최소화된다. 책상 의자에 앉아 있는 것도 몹시 나쁘지만, 자동차나 비행기에 장시간 앉아 있는 경우에는 더욱 많은 문제가 발생한다. 나는 존에게 스탠딩 데스크를 사용해 책상 의자에 앉아 있는 시간을 최소화하라고 조언했다.

디스크는 나이가 들면서 마모되기 시작한다. 그리고 후관절(척추에서 이웃한 관절 돌기 사이의 관절. 체중 부하를 전달하는 데 중요한 역할을 한다)에 더욱 많은 부담이 가해지고, 결국 관절에 관절염이 발생한다. 이 과정에서 척추관협착증이 발생한다. 척추 사이 공간인 외측관과 중심관이 좁아지는 것이다.

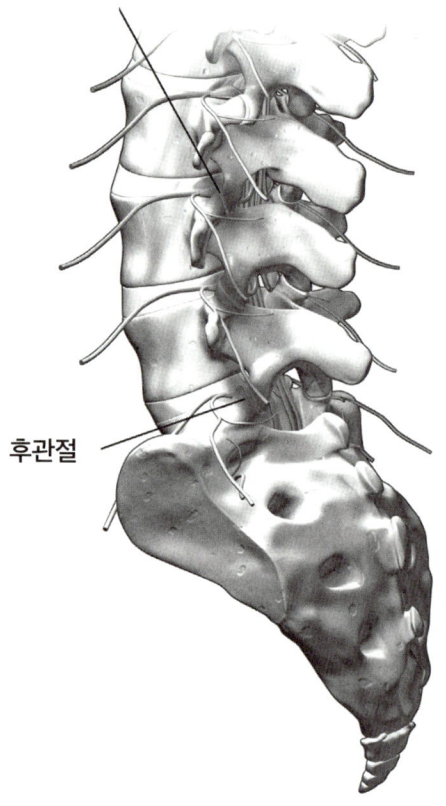

후관절, 추간판

　서고, 걷고, 몸을 뒤로 젖히고, 오래 앉아 있다가 일어서고, 골프처럼 몸을 회전하는 운동을 하면 협착증 증상이 심해진다. 대부분의 경우, 앉아 있으면 협착증 통증을 완화할 수 있다.

　덜 흔한 세 번째 손상은 디스크 일부분이 박리, 즉 떨어져 나갈 때 발생한다. 떨어져 나간 부분이 척추관으로 들어가 척추에서 나오는 신경을 압박할 수 있다. 이러한 상태라도 환자가 주로 다리 통증을 호소한다면 최소침습 시술 성공률이 높다. 큰 추간판 탈출증이 가벼운 증상을 유발할 수 있는 반면, 심각해 보이는 손상은 통증이 거의 없을 수 있다는 것을 의미한다.

그러니 MRI가 아닌 환자를 치료해라. 프로 테니스 선수와 축구 선수의 디스크가 아주 조금 파열되었는데, 몸을 조금도 굽힐 수 없을 만큼 엄청난 고통을 호소하는 것을 본 적이 있다. MRI 스캔과 상관없이 그렇게 큰 고통을 느끼는 데에는 진짜 이유가 있다고 말해주는 것만으로도 그들이 회복하는 데 엄청난 도움이 된다.

앞서 이야기했듯 치료의 목적은 고통을 없애고 기능을 복구하는 것이다. 신경이 나오는 구멍을 막는 L5~S1 위치에서의 큰 추간판 탈출증의 경우, 다리 근력이 심하게 약해지기 때문에 비수술 성공률에 제한이 있다. 하지만 이 부분을 제외하고는 탈출한 디스크 파편을 포함한 대부분의 추간판 탈출증이 최소침습 비수술 시술에 잘 반응한다.

존의 경우, 하나의 추간판 팽윤만 있었다. 정확히 말하면 '돌출'이었는데, L4와 L5 척추뼈 사이의 추간판 섬유륜 혹은 바깥쪽 파열 때문이었다. 하지만 존은 여전히 엄청난 고통에 시달리고 있었다. 왜 그럴까? 추간판은 젤리 도넛과 같다. 추간판 탈출 혹은 돌출 때문에 안에 있는 젤리가 새어 나오면 허리 통증이나 신경의 염증을 유발해 흔히 '좌골신경통'이라고 하는, 다리로 오르내리는 통증을 느끼게 된다. 그 젤리 물질이 신경 뿌리에 닿으면 더 심한 통증을 유발할 수도 있다. 이런 경우에는 추간판을 제자리로 밀어 넣는 것이 목적이 아니라 추간판 돌출 또는 탈출로 새어나간 화학물질을 중화시키는 것이 목적이다.

존은 신혼여행을 떠나기 전까지만 해도 다리 통증이 없었다. 그는 갑자기 왼쪽 다리 근력 약화와 더불어 심한 통증을 호소했다. 나는 존에게 4주 간격으로 두 차례 경추간공 경막외 주사를 놓아주었다. 이 치료로 모든 다리 통증이 사라졌고, 원래 있던 허리 통증만 남게 되었다. 경추간공 경막외 주사는 정확한 양의 리도카인(국소 마취제)과 코르티코스테로이드(스테로이드 호르몬을 포함하는 화학물질의 한 계열)를 통증의 원인이 되는 염증이 있는 신경에 직접 전달하는 특별한 유형의 경막외 주사로, 좌골신경통 증상 완화에 놀라운 효과가 있다.

흔히 말하는 좌골신경통은 대부분 좌골신경을 포함하지 않는다. 문제는 디스크가 척추 측면에서 나오는 추간공 신경을 자극하거나 척추가 마모되어 좁아져 추간공 신경을

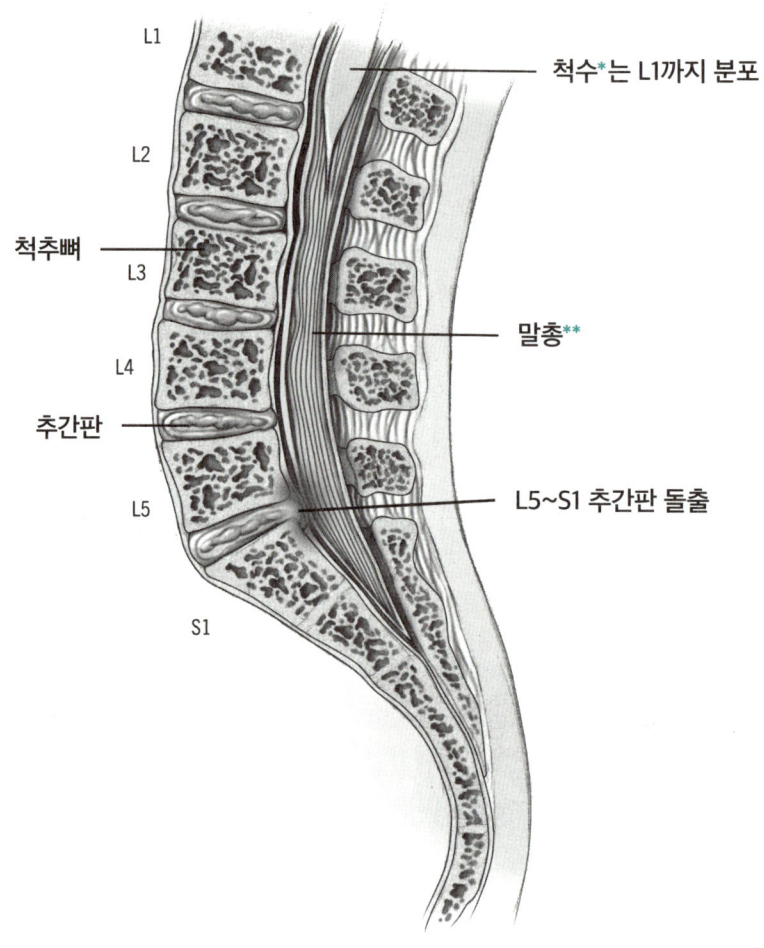

척수 아랫부분

---

* 　몸과 뇌 사이의 중추적인 정보 소통 경로
** 　척수 신경 다발의 뿌리가 말꼬리처럼 척수 아래로 늘어져 있는 상태 또는 그러한 해부학
　　적 부위

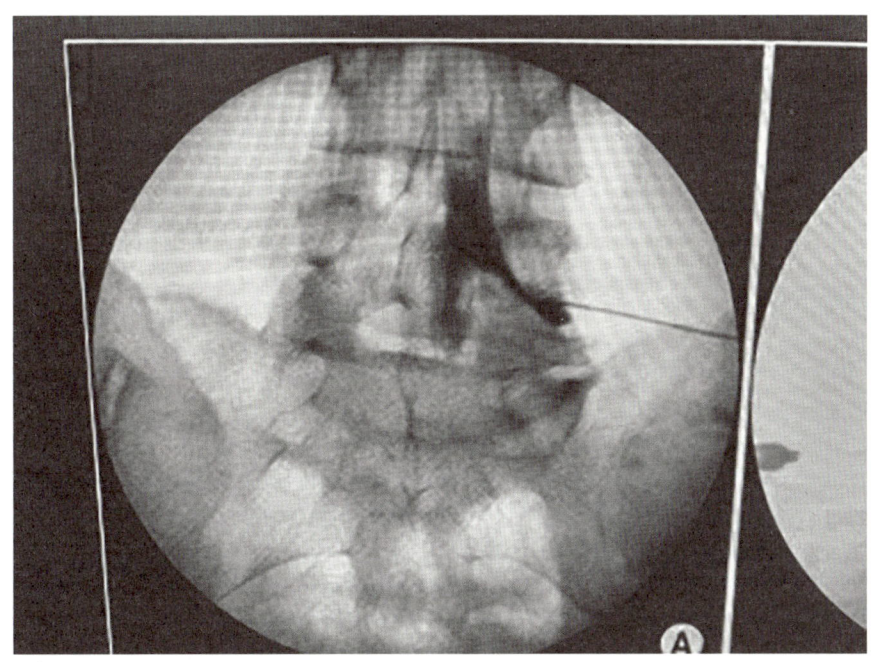

허리뼈(요추) 경추간공 스테로이드 주사

자극해 염증을 유발하는 것이다. 경추간공 경막외 주사는 정확하게 이 부분에 조준하여 좌골신경통의 근본적인 원인을 완화한다.

이러한 유형의 경막외 시술은 포괄적인 재활 및 유지 프로그램을 함께할 때 가장 효과가 좋다. 하지만 존의 오피오이드 중독이 또 다른 문제를 만들었다. 진통제는 수면을 방해하는데, 잠을 자는 시간 동안 신체는 많은 회복을 한다. 전체적인 수면, 특히 렘수면(깨어 있는 것에 가까운 얕은 수면. 일반적으로 총수면의 20~25%)의 감소는 비만과 연관이 있다는 증거가 하나둘 나오고 있다. 아마도 렙틴 생성이 감소해서일 텐데, 렙틴은 식욕을 억제해 에너지 균형 조절을 돕는다. 나중에 다루겠지만 렘수면의 감소는 통증 민감도를 증가시키기도 한다.

존은 내가 알려준 자기 관리 치료법을 따르기 시작했고, 그로 인해 통증이 어느 정도 줄어들었다. 존의 경우, 몸무게와 진통제 중독 등 다른 요인들이 복합적으로 작용했기 때문에 뒷부분에서 그의 경과를 다시 한 번 다루도록 하겠다. 그 전에 자기 관리 치료법의 기본 원칙과 허리 통증을 줄이기 위해 자기 관리 치료법을 적용하는 방법을 좀 더 자세히 알아보자. 물론 그 후에도 고통이 지속된다면 의사와 상담하는 것이 항상 현명한 방법이다.

자리에서 일어나라

2016년 가을, 잡지 《디 애틀랜틱》에 '어떻게 허리 통증이 세상을 지배하게 되었는가'라는 다소 충격적인 제목의 기사 하나가 실렸다. 기사의 중심 주제는 장애 보정 생존 연수DALYs, Disability-adjusted life years를 측정한 한 연구였다. 장애 보정 생존 연수란, 조기 사망으로 손실된 연수와 장애를 가지고 살아온 연수를 결합한 지표다.

부유한 나라에서 장애 보정 생존 연수가 가장 높은 것은 관상동맥질환(관상동맥이라는 심장 혈관에 동맥경화증으로 협착이 생겨 심근의 혈류 공급에 장애가 생기는 병변)이다. 그런데 2015년 장애 및 조기 사망으로 손실된 시간의 두 번째 주요 원인은 허리 통증과 목 통증이었다. 연구에 따르면 전 세계적으로 수명이 길어졌지만, 사람들은 질병과 장애를 가진 채 많은 시간을 보내고 있으며, 꿈꿔왔던 삶을 온전히 즐기지 못하고 있다. 이 기사에서는 허리 통증과 목 통증이 놀라울 정도로 증가하는 두 가지 주요 원인으로 '높은 체질량지수BMI'와 '신체 활동 부족'을 꼽았다.

한동안 많은 사람이 "앉아 있는 것은 새로운 흡연이다"라고 말했다. 오래 앉아 있는 것, 즉 하루에 8시간 이상 앉아 있는 것을 의미하는 것이라면, 그것 때문에 허리 추간판 탈출증 위험도 증가한다고 덧붙이고 싶다. 대중은 오랜 기간 동안 흡연이 건강에 미치는 위험이 미미하다고 믿었다. 담배 산업의 위조된 연구 때문이었다. 장시간 앉아 있는 것이 해롭지 않다고 생각하게끔 우리를 속인 특정 산업은 없었지만, 최근 연구에 따르면 오래 앉아 있는 것은 우리가 지금까지 생각했던 것보다 건강에 훨씬 더 해롭다.

장시간 앉아 있으면 혈압이 증가하고, 혈당이 증가하며, 복부에 과도한 체지방이 축적되고, 콜레스테롤 수치가 증가한다. 마요 클리닉Mayo Clinic은 장시간 앉아 있으면 심혈관 질환과 암으로 사망할 위험이 증가할 수 있다고 경고했다. 책상에 앉아 있는 것뿐만 아니라 수많은 시간 동안 운전하고 비행기를 타는 것까지도 포함된다. (비행기는 낮은 산소 농도와 객실 내 압력 때문에 디스크 문제를 악화시킨다.) 실제로 미국 국립생물공학정보센터 National Center for Biotechnology Information 는 하루 10시간 동안 앉아 있는 성인의 경우, 중간 강도에서 고강도의 신체 활동을 고려하더라도 사망 위험이 34% 더 높은 것으로 추정했다.

우리는 어쩌다 이렇게 비참한 상황에 놓인 것일까? 타자기 그리고 마침내 개인용 컴퓨터와 함께 조립 공정, 저렴한 자동차, 편안한 사무용 의자의 개발로 이어진 20세기 초반 컨베이어 벨트 발명에서부터 생각해볼 수 있다. 산업화된 세상에 살고 있는 대부분의 사람은 더 이상 밭에서 일할 필요가 없고, 걸어서 출근하지 않아도 되며, 심지어 공장이나 사무실을 돌아다닐 필요조차 없다! 이제는 가끔 화장실이나 탕비실을 갈 때를 제외하고는 컴퓨터 모니터 앞에 앉아 있고, 퇴근길에도 차 안에서, 버스에서, 지하철에서 앉아 있다.

전반적인 건강 측면에서 앉아 있는 것보다 그냥 서 있는 것만으로도 더 많은 열량을 소비하게 되어 체중을 감량할 수 있고, 더 많은 에너지를 얻을 수 있다. 자신의 몸을 지탱하는 그 단순한 행동이 건강을 증진한다. 계속해서 자세를 바꾸고 체중 균형을 잡아야 하기 때문이다. 마요 클리닉과 애리조나 주립 대학교 비만 센터 Arizona State University Obesity Solutions Initiative 의 공동 책임자인 제임스 A. 리바인 James A. Levine 은 이렇게 말했다.

"서 있거나 다른 움직임을 위해 필요한 근육 활동이 신체 내 지방 및 당 분해와 관련된 중요한 과정들을 활성화시키는 것으로 보입니다. 앉아 있을 때는 이러한 과정이 멈추게 되고 건강상의 위험이 증가합니다. 서 있을 때나 활발하게 움직일 때 이 과정을 다시 작동시키게 됩니다."

리바인은 자신의 저서 《병 없이 살려면 의자부터 끊어라》에 이렇게 언급했다.

> 이 매우 부자연스러운 자세(앉아 있는 것)는 허리, 손목, 팔, 신진대사에 좋지 않을 뿐만 아니라 혈류에서 일어나는 일과 근육과 조직에서 일어나는 일을 하나로 통합하는 근본적인 연료 공급 시스템을 실제로 꺼버린다.

이러한 전반적인 위험(리바인 박사가 말한 목록에 목 문제도 추가하고 싶다) 이외에도 오래 앉아 있는 행동은 허리와 목 디스크의 영양분을 빼앗는다. 디스크는 그 안에서 혈액 공급이 이루어지지 않아 외부에서 영양분을 공급받아야 한다. 걸을 때 위아래로 부드럽게 가해지는 압력은 중요한 영양분이 디스크 안팎으로 계속 흐르게 한다. 이 과정을 영양 펌프라고 생각해보라. 당신이 걸을 때 발생하는 영양분을 받아들이고 내보내는 적당한 움직임은 디스크의 혈류를 증가시키고, 그 혈액은 디스크에 산소를 운반한다. 걷는 행동은 그 흐름을 활성화시키지만, 앉아 있는 행동은 그 흐름을 끊어버려 디스크가 점차 마모된다. 만일 당신이 흡연자이거나 과체중 상태라며 디스크가 훨씬 더 빨리 마모될 것이다. 몸싸움을 하는 스포츠나 부상도 마찬가지다. 이 모든 것은 필연적으로 디스크를 마모시켜 척추 사이 공간이 좁아지는 척추관협착증으로 이어진다.

　장시간 앉아 있는 것의 악영향을 상쇄하는 한 가지 방법은 30분마다 30초 정도씩 스탠딩 싱글 레그 로잉 스트레칭을 하는 것이다(33쪽 참고). 또 다른 방법은 코어 운동을 하는 것이다. 코어 운동은 골반, 허리, 엉덩이, 복부 근육이 조화롭게 움직이도록 훈련한다. 보통 코어 운동이라고 하면 플랭크, 윗몸일으키기, 팔굽혀펴기, 짐볼 운동을 떠올린다. 그런데 걷기야말로 이상적인 코어 운동이며, 허리 통증에 긍정적인 효과가 있다. 코어는 팔과 다리를 제외한 모든 근육으로 구성되며, 신체의 거의 모든 움직임에 관여한다.

24시간 주기

　장시간 앉아 있는 것은 사무 업무뿐 아니라 일상생활의 아주 많은 부분을 차지한다. 허리 통증이나 부상을 스스로 관리하기 위한 전인적인 접근 방식(질병의 증상만이 아닌 정신적·사회적 요인을 고려한 전인적 치료가 특징이다)은 온종일 그리고 밤에도 자신의 모든 행동에 주의를 기울이는 것이다. 하루 종일 균형을 유지하는 가장 쉬운 방법은 아침에 눈을 뜨는 순간부터 마지막 렘수면 순간까지 쭉 떠올려보는 것이다.

기상

아침이다! 무슨 요일인지, 오늘 무엇을 할 계획인지(그리고 자신이 하는 일을 얼마나 좋아하는지)에 따라 침대에서 뛰어 내려와 하루를 시작할 준비가 되었을 것이다. 잠깐! 바닥에 푹신한 카펫이 깔려 있다 해도 침대에서 뛰어 내리는 건 위험할 수 있다. 잠에서 깨자마자 갑자기 움직이면, 특히 나이가 들었고 몸이 아직 굳어 있는 상태라면 고통 속에서 하루를 시작하게 될 수도 있다. 화재경보음이 울린 듯이 빠르게 일어나 앉는 것은 피해야 할 일 중 하나다. 허리 통증을 겪은 적이 있다면 더욱더!

침대에 평온하게 누운 상태에서 심호흡을 하면서 시스템을 깨우기 시작해라. 집이나 직장에서 어떠한 문제가 닥칠 것을 알고 있거나 우울증을 앓고 있다면 심호흡으로 마음을 진정시킬 수 있다. 우울증도 손상된 디스크처럼 주로 아침에 가장 심하다. 그다음에는 옆으로 돌아누워 무릎과 발을 침대 옆으로 내리고 발목 펌프 운동을 12번 정도 해라. 이 운동은 허리에도 도움이 되지만 고혈압이 있는 경우에는 현기증을 유발할 수 있는 갑작스러운 혈압 상승을 방지하여 혈압을 조절해준다. 이 과정을 모두 마쳤다면 서서히 일어서라.

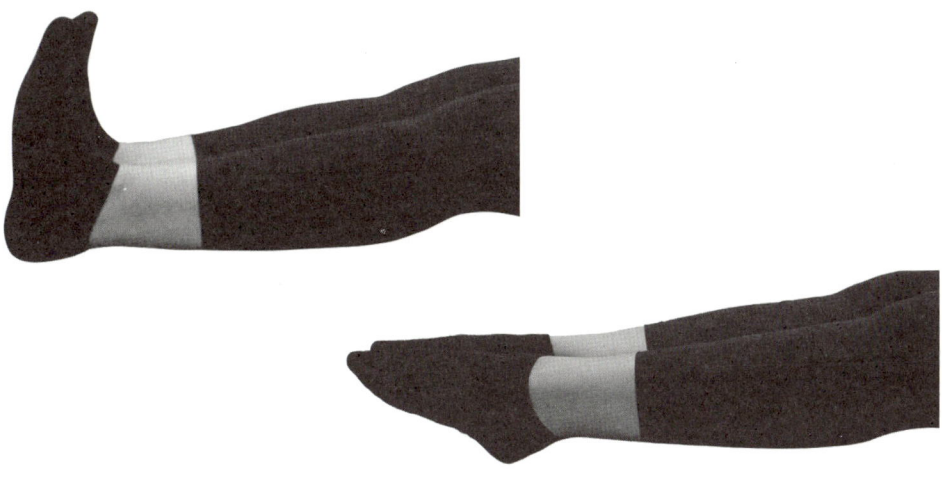

발목 펌프 운동

양치하고 입을 헹굴 때 세면대를 향해 몸을 굽히는 것도 조심해야 한다. 척추는 밤새 상대적으로 고정된 상태였기 때문에 갑작스러운 움직임은 디스크에 불필요한 부담을 줄 수 있다. 몸을 약간 뒤로 젖혀 그날 온종일 구부정하게 몸을 앞으로 숙이면서 받을 영향을 상쇄시켜야 한다. 양치를 하는 동안 한 발로 서기나 더 어려운 싱글 레그 플러터를 해보아라. 이처럼 쉬운 코어 운동은 디스크 문제나 척추관협착증을 앓고 있는 환자들에게 매우 좋으며, 균형감도 회복시켜준다.

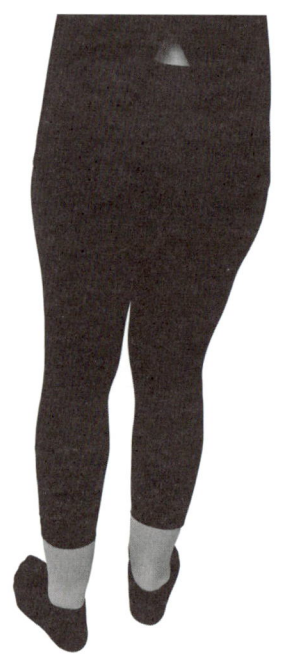 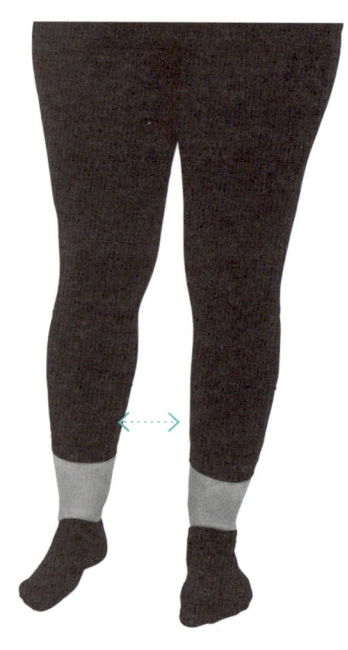

싱글 레그 플러터

아침에 음식을 섭취하기 전에 운동을 하고 싶다면 그렇게 해라. 운동으로 체내 인슐린 민감성이 높아져 아침 일찍 너무 많은 탄수화물과 당을 섭취하는 사람보다 혈당 수치를 낮추는 데 더 적은 양의 인슐린이 필요하게 될 것이다. 가능하다면 아침 일찍 운동을 해야 운동 효과를 극대화할 수 있다.

음식과 운동에 대해 다룰 때는 균형이 중요하다. 자고 일어난 뒤 공복 상태에서는 베리류 조금과 차나 커피를 마실 수 있다. 이상적으로는 그 후에 30분 동안 걷기, 수영, 일립티컬 머신, 실내 자전거 타기 같은 유산소 운동을 할 수 있다. 운동을 하고 30분에서 1시간 후에는 그래놀라나 영양 바와 같이 탄수화물과 단백질이 섞인 것을 먹을 수 있다. 이때 몸은 탄수화물을 받아들일 준비가 되어 있고, 유산소 운동은 인슐린 민감성을 높여줄 것이다.

선구적인 영양학자 아델 데이비스Adelle Davis의 '아침은 왕처럼 먹고, 점심은 왕자처럼 먹고, 저녁은 거지처럼 먹어라'라는 조언은 이제 현실과 맞지 않다. 사람들이 밭에서 일을 해 이른 아침에 에너지가 가장 많이 필요했을 때는 적절한 말이었을지도 모른다. 물론 요즘에도 많은 열량을 쉽게 소비할 수 있는 노동자나 프로 운동선수에게는 도움이 될 수도 있다.

하지만 나는 일일 음식 섭취량을 5분의 1씩 공평하게 나누어 총열량의 5분의 1은 아침에, 5분의 2는 점심에, 5분의 2는 저녁에 섭취하는 것을 선호한다. 점심에는 샐러드에 구운 닭가슴살이나 새우, 연어를 곁들여 먹을 수 있고, 저녁에는 생선이나 콩, 아니면 렌틸콩의 단백질과 채소의 탄수화물을 비슷한 비율로 섞어서 먹을 수 있다. 이후에 영양에 관해 더욱 자세히 다루겠지만, 이것이 우리가 살펴보게 될 기본 요점이다.

출근길

최소한의 공간에 승객을 태울 수 있도록 효율적으로 자동차를 설계하는 방식은 척추 디스크에 가해지는 부담이 최대가 되게 만든다. 노면에서부터 차체 밑바닥까지의 높이가 높은 SUV라도 좌석과 노면 사이의 거리가 책상 의자와 사무실 바닥 사이 거리보다 가까워 척추가 좁은 공간에서 구겨지게 된다. SUV가 세단보다 타고 내리기는 더 쉬울 수도 있지만, 내부에 앉아 있는 공간은 여전히 비좁다.

디스크에 가해지는 부담을 최소화하는 최고의 방법은 좌석 등받이를 뒤로 살짝 기울여놓는 것이다. 시력 때문에 꼭 필요한 경우가 아니라면 몸을 앞으로 숙이지 말자. 허리를 90도 각도로 세워 앉는 것도 허리에 좋지 않다. 장거리 운전을 할 때는 두세 시간마다 차에서 내려 스트레칭을 해야 한다.

사무실에서

도심의 고층 빌딩이든 집이든 관계없이 사무실에서는 인체공학이 사용된다. 하루에 최대 8시간 동안 책상에 앉아 있다면, 몸을 움직이기 위한 방법을 찾아야 한다. 가장 간단한 방법은 내가 존에게 추천한, 스탠딩 데스크를 사용하여 종종 서서 일하는 것이다. 서 있으려면 자기 몸무게를 지탱해야 한다. 앉아 있을 때는 거의 움직이지 않지만, 서 있을 때는 자세를 바꾸면서 조금씩 움직이게 된다는 뜻이다.

그런데 스탠딩 데스크를 사용하는 사람 중 일부, 특히 척추관협착증을 앓고 있는 사람들은 30분 정도만 서 있어도 힘들거나 불편하다고 말한다. 그런 사람들은 앉거나 서 있는 대신 포컬 업라이트 Focal Upright라는 회사에서 만든 의자를 사용해보기 바란다. 전형적인 엉덩이 모양의 트랙터 시트에 기대앉으면 다리는 앞으로, 시트의 축은 뒤로 기울어지면서 일종의 이등변 삼각형 형태를 띠게 된다. 이 '기대는 시트'를 사용하면 똑바로 서거나 의자에 주저앉지 않고도 조금씩 앞뒤 그리고 양옆으로 움직일 수 있다. 회전 구조이기에 더 많이 움직일 수 있고, 서 있을 때 느껴지는 피로감을 덜 느끼게 된다.

어떤 방법을 선택하든 핵심은 몸을 움직이는 것이다. 수렵 채집 문화에 살던 우리 조상들은 식량과 사냥감을 찾아 끊임없이 움직였다. 포악한 동물이나 산불을 피할 때를 제외하고는 그렇게 격렬한 활동을 하지는 않았다. 그러나 그들은 움직이고, 걷고, 서 있고, 쪼그려 앉았다. 의자나 책상이 없었기 때문에 앉아 있는 건 (우리가 이해하는 대로) 큰 비중을 차지하지 않았다. 조상들의 심장질환, 암, 당뇨 발병률은 상당히 낮았다. 몸의 움직임은 그들이 살아 있는 동안 건강을 유지해주었다. 활동적인 삶은 그들이 정신적으로 깨어 있을 수 있게 한 원동력이었을 것이다.

고고학자 데이비드 A. 레이츨런 David A. Raichlen과 신경과학자 진 E. 알렉산더 Gene E. Alexander는 다음과 같이 기록했다.

우리의 진화 역사는 근본적으로 우리는 인지적으로 관여하는 지구력을 지닌 운동선수이며, 활동적인 상태를 유지하지 않으면 그에 대한 반응으로 이러한 능력을 잃게 될 것임을 암시한다. 그러니까 오늘날 상대적으로 앉아서 생활하는 우리의 생활 방식과 우리가 진화한 방식은 실제로 일치하지 않을 수 있다.

스탠딩 데스크나 기대는 시트를 사용하지 않는다면 반드시 30분 또는 1시간마다 최소 30초 동안 서서 스탠딩 싱글 레그 로잉 스트레칭을 하도록 하자.

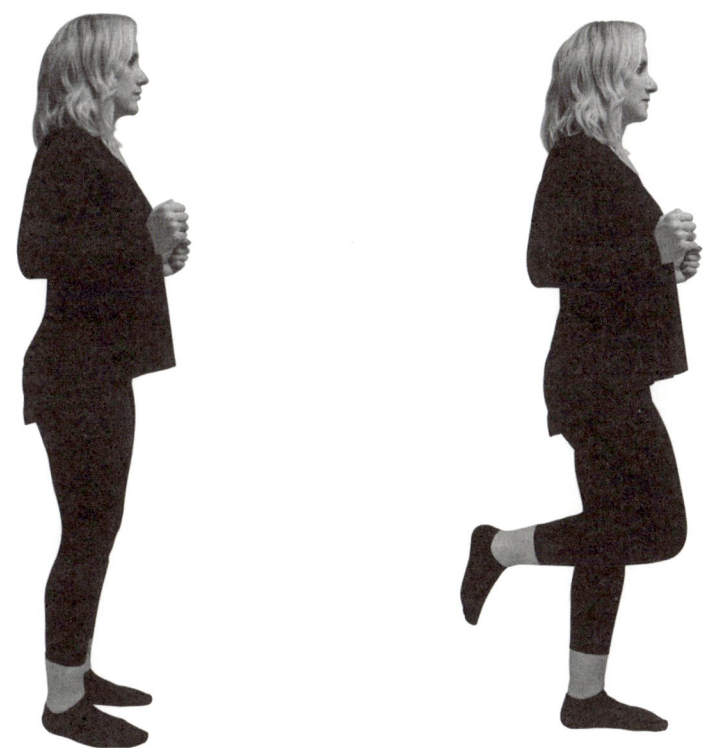

스탠딩 싱글 레그 로잉 스트레칭

이는 허리와 목 통증의 위험을 크게 줄일 수 있는 매우 효과적인 운동이다. 서서 움직이는 시간을 더 늘리고 싶다면 천천히 걸어 정수기, 창고, 복사기가 있는 곳으로 가라. 점심시간이 되면 책상에 앉아 식사를 하지 말고 무엇이든 해라! 회사 구내식당을 이용해도 좋지만, 더 좋은 방법은 조금 떨어져 있는 식당까지 걸어가는 것이다.

점심 식사를 마친 뒤에는 집중해서 호흡을 하자. 최소 10번 심호흡을 하되, 코로 숨을 들이마시고 입으로 내뱉어라. 가능하면 선 채로 심호흡을 하는 것이 좋다. 호흡에 제대로 집중한다면 한 번 숨을 들이마시고 내뱉는 데 3~6초 정도 걸릴 것이다. 그러니까 1분에 10~12번 정도 호흡을 할 수 있다. 시간을 재는 것이 도움이 된다면 그렇게 하도록 해라. 심호흡은 스트레스를 해소하고 면역 체계를 강화하기 위한 매우 좋은 방법이니 밤낮 언제든지 하는 것이 좋다.

퇴근길

일은 끝났어도 회사에서 집까지의 거리에 따라 퇴근길에도 스트레스를 받을 수 있다. 기차나 지하철을 이용하는 경우, 목적지에 도착할 때까지 몸을 축 늘어뜨리고 휴대폰을 들여다볼 수 있도록 자리에 앉고 싶은 유혹이 들 것이다. 가능하다면 그 유혹을 뿌리치고 서 있어야 한다. (누군가는 당신의 자리를 차지해 행복할 것이다.) 스탠딩 데스크나 러닝머신 데스크가 앉아 있는 책상보다 나은 이유가 여기에도 똑같이 적용된다.

퇴근길에 서 있었든, 앉아 있었든 집에 돌아오자마자 소파에 털썩 주저앉아 TV를 보지말자. 무슨 일이든 해라! 산책을 하러 나가든, 반려견과 놀아주든 해라. 너무 힘들면 다리라도 올려놓고 누워라. 직장에서 앉아 있는 자세와 똑같은 자세로 앉아 있는 것보다는 낫다. 90-90 자세도 해볼 수 있다. 다리를 의자나 소파에 놓은 채로 바닥에 눕는 것이다. 아니면 잠시 침대에 누워서 하는 엉덩이 근육 스트레칭을 하여 디스크의 부담을 덜어주어라.

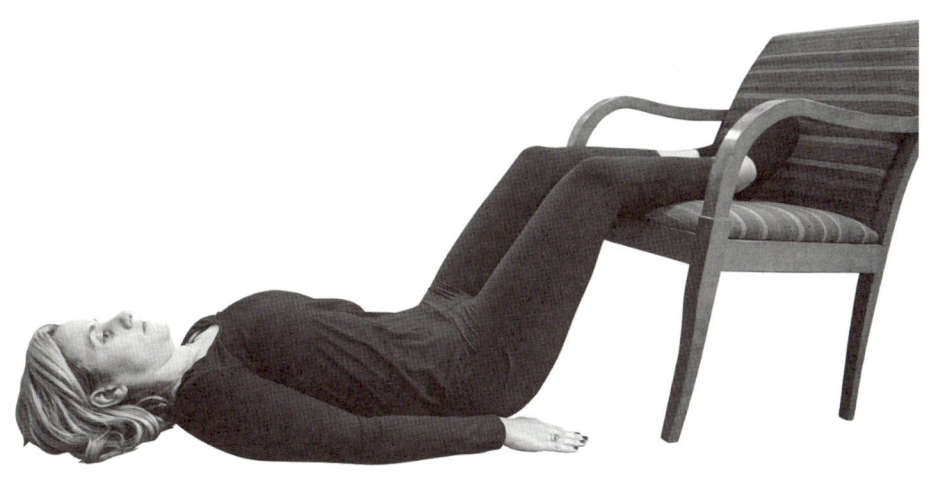

90-90 자세

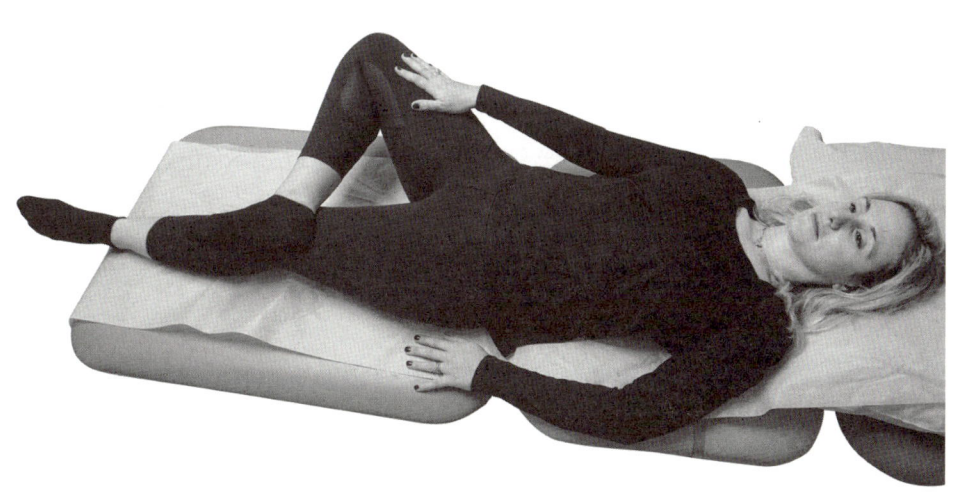

침대에 누워서 하는 엉덩이 근육 스트레칭

밤에 먹기

많은 사람에게 밤은 음식을 참기 힘든 가장 어려운 시간이다. 저녁 식사 후 TV를 보거나 책을 읽으며 간식을 먹는 재미가 참으로 쏠쏠하다. 그런데 해가 지고 난 뒤 먹는 것의 가장 큰 문제점은 우리의 신체가 그 섭취한 열량을 사용할 데가 그리 많지 않다는 것이다. 저녁 식사 후에 잠시 나가 걷는 것은 도움이 되지만, 잠자리에 들기 전에 격렬하게 운동을 하는 것은 결코 좋지 않다. 잠드는 게 더 어려워질 수 있다. 대부분의 과일은 소화가 빨리 되므로 저녁 식사 후에 포도나 베리류를 조금 먹는 것은 수면을 크게 방해하지 않지만, 가능하면 간식을 포함한 모든 식사를 잠자리에 들기 최소 서너 시간 전에는 마쳐야 한다. 음식을 소화시키는 데는 에너지가 필요하므로 신체가 그 소화 작용에 집중하고 있다면 몸을 회복시킬 수 없다.

또 다른 이유도 있다. 생체리듬의 작용으로 우리 몸 안에 있는 시계는 각 시간대에 따라 음식을 다르게 처리하게 만든다. 또한 사람마다 음식을 다르게 처리한다. 밤에 많이 먹지 않기 위한 한 가지 방법은 간헐적 단식을 하는 것이다. 간헐적 단식은 대부분의 식이요법과 달리 섭취하는 열량을 줄이거나 특정 식품 섭취를 줄일 필요가 없다. 그저 음식을 섭취하는 시간만 제한하면 된다. 간헐적 단식을 하면 몸의 염증을 줄이고, 인슐린 민감성을 높이고, 결과적으로 조직에 저장된 지방을 줄여 체중 감량을 촉진하는 데 도움이 된다.

또한 간헐적 단식은 밤에 중성지방 수치를 낮춰주어 전반적인 심장질환 위험을 줄여주고, 그중에서도 특히 대부분의 심장마비가 발생하는 시간인 새벽에 심장마비 발생 위험을 줄여준다. 간헐적 단식에 대해서는 이후에 더욱 자세히 알아보도록 하자.

많은 사람이 일주일에 하루나 이틀 동안 마실 것을 제외한 모든 음식을 조금도 먹지 않거나 매일 일정한 시간 동안 금식하는 방식을 선택한다. 단식의 목적은 우리 몸이 최근에 섭취한 음식에서 얻어진 포도당을 모두 사용하게 만들어 비축된 지방을 에너지원으로 사용하기 시작하게 만드는 것이다. 여기에는 당연히 노력이 따르고 가공식품 섭취를 피해야 하지만, 간헐적 단식은 대부분의 제한적인 식이요법보다 실행하기 더 쉽고, 더욱 효과가 있는 듯하다.

취침 시간

허리 건강의 관점에서 보면, 하루 중 가장 중요한 8시간은 침대에서 보내는 시간이다. 많은 사람이 잠자는 걸 좋아하지만, 이를 당연하게 여기고 수면의 전제조건이라는 것에 초점을 맞추지 않는다. 수면에 관해서는 정해진 규칙이 별로 없어 상식적으로 접근하는 것이 필요하다.

어떤 의사들은 침실을 비교적 어둡고 선선하게 유지하는 것이 좋다고 말하는데, 지나치게 추운 것은 잠에 도움이 되지 않는다. 그러니 당신에게 가장 좋은 대로 해라. 더욱 중요한 것은 낮에 충분히 햇볕을 쬐는 것이다. 세로토닌은 중요한 수면 호르몬인 멜라토닌의 천연 전구체이며, 연구를 통해 낮에 더 밝은 빛에 노출될수록 밤에 멜라토닌이 더 많이 만들어진다는 사실이 밝혀졌다. 햇빛은 허리 통증을 줄이는 데 중요한 비타민D 생성에도 도움이 된다. 실내 생활 방식과 피부암 위험을 줄이기 위한 자외선 차단제 사용 때문에 많은 사람이 비타민D_3 부족을 겪고 있다. 매년 비타민D_3 수치를 검사하고 필요에 따라 보충제를 먹을 것을 권장한다.

매일 유산소 운동을 하면 렘수면 시간이 증가할 것이다. 꾸준한 유산소 운동은 만성 허리 통증 치료에 필수적인 부분이기도 하다.

취침하기 바로 전에는 무엇을 하든 에너지를 증가시키는 것이 아니라 편안하게 이완해야 한다는 점을 명심하자. 몸을 이완시키고 편안하게 만드는 모든 것은 허리 통증을 완화하는 데 도움이 된다. 술을 마셔도 괜찮다면 가끔 와인이나 맥주 한 잔을 마시자. 적당한 음주는 과도하게 스트레스를 받은 근육을 풀어준다. 단, 술은 숙면을 방해할 수 있고, 특히 가장 중요한 렘수면을 줄어들게 할 수 있으므로 잠자리에 들기 바로 전에 술을 마시는 건 추천하지 않는다. 모든 형태의 격렬한 운동도 마찬가지다.

취침 1시간 전에는 TV, 컴퓨터, 태블릿, 휴대폰의 전원을 모두 끄고 쳐다보지도 말아야 한다. 모든 전자기기는 수면에 도움이 되지 않는 흥분 상태로 뇌를 끌어들인다. 잠자리에 들기 전 단 몇 분만이라도 명상을 하면 편안하게 잠을 잘 수 있다.

잘 준비가 되었다면 바닥에 누워 다리를 위로 올리거나 바닥에 누워 의자를 놓고 90-90 자세를 취하자. 그리고 53쪽에서 설명한 대로 심호흡 운동을 하자.

그런 다음 침대에 똑바로 누워 팔을 옆으로 내린 뒤 태양 경배 자세를 12번 정도 하자(39쪽 참고). 같은 이름의 정교한 요가 자세를 말하는 것이 아니다. 그냥 침대에 등을 대고 누워 머리와 몸통 위로 팔을 올려라. 두 팔을 동시에 올리면서 숨을 깊게 내뱉고 3초 정도 정지한 뒤 숨을 깊게 들이마시면서 팔을 부드럽게 내려 몸 옆에 둔다. 취침 전에 긴장을 풀고 명상하는 방법으로 눈을 감고 이 동작을 해볼 것을 추천한다.

이불을 덮고 침대에 누우면 가장 편안한 자세를 찾아라. 자면서 움직이게 되더라도 스트레스가 가장 적은 자세로 돌아갈 것이다. 상식적으로 생각해라. 통증을 가장 적게 유발하는 수면 자세를 취해야 한다. 척추관협착증을 앓고 있는 사람이 엎드려 자면 증상이 악화될 가능성이 크다.

심리적인 스트레스는 신체적 통증을 유발하고, 신체적 통증은 심리적인 스트레스를 유발한다. 여러 가지 이유 중 하나는 우울감과 통증이 뇌에서 같은 회로를 담당하기 때문이다. 그래서 나는 종종 지속적인 허리 통증을 겪고 있는 사람에게 특정 항우울제를 처방하기도 한다. 오랜 시간 깊은 숙면을 할수록 신체가 회복되며, 이는 심리적인 스트레스나 불안감, 우울감을 줄이는 데 도움이 된다.

뉴욕에 사는 44세 경영자 폴Paul은 허리 통증뿐 아니라 불안 장애도 앓고 있었다. 나는 그에게 좋아하는 클래식 음악을 틀어놓고, 불을 끄고, 이불 속으로 들어가기 전에 태양 경배 자세를 하라고 조언했다. 밤마다 이 간단한 동작을 하는 것만으로도 통증 정도에 큰 영향이 있었다. 그의 삶에서 통제할 수 없는 것에 집착할 때 밤에 나타나던 불안감이 어느 정도 사라진 건 결코 우연이 아니었다.

그는 뉴스에서 어떤 정치적·경제적 문제가 나오더라도 잠자리에 들 준비를 하는 방법을 스스로 통제할 수 있게 되었고, 별것 아니지만 불안을 잠재우는 그 의식을 곧 기대하기 시작했다. 마침내 그 동작은 폴의 불안감을 줄여주고 편안하게 잠드는 데 도움이 되었다.

마음은 만성 허리 통증을 관리하는 데 큰 도움이 된다. 다음 장에서는 통증 없는 삶을 누릴 수 있도록 마음의 강력한 잠재력을 활용하는 방법에 관해 이야기해볼 것이다.

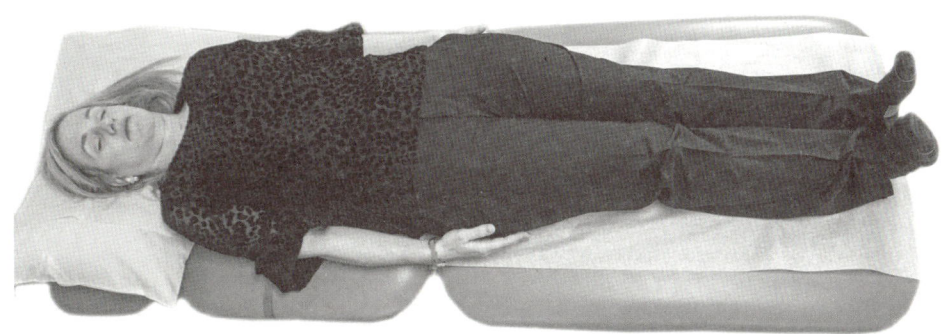

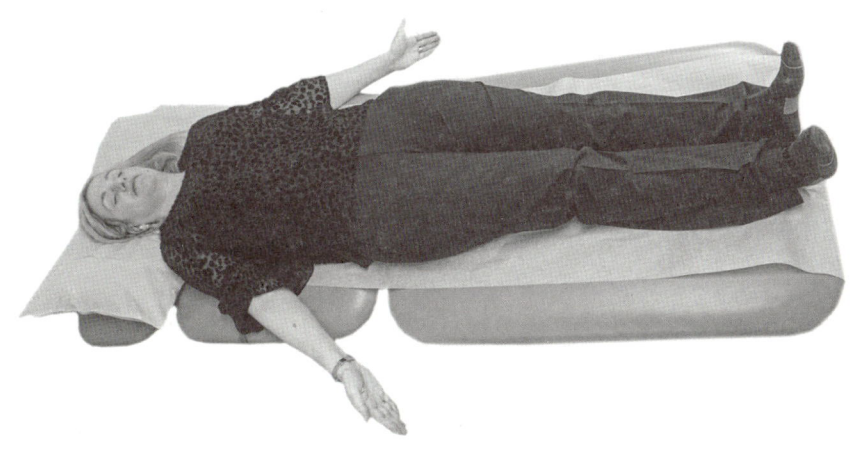

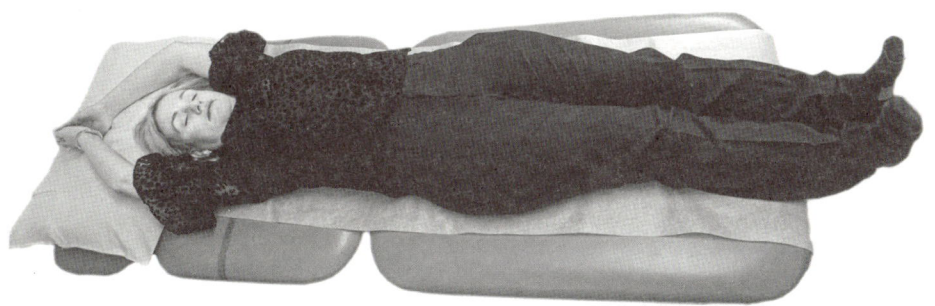

태양 경배 자세

PART 1. 자기 관리 [39]

2. 심신 상관성

수잔Susan은 허리 통증이 심해질 때마다, 대략 2년마다 나를 찾아온다. 수잔은 평소에는 허리 통증을 참을 만하지만 스트레스를 받을 때는 좀처럼 참기 힘들다고 말했다. 그녀는 이혼을 했고, 아들은 자폐스펙트럼 장애를 앓고 있었으며, 어머니는 지병으로 힘든 시간을 보내다 얼마 전에 세상을 떠났다. 그녀에게는 늘 일이 있었다.

매일 30분 동안 수영을 하는 것이 대처법이었는데, 그 효과는 미미했다. 그래서 나는 규칙적으로 명상하는 것을 제안했다. 수잔은 종교적 신념은 없었지만 매일 밤 잠깐씩 명상하는 것을 즐기게 되었다. 수잔은 일반적인 명상처럼 양반다리를 하고 앉아 어느 정도의 시간 동안 명상을 하는 것이 아니라 등을 대고 누운 상태에서 다리를 올려놓고 5분 동안 심호흡을 했다.

갑자기 통증이 심해지는 경우에는 리도카인과 생리식염수를 섞은 근막통증 유발점 주사 치료(통증이 느껴지는 부위 근육에 주사를 놓아 근육 주변을 이완시키고 통증을 줄이는 치료)와 복대가 필요했다. 이렇게 하면 통증이 지속되는 시간이 줄어들었다. 하지만 규칙적으로 명상 호흡을 하는 것이 무엇보다 도움이 되었다. 수잔은 흔히 '심신 상관성'이라 부르는 것을 이용하고 있었던 것이다.

웹스터 사전을 살펴보면 심신 상관성을 이렇게 정의한다.

스트레스가 면역 체계에 미치는 영향이나 플라시보 효과*, 바이오피드백**, 영기***, 최면, 명상과 같은 현상에서 볼 수 있듯이, 사람의 생각, 감정, 영적 수행이 질병이나 건강에 도움이 되도록 신체 기능 방식에 직접적으로 영향을 미칠 수 있는 일련의 메커니즘

정신과 신체 사이의 긴밀한 상호 연결 관계는 오랫동안 동양 영적 신념의 필수 요소였다. 2000여 년 전, 인도의 현자 파탄잘리Patanjali는 자신의 고전 저서 《요가수트라》에 요가 수련을 통한 호흡과 심장박동 조절에 대해 기록했다. 힌두교, 불교, 도교는 '차크라'라고 불리는 미묘한 에너지 센터에 의해 인간의 신체와 정신이 제어된다고 믿었을 뿐만 아니라, 질병이 완화되거나 치유될 수 있으며, 신체 기능은 다양한 영적 정신 수행을 통해 최적의 수준으로 유지될 수 있다고 믿었다.

많은 서구인에게는 신체 건강을 향상시키는 정신 수양의 능력이 여전히 이상하게 들릴 수도 있다. 하지만 명상과 심상(상상력에 의해 마음에 떠오르는 영상이나 정경)이 신체 건강을 향상시킬 수 있다는 사실은 1970년대에 증명되었다. 심장 내과 전문의 허버트 벤슨Herbert Benson 박사는 1968년에 하버드 의학전문대학원에 방문한 초월 명상(마하리쉬 마헤쉬 요기Maharishi Mahesh Yogi가 전파한 전통 인도 명상의 한 종류) 수행자를 만났는데, 그는 명상 상태에 들어가면 혈압을 조절할 수 있다고 주장했다. 벤슨은 그에게 장점이든 단점이든 자신이 발견한 모든 사실을 발표해도 된다면 명상 수행자를 연구해보고 싶다고 이야기했다.

벤슨은 연구를 통해 명상을 하면 실제로 혈압이 낮아진다는 사실을 발견했다. 그 당시 대부분의 의사는 심혈관계는 완전히 자율적이며 의식적으로 제어할 수 없다고 믿었

---

*   치료에 전혀 도움이 되지 않는 가짜 약제를 심리적 효과를 얻기 위하여 환자가 의학이나 치료법으로 받아들임으로써 실제로 치료 효과가 나타나는 현상
**   심리학 등에서 심박계나 뇌파의 측정 등을 이용하여 정신 상태를 안정시키는 기법
***   1922년 일본 승려 우스이 미카오가 개발한 대체의학. 사이비 과학. 치료사의 손바닥을 통해 '우주의 에너지'가 환자에게 전해져 감정적·신체적 치료를 할 수 있다고 주장했다.

기 때문에 그의 발견은 중요한 돌파구가 되었다.

벤슨은 명상에서 나온 간단한 이완 기술이 혈압을 낮추고 호흡과 심장박동을 느리게 할 수 있다는 것도 증명했다. 이러한 능력은 명상의 특정 측면에 의해서만 달라지는 것처럼 보였고, 어떠한 영적 신념도 요구되지 않았다. (참가자들이 영적 신념을 갖지 않도록 하지는 않았지만 말이다.) 벤슨은 '이완 반응'이라고 이름 붙인 세속화된 형식에 명상 수행을 적용했고, 1975년에 같은 이름의 책을 집필해 자신이 발견한 것들을 발표했다. 그의 책은 즉시 베스트셀러가 되었다.

그 후 연구원들은 신경계를 제어하는 뇌 부분은 물론이고, 마음을 제어하는 뇌 부분의 역할에 대한 지식 기반을 넓혀왔다. 이 두 부분은 점점 더 별개의 개체로 간주되고 있다. 또한 과학자들은 신체의 자율신경계에 대해서도 훨씬 더 많은 것을 알게 되었다. 자율신경계는 상호보완적인 교감신경계와 부교감신경계로 이루어져 있는데, 서로 균형을 이루도록 설계되었다.

교감신경계는 생명을 위협하는 상황에서 '투쟁, 도피 혹은 경직' 반응에 신체의 에너지와 자원을 동원한다. 부교감신경계는 자원이 필요할 때까지 자원을 생성하고 저장하면서 신체의 '휴식, 소화, 회복'을 돕는다. 우리 몸은 대부분의 시간을 부교감신경계에 머물도록 만들어졌다. 이상적으로 교감신경계는 진짜 생명을 위협하는 응급 상황에서만 사용된다. 우리 조상들의 경우 이러한 응급 상황은 포식자(사람이나 동물)에게 공격받는 상황, 산불을 마주하는 상황, 극심한 식량 부족을 경험하는 상황을 의미할 것이다. 선진화된 세상에서 살고 있는 대부분의 사람은 이러한 종류의 위협에 대응할 필요가 없다.

그러나 상대적으로 안정된 물질적 삶을 누리는 우리도 일상적으로 보이는 상황에서 신체가 위협을 감지할 수 있다. 끊임없는 재정에 관한 걱정, 건강에 대한 불안, 마음을 불편하게 만드는 마감 기한, 심지어 출퇴근 시간 교통 체증까지 교감신경계를 자극할 수 있다. 신체는 진짜 스트레스와 존재하지 않는 상상 속 스트레스의 차이점을 구별할 수 없기 때문에 교감신경계가 너무 자주 활성화되면 아드레날린이 분비되어 심장박동이 빨라지고, 심각한 경우 식은땀을 흘릴 수도 있다.

또한 신체는 혈중 젖산염* 수치를 증가시킨다. 만약 이것이 높은 수치로 분비되면 잠재적으로 파괴적인 코르티솔**이라는 강력한 호르몬을 분비한다. (둘 다 심부전이나 심각한 감염 중에 급증한다.) 동시에 교감신경계는 음식물을 소화하는 것과 같이 일반적으로 건강에 필요한 다른 활동들을 중단시킨다. 이러한 교감신경계의 반복적인 활성화는 시간이 갈수록 신체의 자연 방어 능력을 지치게 할 것이다.

우리는 다행히 '휴식과 소화'를 위해 부교감신경계를 활성화시키는 방법을 잘 알고 있다. 벤슨은 동양 명상의 원리를 바탕으로 이완 반응을 중요한 투쟁 혹은 도피 반응의 균형추로 정의했다. 이후 다른 많은 수행자들은 오랜 시간 동안 종교적인 것에서 벗어나 스트레스를 줄이는 한 가지 방법으로 마음챙김 명상을 전파하는 데 엄청난 도움을 주었다.

메사추세츠 대학교의 의학 명예 교수인 존 카밧-진 Jon Kabat-Zinn 박사는 '마음챙김 기반 스트레스 감소 프로그램 MBSR, Mindfulness-Based Stress Reduction'이라 부르는, 명상과 요가의 요소를 비종교적인 형태로 결합한 단기간 치료 시스템을 개발했다. 그는 이후 관절 통증, 불안, 면역 기능 치료에 MBSR을 적용했다. 카밧-진 박사와 베스트셀러인 그의 저서 《왜 마음챙김 명상인가?》는 종교적 소속이 없는 병원들과 의사들이 마음챙김 명상을 채택하게 된 주원인이다. 수년 동안 수행한 명상가들뿐 아니라 단지 8주짜리 명상 수업을 들은 환자들에게서도 통증 감소 효과가 확인되었다.

나는 우리가 스트레스와 그것 때문에 발생하는 통증 증가를 마음의 힘으로 통제할 수 있다는 사실을 증명해준 모든 분들에게 감사를 표한다. 비의료적인 형태의 통증 완화에 대한 의료계의 편견을 줄이는 데 큰 도움이 되었다.

명상과 유산소 운동을 같이 하면 결과는 더욱 좋다. 럿거스 대학교에서 2016년에 시행한 한 연구에 따르면 주요우울장애를 앓고 있는 학생들을 포함한 학생 그룹이 2개

---

* 산소 공급이 부족할 때 이루어지는 혐기성 대사의 최종 산물. 젖산염 수치가 높을수록 사망률이 높아 젖산염의 수치가 예후에 대한 지표가 된다.

** 당질 코르티코이드계의 호르몬으로 부신피질에서 생성된다. 혈당을 높이고, 면역 체계를 저하시키며, 탄수화물, 단백질, 지방의 대사를 돕는 작용을 한다.

월 동안 일주일에 두 차례 명상과 유산소 운동을 같이 한 결과, 우울증 증상이 40% 감소했다.

존 사노와 심신 상관성

2017년에 별세한 존 사노John Sarno는 모든 허리 통증이 그가 긴장성근육통증후군TMS, Tension Myositis Syndrome이라고 정의한 정신신체 상태에 의해 발생한다는 주장으로 많은 논란을 불러일으켰다. 긴장성근육통증후군은 주류 의학에서 한 번도 인정받지 못했다. 그럼에도 불구하고 허리 통증이 심각한 정신적 스트레스에 의해 발생할 수 있다는 메시지를 담은 그의 저서 《통증을 이기는 마음의 힘》과 《통증 혁명》은 대중들에게 큰 관심을 받았다. 또한 마음이 허리 통증을 증가시킬 수 있다면, 그 통증을 치유할 수도 있음을 설득하는 데 성공했다. 그는 허리 통증으로 힘든 생활을 하고 있는 사람들에게 큰 도움이 되었다.

통증을 호소하는 환자 중에 많게는 10%가 구조적인 문제가 아닌 정신적·감정적인 요소로 통증이 발생한다. 나는 그 10%에 해당하며, 단지 사노의 책을 읽음으로써 통증이 치유된 사노의 환자 중 한 명을 알고 있다. 하지만 큰 디스크가 돌출되어 다리를 제대로 움직일 수 없는 누군가에게 그 통증이 다 진짜가 아닌 가짜라고 말할 수는 없다. 모든 허리 통증 사례를 벨 모양 그래프로 나타낸다면, 한쪽 끝의 10%는 온전히 불안, 긴장, 분노, 자기혐오 같은 생각이 만들어낸 통증이며, 검사나 MRI에서 아무것도 나타나지 않는다.

하지만 나머지 90% 중 대부분은 신체적·정신적·감정적 요소가 합쳐져 통증을 만들어내거나 통증을 실제보다 더욱 악화시킨다. 내 환자들이 9·11 테러 직후 MRI에서 구조적인 변화가 없었음에도 허리 통증이 심하게 악화된 것을 보면서 이를 절실히 깨닫게 되었다. 정신적인 트라우마로 심지어 디스크가 탈출하기도 했다. 그래서 마음의 힘은 허리 통증을 앓고 있는 사람들을 치료할 때 의사가 이용할 수 있는 중요한 도구다.

나는 겉으로 드러나지 않은 정신적인 문제가 환자의 통증을 유발하는 경우 나타나는 몇 가지 징후를 알아채는 방법을 알게 되었다. 얼마 전에 통증의 특징과 위치를 지나치게 자세히 설명하는 한 여성을 진료하게 되었다. 하지만 MRI에는 아무것도 나타나지 않았다. 약혼한 날 통증이 시작되었고, 결혼한 지 2년이 되었다는 이야기를 들었을 때, 내가 임상적 게슈탈트(의료 종사자가 임상적 인식을 일관된 구성 전체로 조직한다는 이론)라고 이야기하는 직관적인 그림을 보게 되었다.

나는 일을 해오면서 그 그림을 해석하는 방법을 배우게 되었다. 나는 사람이 처음 결혼하면 이상적인 허니문 기간을 겪는다고 생각한다. 하지만 어떤 경우에는 신혼 초가 가장 힘들 수도 있다. 결혼은 규칙 없이 몸싸움하는 스포츠이기 때문이다! 앞서 이야기했듯 결혼과 휴가는 현대 사회에서 가장 스트레스를 유발하는 두 가지 사안이다. 신체적인 문제가 없는 경우에는, 또 환자의 병력을 통해 다른 이유가 있다고 보여지는 경우에는 그 어떤 침습적 시술도 좋지 않다. 특히 수술 말이다. 나는 이 여성을 통증 심리학자와 마사지 치료사에게 보냈고, 사노의 저서를 구입해 읽어볼 것을 권했다.

통증 심리학자는 새로운 통증을 유발하거나 기존의 통증을 악화시키는 감정적이고 심리적인 문제를 치료하기 때문에 도움이 될 수 있다. 스트레스가 많이 쌓이면 허리나 목의 디스크를 말 그대로 튀어나오게 만들 수 있다. 상황을 통제할 수 없다고 느낄 때는 무거운 짐을 지고 있는 것처럼 보일 수도 있는데, 이는 우리 등과 허리에 많은 무게를 지운다. 반대로 마음의 힘은 통증을 조절하는 가장 강력한 자원 중 하나다. 그렇기 때문에 명상이 귀중한 자산인 것이다.

2016년에 시행된 한 연구는 만성 허리 통증을 앓는 성인의 경우 일반적인 치료(약물, 운동 등)를 받았을 때보다 마음챙김 기반 스트레스 감소 프로그램 치료를 받았을 때 허리 통증과 기능 제한이 더 많이 개선되었다는 결론을 내렸다. 그리고 장기적으로 비용이 훨씬 많이 드는 인지 행동 치료[CBT]만큼이나 성공적이라는 사실이 밝혀졌다. 이 연구는 'MBSR은 만성 허리 통증 환자에게 효과적인 치료 방법이 될 수 있다'라는 결론을 내렸다.

플라시보 효과

모든 의료 시술에서는 플라시보 성공률이 높을 것이다. 환자는 자신이 겪고 있는 문제를 해결해줄 치료를 받고 있다고 생각하기 때문이다. 미국 정형외과 전문병원 HSS Hospital for Special Surgery에서 시행한 연구에 따르면, 세계적으로 유명한 병원에 찾아오는 환자들은 '고쳐지기'를 기대하기 때문에 그런 병원에서는 플라시보 성공률이 훨씬 더 높다고 한다. 이는 신체를 치유하는 데 마음이 강력한 도구가 될 수 있다는 또 다른 예다. 심신 수련은 신체 운동, 의료 식품, 보충제와 시너지 효과를 발휘한다. 통증을 덜 느끼기 위한 모든 방법의 효과를 높여준다.

12단계 프로그램(물질 중독, 행동 중독 및 강박으로부터의 회복을 지원하는 국제 상호 원조 프로그램) 참가자들은 '사람, 장소, 사물'에 관해 이야기하는데, 이는 특정 사람이나 환경에 가까이 있으면 약물 또는 알코올 남용으로 되돌아갈 가능성이 높아진다는 것을 의미한다. 같은 이유로 긍정적으로 생각하는 연습을 하거나 주변에 낙천적인 사람들을 두면 통증 민감도를 감소시키는 환경을 조성하는 데 도움이 된다. 이는 많은 경우 자기 실현적 예언(사회심리학적 현상의 하나로, 어떠한 일이 발생한다고 예측하거나 기대하는 것을 말한다)이 될 수 있다. 계속 긍정적인 마음을 유지할 수 있고 낙천적인 사람들과 어울릴 수 있다면, 삶의 질이 더 높아질 것이고, 우울감을 덜 느낄 것이며, 진통제에 덜 의존하게 될 가능성이 크기 때문이다.

전인적인 접근 방식을 따른다는 것은 단지 특정 종류의 영양 보충제나 동종 요법* 치료만 사용하는 것을 의미하지 않는다. 치유에 도움이 되는 광범위한 방법과 지식을 활용하는 방식이다. 명상과 심상부터 바이오피드백과 최면에 이르기까지 다양한 방법을 사용해 본인의 치유에 참여자로서 더 깊이 관여하는 느낌을 받을 것이고, 자신이 무력한 피해자나 의존적인 주체처럼 느껴지지 않을 것이다.

---

* 질병의 신체 증상뿐 아니라 환자가 표현하는 모든 종류의 증상 표현을 수집, 분석하여 동종 요법적 제조 약물로 치료하는 대체의학이자 대체 보완의학의 일종. '유사 요법', '호메오파티'라고도 한다.

통증 조절

커큐민, 비타민D_3, 이 책에 소개한 운동법, 요가, 유산소 운동은 모두 단독으로 또는 결합해 시너지 효과를 내면서 통증을 감소시킨다. 시스템 전체를 치료하기 때문에 '중추 둔감화'라고 부르기도 한다. 마음챙김 명상, 심리 치료, 바이오피드백, 최면 요법, 요가, 기도는 모두 심신 치료다. 단순히 좋아하는 음악을 들으며 걷는 것도 마찬가지다. 음악은 통증 신호를 감소시키는 반면, 뇌 일부분을 자극하거나 활성화시킨다. 국소 둔감화, 즉 아이스팩이나 핫팩을 허리 특정 부위에 대는 것도 효과적이다. 두 가지 형태를 결합하면 더욱 철저하게 할 수 있고, 비용 대비 더 큰 효과를 얻을 수도 있다. 수잔은 음악 플레이리스트를 만들고 러닝머신에서 운동하면서 수술은 물론이고 오피오이드 진통제를 사용하지 않고 통증 정도를 크게 줄일 수 있었다.

이쯤 되면 허리 통증은 흑과 백이 아니라는 사실이 정확히 전달되었기를 바란다. 대부분의 경우 통증이 심하거나 통증이 없거나 둘 중 하나에 해당하지 않는다. 첫째로 통증은 뇌에서 인지하고 해석한다는 사실을 알아야 한다. 차 문에 손가락을 찧으면 눈앞에 빛이 번쩍할 만큼 손가락이 아프겠지만, 실제로 통증을 인지하는 것은 뇌다. 일반 진통제와 처방 진통제로 통증을 조절할 수 있다. 그러나 약물 외에 다른 많은 요인이 허리 통증을 조절할 수 있다.

한동안 가장 흔한 인지 행동 치료 같은 심리 치료를 통해 우리가 인지하는 것을 재조정하여 통증에 대한 반응을 둔감화시키는 능력이 존재했다. 다만 비용이 많이 들어 신체적 고통을 통제하는 데 대중적으로 사용되지는 못했다. 경험이 많고 유능한 의사가 하는 인지 행동 치료가 만성 허리 통증 환자들, 특히 불안이나 우울감이 있는 사람들에게 매우 긍정적인 영향이 있는 것을 지켜보았다.

최근 한 연구는 우리가 통증을 인지적으로 조절하는 것은 주의, 신념, 조건화, 기대, 기분, 감정적인 반응의 조절에서부터 불쾌한 감각에 이르기까지 다양한 원인에 의해 영향을 받을 수 있다고 가정했다. 하지만 그건 꽤 넓은 범위이며, 우리가 마음의 힘을 과소평가한다는 내 주장을 뒷받침할 뿐이다. 앞서 이야기했듯 마음이 통증을 발생시키거나 악화시킬 수 있다면, 통증을 치유할 수도 있고 통증의 정도를 줄일 수도 있다.

통증을 덜 느끼게 만드는(통증에 대한 내성을 만드는) 것들을 더 하고, 통증 정도를 증가시키는 것들을 적게 하는 것이 허리 통증 조절의 핵심이다. 일부 연구에 따르면 상처가 다 나은 이후에도 지속될 수 있는 통증에 대한 일반적인 과민 반응이 생길 수 있다. 이 과민 반응이 일어날 때 신경계는 '와인드업(신경이 과민감화되어 뇌에 통증 신호를 계속해서 보내는 것)'이라는 과정을 거치게 되어 높은 반응성 상태를 유지한다. 추간판 탈출증처럼 심각한 질환을 앓고 있는 일부 환자들은 통증을 거의 느끼지 않거나 아예 느끼지 않는 반면, MRI에도 나타나지 않을 만큼 별것 아닌 문제를 가진 환자들이 통증을 호소하는 모습을 자주 보았다. 마요 클리닉의 통증 재활 센터 임상 책임자인 웨슬리 길리엄 Wesley Gilliam 박사는 "통증은 뇌가 해석하는 것이다"라고 말했다.

통증 민감도 증가는 단순하게 통증에 대한 인지가 더 강해진 것을 의미한다. 통증 민감도가 증가하면 약간의 통증도 날카롭고 끔찍한 고통처럼 느껴질 수 있다. 발가락을 찧은 것처럼 가벼운 부상이 참을 수 없을 정도의 통증으로 느껴질 수도 있다. 피츠버그 대학교 메디컬 센터에서 통증 의학 프로그램을 이끌고 있는 마취통증전문의 도리스 코프 Doris Cope 는 이렇게 말했다.

"만성 통증은 척수, 신경 및 뇌가 과민 반응을 일으키는 불쾌한 자극을 처리하는 방식을 바꾸지만, 뇌와 감정은 통증을 완화하거나 증가시킬 수 있습니다. 과거의 경험과 트라우마는 통증에 대한 민감성에 영향을 미칩니다."

트라우마나 통증 병력과 더불어 다수의 국소적인 요인과 전체적인 요인도 통증 민감도를 증가시킬 수 있다. 퇴화 또는 염증 증가로 발생하는 국소적인 염증이나 허혈(신체의 특정 기관이나 특정 부위에 혈액 공급이 불충분한 경우)은 통증에 민감해지게 만들 수 있다. 호르몬도 중요한 역할을 하기 때문에 낮은 갑상선 호르몬 수치 같은 전체적인 요인도 통증 민감도를 증가시킬 수 있다. 그래서 비타민D, 에스트로겐, 테스토스테론 수치뿐 아니라 갑상선 호르몬 수치도 잘 살펴보아야 한다. 만성 허리 통증이 심해지지 않게 하려면 최적의 호르몬 기능이 필수적이다.

다 머릿속에서 만들어낸 걸까

신경전달물질은 심장, 폐, 위 및 기타 기관이 기능을 수행하도록 지시하는 신경 세포

('뉴런'이라고 한다) 사이에서 신호를 전달하는 뇌 화학물질이다. 그런데 신경전달물질은 기분, 수면, 통증 조절에도 영향을 미치며, 도파민이나 세로토닌 같은 특정 신경전달물질 수치가 감소하면 우울감이나 통증 감작이 생길 수 있다. 특정 신경전달물질 수치를 증가시키는 데 도움을 주는 항우울제가 통증 감작을 줄여줄 수 있는 이유 중 하나가 바로 이것이다. 윌리엄 디어도프William Deardorff 박사는 웹사이트 Spine-Health에 '우울감은 만성 허리 통증과 관련된 가장 흔한 감정이다'라고 썼다.

> 만성 통증에 주로 수반되는 우울증의 유형은 주요 우울증 혹은 임상 우울증이라고 한다. 이러한 유형의 우울증은 며칠 동안의 일반적인 슬픔이나 기분이 '가라앉는 것'으로 간주되는 수준을 넘어선다.

만성 허리 통증은 실제로 자기 삶을 통제할 수 없다는 기분이 들게 하기도 한다. 모든 만성 통증의 부작용 중 하나는 심한 고통 탓에 몸을 움직일 수 없게 되어 운동이나 기타 활동을 포기하게 되고, 그것 때문에 우울증이 더 심해진다는 것이다. 또 허리 통증이 심할수록 우울증 증상을 겪게 될 가능성이 크다.

엘리자베스Elizabeth는 6개월 동안 지속된 허리 통증 때문에 나를 찾아왔다. 그녀는 오피오이드 진통제도 처방받고 물리 치료도 받아봤지만 통증이 전혀 줄어들지 않았다고 했다. 엘리자베스는 스트레칭 운동의 효과를 의심했고, 내 능력을 그다지 기대하지 않았다. 나는 엘리자베스가 우울감을 가지고 있다는 사실을 발견했다. 그래서 불안 장애와 만성 통증을 치료하는 데 사용되는 세로토닌-노르에피네프린 재흡수 억제제SNRI의 한 종류인 항우울제 둘록세틴을 처방했다. 그리고 식단과 운동 방법도 알려주었는데, 엘리자베스는 내 말에 한숨으로 대답했다.

그런데 4주 정도 지나자 통증이 크게 줄어들었고, 기분이 좋아졌다. 내가 조언해준 대로 식단을 구성하고 운동을 하자 통증은 더 줄어들었다. 시간이 조금 흐른 뒤 엘리자베스는 둘록세틴 때문에 아침에 약간 가라앉는 기분이 든다고 말했다. 그래서 나는 매일 보스웰리아, 커큐민, 비타민D_3 2,000IU와 함께 고용량의 오메가-3 지방산(매일 2,000~4,000mg의 피쉬 오일)을 복용하게 했고, 둘록세틴을 조금씩 줄여나가다 완전히 끊게 했다.

나는 엘리자베스를 돕기 위해 가장 먼저 우울감을 줄여 합리적인 치료 과정을 지속해나갈 수 있도록 긍정적인 기분을 불어넣어줘야 했다. 그녀는 자신의 자동차가 도랑에 빠졌는데, 그 과정에서 타이어까지 펑크가 난 사람 같았다. 우울감뿐 아니라 통증 민감도 또한 스트레스, 영양 부족, 처방 약 및 기분 전환용 약물, 술, 카페인에 의해 증가할 수 있다. 염증이 심한 감기처럼 별것 아닌 것도 감작 정도를 증가시킬 수 있다.

통증 감작을 유발하는 요인은 매우 다양하다. 그래서 그 요인이 어디에서 오는지 반드시 이해해야 하고, 그 요인을 조절하기 위한 전략을 짜야 한다. 매우 유능한 인지 행동 심리학자이자 맨해튼에서 환자를 치료하고 있는 에델 겔러Ethell Geller는 내가 진료하는 환자 중에서 우울증과 만성 허리 통증을 같이 앓고 있는 사람을 수년 동안 돕고 있다. 그와는 20년 전에 만났다. 그는 임상 공부뿐 아니라 마음챙김과 선(동양에서 고요히 앉아 참선하는 것을 말하며, 일반적으로 '정신 집중', '명상'을 가리킨다)에 대해서도 공부했으며, 상당한 수준의 정신 집중과 신체적 민첩성이 필요한 가라테(공수도) 검은띠도 보유하고 있다.

겔러는 환자가 처음 찾아오면 가장 먼저 자기가 앓고 있는 통증에 관해 의사가 무슨 이야기를 했는지 물어본다. 그는 이렇게 말했다.

"저는 환자가 자신이 겪는 통증을 어떻게 인식하고 있는지, 어떤 심리 상태인지 물어봅니다."

대부분의 통증은 우리 몸에 어떠한 문제가 있다는 것을 알려주는 신호다. 그런 통증은 무시하면 안 된다. 하지만 일단 그 원인을 알고 치료를 시작한 후에도 통증이 지속된다면 통증을 어떻게 인식하느냐에 따라 많은 것이 달라진다.

"통증에 대해 걱정하는 건 매우 중요합니다. 무언가를 걱정한다는 것은 당신이 미래로 가고 있다는 뜻입니다. 걱정은 무언가를 예상하는 마음 상태이기 때문에 그 정의에 따르면 당신은 현재 이 순간에 있는 것이 아닙니다. 통증을 겪으면서 발생하는 불안은 대부분 해를 입었다는 걱정이라기보다는 통증이 언제 어떻게 해를 끼칠지 두려워하는 것입니다. 의사가 환자를 위해 할 수 있는 가장 중요한 일은 '더 나빠질 수는 없습니다'라고 말하는 것입니다. 이 경우 통증은 감각일 뿐이지 위험 신호가 아닙니다."

통증이 있을 때는 통증 그 자체로 충분히 마음이 편해져야 한다. '무거운 물건 들지 않기'처럼 예방 조치는 분명히 취해야 하지만, 대부분의 통증은 저절로 심해지지 않는다. 암이나 당뇨로 인한 통증은 치료하지 않으면 심해지지만 말이다. 겔러는 "신체는 통증에 적응합니다. 이것이 심신 연관성의 일부입니다"라고 말했다.

허리 통증에 시달리는 사람이 '통증은 절대 없어지지 않을 거야', '이 통증은 분명 더 심해질 거야'라고 생각하기 시작하면 그 순간부터 문제가 생긴다. 이러한 상태는 '통증 파국화(통증을 비합리적으로 과장하고 최악의 결과를 가져올 것이라고 예단하는 인지 왜곡 현상)'라고 알려져 있다. 극심하고 참을 수 없는 특징을 가진 이 통증은 통증과 우울감 사이의 연관성이 극단적으로 발현된 것이다. '파국화'는 인지 행동 치료의 아버지이자 합리 정서 행동 치료Rational emotive behavior therapy를 만든 앨버트 엘리스Albert Ellis에 의해 40여 년 전에 발달한 용어로, 우울 장애와 불안 장애의 맥락에서 사용된 데서 유래했다. 엘리스가 든 한 가지 예시는 다음과 같다.

"상황이 얼마나 끔찍해? 정말 참을 수 없어!"

많은 사람이 허리 부상으로 통증이 더 심해질 것이고, 아예 움직이지 못하게 될 거라는 걱정을 해본 적이 있을 것이다. 생각보다 흔한 이 현상의 특징은 무력감을 느끼고 나중에 통증이 더 참을 수 없을 만큼 커질 거라고 과장하는 것이다. 엘리스는 그리스 철학자 에픽테토스Epictetus로부터 우리가 무언가에 대해 어떤 것을 느끼게 하는 건 그 무언가 자체가 아니라 그것에 대한 우리의 생각이라는 것을 배웠다고 했다.

파국화 통증은 본질적으로 우리가 아직 분석하지 못한 심신 반응이다. 어떤 면에서 이 통증은 공포증과 유사하다. 비행 공포증이 있는 경우 그 공포증에 대해 깊이 분석해 보지는 않았을 것이다. 이성적으로 따져보면 비행기가 자동차로 여행하는 것보다 훨씬 더 안전하다. 인지 행동 치료는 신체에서 오는 통증 신호의 해석을 우리가 통제할 수 있다는 것을 깨닫게 해줄 수 있다. 경험이 많은 치료사는 어렸을 때 모든 통증이 끔찍하다고 인지하게 되었을 단서를 찾게 해줄 수 있다. 예를 들어 바늘을 무서워하는 한 부모가 그 두려운 감정을 자기 자식에게 물려주는 경우다. 겔러는 이렇게 말했다.

"이것은 심신 분리 문제입니다. 그 해석이 끔찍할 때 우리는 아직 일어나지도 않은, 어쩌면 절대 일어나지 않을 무언가를 걱정하고, 마치 그 일이 지금 일어나고 있는 것처럼 걱정하는 경향이 있습니다."

간단히 말해, 두려움 그 자체가 고통스러워지는 것이다.

앞서 언급했듯 많은 연구를 통해 인지 행동 치료가 환자의 통증을 덜어주는 데 효과적이라는 사실이 밝혀졌다. 나는 이 치료가 만성 허리 통증을 앓고 있는 환자 중에서 우울증이나 불안 장애를 가지고 있는 사람들에게 매우 긍정적인 영향을 미치는 것을 지켜보았다. 주로 공포증 치료에 쓰이는 '체계적 둔감화'라고 하는 특정 형태의 인지 행동 치료는 통증 민감도에 적용할 때 성공적일 수 있다. 통증에 대한 트라우마가 있다면 본질적으로 공포증을 겪고 있는 것이기 때문이다.

보고된 사례에 따르면 감정 자유 기법[EFT](흔히 '경혈 자극'이라고 한다), 안구운동 민감소실 및 재처리 기법[EMDR], 응용근신경학의 한 종류인 PSYCH-K 같은 '에너지 심리학'도 통증에 대한 환자의 끔찍한 두려움을 무력화하는 데 어느 정도 효과가 있다. 내가 알기로는 이러한 기법 중 어느 것도 과학적으로 중요하게 연구되지는 않았지만, 일부 환자들은 효과가 있다고 말한다. 따라서 인지 행동 치료를 먼저 해보고, 보다 전통적인 치료법이 도움이 되지 않는 경우에만 이러한 방법들을 시도해볼 것을 권한다.

의료 및 치료 대안

명상

명상을 가르치는 사람들이 주로 주장하는 명상의 한 가지 이점은 강박적으로 과거의 실수를 되풀이하거나 앞으로 일어날 수 있는 위기를 두려워하는 대신 현재 순간에 머무는 방법을 가르쳐준다는 것이다. 그리고 그 특성은 통증을 다스리는 매우 중요한 도구가 된다.

앞서 언급했듯 허리 통증을 겪기 시작할 때 가장 먼저 할 수 있는 것은 코로 심호흡을 하는 것이다. 심호흡은 근육과 마음을 편안하게 하는 데 도움이 되기 때문이다. 명상은 아시아에서 시작되어 이후 그 지식이 서양으로 전파되면서 통증을 완화하고 통증 감작을 줄이는 데 가장 신뢰받는 방법이 되었다. 겔러가 수행하는 선 명상은 주로 호흡을 따라가는 것에 중점을 둔다. 그는 이렇게 말했다.

"선 명상은 아주 천천히 숨을 내쉬면서 숨을 몇 초 동안 내쉬는지 시간을 재는 것입니다."

그의 말에 따르면 보통 사람은 1분에 50~60회 정도 호흡하고, 차분하고 편안한 상태의 사람은 1분에 18~20회 정도 호흡하는데, 선 수행자는 1분에 단 한 번 또는 두 번만 호흡한다고 한다. 선 수도승이 되라는 이야기가 아니다. 하지만 의식적으로 코로 깊게 호흡하는 것에 집중하면, 1분에 5~6회 호흡 또는 숨을 한 번 들이마시고 내쉬는 데 대략 10초 정도 걸리게 할 수 있다.

호흡이 길어지고 느려질수록 긴장이 풀린다. 숨 쉬는 시간을 재면서 호흡을 길게 하는 것은 스트레스 수치를 줄이기 위해 자기 자신을 훈련하는 효율적인 방법이다. 하루에 몇 차례 이렇게 호흡하면 스트레스 수치를 조절할 수 있고, 나중에는 이를 이용해 통증 정도를 매우 빠르게 조절할 수 있다.

심호흡 운동

심호흡을 하면 엄청난 이익을 얻을 수 있다. 지금부터 설명할 기본 호흡을 시도해보기 바란다. 짧게는 하루에 5분 정도 심호흡하는 것부터 시작해라. 그게 익숙해지면 천천히 늘려 하루에 두 번 10분 정도 해볼 수 있다.

우리는 잘 때와 깨어 있을 때를 모두 합쳐 하루 동안 대략 21,000번의 호흡을 한다. 대부분의 사람은 토끼처럼 짧게 얕은 숨을 토해낸다. 이런 얕은 호흡은 폐의 윗부분에 있는 수용체를 활성화시키고 교감신경계를 자극해 투쟁 혹은 도피 반응을 발생시킨다. 이 수용체는 응급 상황에서 유용한 반응을 발생시키도록 설계되어 있는데, 앞서 이야기했듯 이런 스트레스 수용체를 자주 자극하는 것은 건강에 해롭다. 깊게 숨을 쉬면 공기를 더 깊숙이 끌어들여 폐 아랫부분을 자극하고, 부교감신경계를 활성화시켜 '휴식과 소화' 반응을 발생시킨다. 이는 신체와 마음 모두에 진정 효과가 있고, 통증을 눈에 띄게 줄이는 데 도움이 된다.

자연 호흡 혹은 횡격막 호흡이라고 하는 호흡법은 자연이 의도하는 호흡 방식으로, 주로 코로 숨을 쉬는 방식이다. 일단 의자에 앉아 두 발을 바닥에 붙이고 편안한 자세를 취해라. 뒤로 기대앉지 말고 앞으로 약간 숙인 상태에서 허리를 쭉 펴고 목뒤가 일자가 되도록 턱을 약간 내려라. 편안하게 호흡할 수 있도록 옷을 느슨하게 해라.

1. 한쪽 손바닥은 배꼽 위에, 다른 쪽 손바닥은 허리에 얹어라.
2. 숨을 코로 깊게 들이마셔라. 가능하다면 코로만 호흡해라. 코는 공기를 들이마시면서 공기를 정화하고, 따뜻하게 데우고, 수분을 공급한다.
3. 숨을 들이마시면서 조심스럽게 배와 허리를 팽창시키고, 숨을 내쉬면서 배와 허리의 공기를 밀어내라. 숨을 들이마실 때는 복부와 허리가 약간 팽창하는 것이, 숨을 내쉴 때는 수축하는 것이 느껴져야 한다.
4. 복부가 팽창한 상태에서 호흡을 계속하게 되면 초과한 양의 공기를 흉강으로 보내 흉곽 아랫부분을 가로지르는 근육인 횡격막을 팽창시킬 수 있다.
5. 4초 동안 숨을 들이마시고 5초 동안 멈춰라. 그러고 나서 5초 동안 숨을 내쉬고 4초 동안 멈춘 다음 다시 반복해라.
6. 앉은 자세에서 적어도 3분 동안, 바람직하게는 5~10분 동안 반복해라.
7. 코로만 숨을 쉬는 것이 어렵다면, 코로 숨을 들이마시고 입으로 내뱉어보아라. 운동을 하면서도 할 수 있다. 격렬한 운동을 할 때는 코와 입으로 함께 호흡해야 할 수도 있다.

운동을 제대로 하고 있는지 알 수 있는 한 가지 방법은 분당 8~10회 이상 호흡하지 않는 것이다. 시계나 휴대폰으로 시간을 재라.

바이오피드백

자격을 갖춘 사람이 명상을 가르치는 수업은 인기가 매우 많다. 요즘에는 병원, 의료 센터 등 8~10주 강의를 통해 비종교적인 명상을 가르치는 곳이 많다. 자격을 갖춘 사람에게 배우는 게 가장 좋지만, 온라인에서도 꽤 괜찮은 강의를 찾아볼 수 있다. 그럴 만한 시간이 없다고 생각하는(시간이 있어도 말이다) 사람이나 강의를 들으니 차라리 약을 먹는 게 낫다고 생각하는 사람에게 내가 해줄 수 있는 말은 단 하나다.

"명상을 배운 것을 후회하는 사람은 단 한 명도 없다."

스트레스와 통증 감작을 줄이는 한 가지 방법은 '뉴로 피드백(자신의 뇌에서 발생한 뇌파 정보를 활용하여 치료에 유용한 특정 뇌파를 훈련하는 치료 방법)'이라고도 불리는 바이오피드백이다. 허버트 벤슨의 이완 반응과 비슷한 시기에 생겨났고, 최근 몇 년 동안 개선되었다. 이제는 바이오피드백이 긴장을 풀어주고, 통증 민감도를 조절하며, 허리 통증을 줄여준다는 명백한 자료가 있다. 바이오피드백은 통증에 대한 통제력도 높여줄 것이다. 모두에게 최고의 방법은 아닐 수도 있지만, 치료에 익숙하지 않거나 명상이 불편한 사람들에게는 중요한 치료 방법이다. 바이오피드백 치료를 하는 동안 기술자가 피부에 전극을 부착한다. 이 전극 또는 센서가 모니터에 신호를 보내면 심장박동, 호흡, 근육 활동, 피부 온도와 같은 생리적 활동을 나타내는 소리, 불빛 또는 이미지가 모니터에 나타난다.

바이오피드백은 심박수, 호흡수, 혈압 및 기타 스트레스 지표 같은 신체적 지표의 변화를 관찰할 수 있게 한다. 특정 근육을 이완하고, 호흡을 길게 하고, 긍정적인 생각을 하는 것이 어떻게 신체의 미묘한 변화를 가져올 수 있는지에 초점을 맞추면 통증 감소를 포함해 원하는 결과를 얻는 방법을 배울 수 있다. 그러고 나면 궁극적으로 기계를 연결하지 않고도 그러한 신체적 지표를 통제할 수 있을 때까지 기술자의 안내에 따라 통제하는 방법을 배울 수 있다.

겔러는 호흡 조절법을 배우는 행동이 이와 같은 원리를 따른다는 것을 보여주는 추가적인 연구를 진행하고 있다.

"본질적으로 바이오피드백은 단순히 '나 편안해' 혹은 '나 편안하지 않아'라고 이야기하는 몸의 신호를 마음이 알아차리는 하나의 방식입니다. 갈바닉 피부 반응(감정 및 기타 특정 조건에서 발생하는 피부의 전기 저항 변화)이나 관자놀이 뭉침 정도는 도구를 이용할 수 있습니다. 하지만 호흡하는 횟수를 세고 그 횟수에서 피드백을 얻는 사람은 바이오피드백을 하고 있는 것입니다."

최면 치료

최면 치료는 심리 치료의 한 종류도 아니고, 그 자체가 의학적 치료도 아니다. 하지만 통증을 통제하는 합법적인 치료 수단으로 등장했다. 최면 치료는 주로 인지 행동 치료 같은 다른 방법과 함께 사용될 때 가장 효과가 있다. 미국 심리학회 웹사이트에는 이렇게 적혀 있다.

> 연구에 따르면 최면은 수많은 심리적·의학적 질병의 치료 프로그램 일부로 사용되며, 통증 완화는 가장 많이 연구된 분야다. 최면과 관련된 이점 중 하나는 심한 통증에도 영향을 미칠 수 있는 통증 경험의 심리적 구성 요소를 변경할 수 있다는 점이다.

인지 신경과학자 마리오 뷰리가드Mario Beauregard는 최면 치료의 의학적인 이점을 다룬 최근 연구를 깊이 분석했다. 그는 자신의 저서 《뇌 전쟁: 마음의 존재에 관한 과학 전쟁과 그것이 우리 삶을 바꿀 것이라는 증거》에 다음과 같이 기록했다.

> 몇몇 연구에서 관찰한 바에 의하면 최면은 섬유근육통, 관절염, 허리 문제를 포함하는 다양한 만성 통증 문제와 관련된 통증을 상당히 감소시킨다.

최면 치료의 주요 단점은 대략 25%의 환자는 최면에 걸리지 않는다는 점이다. 하지만 나머지 환자들의 경우, 대부분 단 몇 번의 치료만으로 긍정적인 효과를 얻었다.

내가 설명한 방법을 이용하거나, 일주일에 세 번 이 책에서 제시하는 방법을 실행함으로써 마음의 힘을 발휘하면 만성 허리 통증을 줄이고 삶의 질을 회복해나갈 수 있다. 신체와 마음, 통증 사이에 상호관계를 구성하는 원인과 결과의 복잡한 네트워크가 있다. 앞으로 우리는 우리가 무엇을 먹고 마시는지, 어떻게 운동하는지, 심지어 우리가 앉는 가구를 포함한 일상생활의 많은 측면에 네트워크가 어떻게 영향을 미치는지 살펴볼 것이다.

3. Back Rx 식단:
통증이 없으면 얻을 수 있는 것이 많다

로사Rosa가 처음 나에게 진료를 받으러 왔을 때 그녀의 가장 큰 문제는 후관절이라고 하는 척추 관절의 관절염 때문에 발생한 허리 통증이었다. 과체중이었던 그녀는 일주일에 두 차례 에어로빅 수업을 듣는데도 체중이 줄어들지 않는다며 속상해했다. 나는 이야기를 나누면서 요리할 시간이 없는 로사가 테이크아웃 햄버거와 감자튀김을 좋아하고, 저녁으로는 전자레인지에 돌리기만 하면 되는 냉동식품을 즐겨 먹는다는 사실을 알게 되었다. 로사는 가공식품이 좋지 않다는 말은 다 헛소리라고 생각했다.

나는 그녀의 체중과 허리 통증이 연관이 있다고 설명했고, 내가 제시하는 영양 요법을 따를 것을 부탁했다. 나는 로사에게 달콤한 디저트와 간식을 먹는 대신 식단에 신선한 채소와 과일을 더 많이 추가할 것을, 만약 요리를 하게 된다면 산업적으로 정제된 식물성 기름(해바라기씨유, 카놀라유, 옥수수유 등) 대신 엑스트라 버진 올리브유나 코코넛 오일을 사용할 것을 요청했다. 또한 모든 가공식품과 패스트푸드를 먹지 말 것을 권고했다. 로사는 입술을 삐죽였지만 그렇게 하겠다고 대답했다.

로사는 다른 미국인들과 마찬가지로 자신도 모르게 과당, 콘 시럽, 농축 사탕수수즙 등 다양한 형태의 당을 너무 많이 섭취하고 있었다. 그와 동시에 흰색 빵이나 파스타처럼 당으로 빠르게 분해되는 단순 탄수화물도 엄청나게 섭취하고 있었다. 로사의 식단에는 오메가-3와 오메가-9이라고 알려진 필수 지방산이 부족했다. 이 필수 지방산은 세포막을 유연하게 유지하고 염증을 일으키는 화합물의 작용을 막는다.

6주 동안 가공식품과 패스트푸드를 멀리하고, 첨가당과 단 음료수를 거의 끊고, 신선한 과일과 채소 섭취를 늘린 로사는 진통제를 한 알도 복용하지 않고 허리 통증이 거의 사라졌다는 사실에 크게 놀라워했다. 체중이 조금 감소했다는 사실은 예상치 못한 보너스였다.

로사처럼 표준 미국 식단을 유지해온 사람들은 작은 변화로 놀라운 결과를 얻을 수 있다. 미국 농무부 US Department of Agriculture에 따르면 인구의 약 4분의 3이 채소, 과일, 유제품 및 기름을 권장량만큼 먹지 않는다고 한다. 그리고 대부분의 미국인은 첨가당, 포화 지방 및 나트륨을 초과하여 섭취한다. 실제 미국 표준 식단을 보면 첨가 지방과 감미료가 매일 1,000칼로리를 차지한다! 그에 반해 유제품, 과일, 채소는 424칼로리밖에 되지 않는다. 연구원들은 사람들이 무엇을, 어떻게 섭취해야 하는지 결정하기 위한 몇 가지 색다른 방법을 연구했다.

수렵 채집 사회에 살던 우리 조상이 어떤 종류의 음식을 먹었는지 추측하면서 그러한 음식으로 구성된 식단을 섭취하면 어떤 이득을 얻을 수 있는지 수도 없이 들어보았을 것이다. 흔히 '팔레오 식단'이라 불리는 식단의 지지자들은 자연재해, 포식자 및 반복되는 식량 부족 때문에 조상들이 우리만큼 오래 살지는 않았지만, 심장질환, 당뇨, 암 등 오늘날 우리를 괴롭히는 만성 질병이 조상들에게는 없었거나 매우 드물게 발병했다고 주장한다.

팔레오 식단 지지자들은 구석기 시대 조상들의 인류학적 기록을 연구하고 지구상에 남아 있는 소수의 수렵 채집 사회를 관찰해 견과류와 씨앗, 과일, 채소, 가공되지 않은 살코기 및 해산물만 먹는 식단을 만들어냈다. 이 식단은 유제품, 특정 곡물, 콩류, 당 그리고 모든 가공식품을 배제한다. 어떤 부분은 우리에게 분명히 도움이 되지만, 이 식단은 대체로 잘못된 것으로 입증되었다. 한 가지 이유를 들면, 10000년 이상 전에 존재했던 과일, 채소, 뿌리, 감자나 고구마 같은 덩이줄기, 사냥 고기는 잘 경작된 오늘날의 하이브리드 작물과 닮은 점이 거의 없다. (또한 구석기 시대 인류가 기생충, 전염병 및 동맥경화를 많이 앓았다는 사실을 잊지 말자.)

참 아쉽게 됐다. 적어도 팔레오 식단은 간단하니 말이다. 우리는 탄수화물 양이나 열량 따지기처럼 어려운 것을 할 필요가 없는 식이요법을 좋아한다. 그건 당연한 거다. 하지만 삶의 많은 부분이 그러하듯 진실은 단순함과 복잡함 사이 그 어딘가에 있다. 먼저 많은 양의 동물성 식품을 섭취하면 이익보다 문제가 더 많이 발생한다. 가장 최근의 연구는 주로 식물성 식단을 섭취하거나 완전 채식을 하는 사람보다 주로 동물성 식단을 섭취하는 사람의 기대 수명이 짧다는 것을 보여주었다. 게다가 콩, 콩류, 감자 그리고 퀴노아 같은 통곡물처럼 매우 좋은 비동물성 단백질 공급원을 식단에서 제외하는 건 식이섬유의 가장 좋은 공급원 일부도 없어지는 것이다. 모든 섬유질은 음식이 위장관에서 빠르게 움직이도록 도와줄 뿐만 아니라, 궁극적으로 비만, 심장질환, 당뇨 위험을 낮춰주기 때문에 식단에서 식이섬유가 제외되는 건 큰 고민거리다.

이에 반해 고기의 섬유질 함량은 무려 0이다. 그렇다. 하나도 없다. 대부분의 영양사는 전체 식단에서 육류를 제한된 비율로 섭취하는 것이 건강에 좋다는 데 동의한다. 그러나 모든 육류나 해산물을 섭취할 때 그 동물이나 생선이 먹은 것들도 함께 섭취한다는 점을 명심하라. 약 100년 전, 가축을 기르던 사람들은 전통적으로 가축에게 먹이던 천연 여물(풀, 콩류 등)을 곡물, 주로 옥수수와 대두로 대체하기 시작했다. 소와 같은 반추동물의 위는 여물을 소화할 수 있게 만들어졌는데, 주로 곡물을 먹일 때, 특히 비좁고 비위생적인 사육장에서 자라는 경우 항생제를 같이 주지 않으면 질병에 걸릴 수 있다. 목초나 풀을 먹인 소는 오메가-3 필수 지방산뿐 아니라 비타민E 및 칼륨, 철, 아연, 인, 나트륨을 포함한 미네랄이 더 풍부하다.

그러나 우리는 생명을 위협하는 질병의 발병 빈도를 줄이고 바람직한 체중을 유지하는 데 도움이 되는 적절한 식이요법을 찾기 위해 원시시대로 돌아갈 필요는 없다. 그냥 우리의 조부모와 증조부모가 드셨던 대로 목초 방목한 소고기를 먹고 가공식품을 거의 섭취하지 않는다면 당뇨, 심장질환 및 다양한 형태의 암에 걸릴 위험이 낮아질 것이다. 우리가 섭취하는 음식의 재료와 준비에 주의를 기울인다면, 건강해질 뿐만 아니라 적정 몸무게를 유지할 확률도 더 높아질 것이다. 여기에 가공육과 빵을 포함한 모든 가공식품, 염분과 당이 첨가된 패스트푸드, 산업적으로 가공된 '식물성' 기름과 경화유(불포화지방산이 많은 액상 기름에 수소를 반응시켜 얻는 고체 상태 지방. 마가린, 쇼트닝 등이 이에 해당된다)를 섭취하지 않으면 결과적으로 관절과 척추에 가해지는 부담을 줄여주어 고통이 훨씬 덜해질 것이다.

우리가 선택할 수 있는 식이요법은 매우 다양하다. 그중에는 붉은 고기를 많이 먹거나 굶지 않아도 되는 식이요법도 많다. 하지만 허리 통증이 있는 사람에게 가장 적합하다고 생각되는 식이요법을 하기 전에 많은 의사가 거의 언급하지 않는 주제인 염증에 대해 몇 가지 알아야 한다.

면역 반응의 양날의 검

의학계는 염증의 파괴성을 이해하기 시작했다. 하지만 의사들이 환자에게 그에 대해 이야기하는 경우가 드물어 염증이 해를 끼칠 수 있다는 사실을 알고 있는 사람은 그리 많지 않다. 염증은 연골이나 척추 디스크의 손상은 물론 병원체(바이러스, 세균, 기생충 등 사람이나 동물의 체내에서 병을 일으키는 미생물)와 같은 외부 침입자에 대항하는 신체 보호 네트워크의 핵심적인 부분이다.

염증 반응이라는 것은 단일 동작이 아니라 하나의 과정에서 다른 과정이 자연스럽게 연달아 일어나는 복잡한 여러 단계의 연속이다. '염증 캐스케이드(연쇄 반응)'라고도 부른다. 질병을 유발할 수 있는 박테리아, 바이러스, 기타 미생물이 몸 안으로 들어오는 경우 혹은 살이 베이거나 멍이 든 경우 면역 체계는 방어군처럼 활동을 개시한다. 림프구라고 하는 백혈구가 가장 먼저 그 현장에 도착하고, 구급 대원이 지원을 요청하는 것처럼 더 많은 세포를 불러 모아 면역 체계 반응을 증가시킨다.

병원체에 의한 감염은 복잡한 반응을 일으키는데, 이 반응은 본질적으로 침입자를 무력화하고 없앤다. 살이 베이거나 신체 부상을 입었을 때는 면역 세포의 힘이 강해지면서 상처가 생긴 곳으로 들어가 출혈을 늦추고 파괴된 조직에서 떨어져 나온 잔해를 치운다. 만일 조직이 회복할 수 없는 손상을 입었을 때는 염증 반응이 흉터 조직을 만들어 다른 공격을 막는다. 감염 가능성이 있는 경우에는 다른 특화된 세포가 침입한 병원체를 먹어 파괴할 수 있도록 림프구가 병원체에 표시해둔다.

굉장히 조직화된 이 방어 체계는 우리를 최대한 오래 살게 해주는 기적 같은 신체 프로그램 중 하나에 불과하다. 그러나 불행하게도 아무리 좋은 것도 지나치면 좋지 않다. 예를 들어 류마티스 관절염이나 루푸스(관절이라는 특정 부위에만 주로 영향을 주는 류마티스 관절염과 달리 관절과 근육뿐 아니라 피부, 신경조직, 폐, 신장, 심장 등 온몸의 모든 조직을 공격하는 질환) 같은 자가면역 질환의 경우에는 면역 체계가 외부에서 들어온 것과 신체에 속한 부분을 구별하지 못하고 신체의 분자와 조직에 대해 공격적으로 반응해 실수로 정상 조직을 파괴한다.

홍수, 지진, 산불부터 외상이나 치매에 걸린 배우자를 돌보는 일까지 삶에 균열을 일으키는 모든 심각한 일은 이와 흡사한 반응을 일으킬 수 있다. 그러나 이러한 엄청난 트라우마와 별개로 일상적인 스트레스에 마치 생명을 위협하는 듯이 과잉 반응하는 요즘의 경향은 적절하지 않은 방식으로 면역 반응을 유발할 수 있다.

심리학자 수잔 C. 제게르슈트롬Suzanne C. Segerstrom과 그레고리 E. 밀러Gregory E. Miller는 이렇게 말했다.

"현대인들은 보호 없이 포식자나 악천후를 만나는 것처럼 일반적으로 조상들의 투쟁 혹은 도피 반응을 불러일으켰던 많은 자극을 접할 일이 거의 없습니다. 하지만 인간의 생리학적 반응은 이전 환경의 요구를 계속해서 반영합니다. 따라서 신체적 반응이 필요 없는 위협(예를 들면 학교 시험)이 면역 체계의 변화를 포함한 육체적인 결과를 초래할 수 있습니다."

이렇게 스트레스를 유발하는 상황은 투쟁 혹은 도피 반응을 유발할 수 있고, 코르티솔처럼 파괴적인 항염증성 물질을 분비할 수 있다. 어떠한 시험에 현대 사회의 스트레스, 즉 운전 중에 화나는 일, 신용카드 빚, 의료비 걱정 같은 것이 더해지면, 시간이 지나면서 서서히 염증이 발생할 수 있는 시나리오가 만들어진다. 여기에 관절과 척추의 손상, 환경 오염물질, 해로운 음식 섭취처럼 신체적 스트레스를 유발하는 것들이 더해지면, 우리가 왜 항상 응급 상황에 있는 것처럼 보이는지 이해할 수 있다.

독감 같은 바이러스성 감염 및 염증을 부르는 음식 섭취가 동반된 무릎 부상처럼 염증의 모든 단기 및 장기적인 원인이 연관되면 만성 통증의 발생 위험이 증가한다. 적절한 때에 면역 반응이 멈추지 않는 경우 조치를 취할 수 있도록 면역 체계가 면역 반응을 생성하고 감독하는 방법을 아는 것이 중요하다. 앉아서 많은 것을 해결하는 현대 생활은 신체의 만성 염증 수치를 증가시키는 경향이 있어 만성 통증을 악화시키고 암, 심장질환, 알츠하이머, 비만 위험을 증가시킨다.

신체의 염증 반응의 리듬과 단계를 더욱 잘 알수록 그 반응이 자신에게 불리하게 작용하는 것이 아니라 유리하게 작용할 가능성이 커진다. 또한 면역 반응을 다루는 방법도 배워야 한다. 제대로 움직이고 특정 실수를 하지 않는다면, 통증을 훨씬 덜 느끼게 될 것이다.

축적된 염증

염증의 효과가 누적된다는 것은 이제 분명해졌다. 염증의 흔한 부작용 중 하나는 우울증이다. 통증과 우울증, 둘 중에 어떤 게 먼저인지 명확하지 않지만, 그 둘이 서로 뗄 수 없는 관계로 얽혀 있다는 점은 의심할 여지가 없다. 돌출된 디스크에서 오는 통증은 척추의 다른 신체적인 문제나 좋지 않은 자세, 오래 앉아 있는 것 같은 상황적인 요인이 복합적으로 작용할 때 더 심해질 수 있다.

염증을 유발하는 다양한 요인이 쌓이면 부정적인 시너지를 만들어낸다. 이는 사람들이 당신에게 끊임없이 돈을 요구하는 것과 조금 비슷하다. 친척이나 동료 혹은 길에서 만난 사람이라도 몇 가지 타당한 부탁은 들어줄 수 있다. 하지만 가족이나 친한 친구에게 돈을 빌려주고 난 뒤 소득세나 주택담보대출 이자가 크게 오르기 시작하면 생활 수준이 낮아질 것이고, 결국에는 파산을 할 수도 있다.

나이가 들면서 당신의 허리나 무릎 연골이 점차 닳아 초기 관절염을 앓고 있다고 가정해보자. 그 상태에서 출장 때문에 꽤 오랜 시간 비행기를 타야 한다고 하자. 상승 및 하강에 따른 압력 변화는 허리 관절에 염증 반응을 유발할 수 있다. 여기에 집으로 돌아오는 비행기 안에서 인플루엔자 바이러스에 노출되면, 약해진 상태에서 바이러스에 감염된다. 이제 신체의 모든 시스템이 염증 반응을 겪게 된다.

비행기를 탈 일이 별로 없을지도 모른다. 하지만 우리는 환경이 오염된 도시에 살면서 사무실에서는 순환되지 않는 공기를 마시고, 길거리에서는 자동차 매연을 마신다. 공중에 떠도는 유해 물질은 호흡계에 염증 반응을 일으킨다. 오랜 기간 동안 공장에서 무거운 물건을 들거나, 트럭에서 짐을 내리거나, 장작을 나르거나, 아니면 그냥 한가한 시간에 골프나 테니스를 치는 행동이 결국에는 관절에 부담을 더하게 된다. 이러한 위험 요인 한두 가지 정도는 면역 체계가 감당할 수 있을지 몰라도 위험 요인들이 계속해서 쌓이면 신체가 감당하기 힘들어진다. 이것이 다 합쳐져 만성 염증을 증가시키고, 이어서 만성 통증 민감도를 증가시킨다.

이 부정적인 만성 염증 시나리오는 결국 허리 관절염처럼 비교적 관리가 가능한 질병에서 당뇨, 암, 심장질환처럼 전체적인 질병으로 확산될 수 있다. 그래서 통증과 관련하여 몸에 만성 염증이 있는지 파악하는 방법을 빨리 배울수록 그 통증을 줄이거나 어쩌면 없앨 수도 있는 확률이 높아진다.

가공식품, 패스트푸드, 당분이 높은 음료수로 가득한 미국 표준 식단을 먹으면 만성 염증 반응을 유발할 가능성이 크다. 당이 첨가된 탄산음료, 주스 등의 섭취량을 최소화해야 한다는 사실은 누구나 알고 있다. 그런데 하루에 하나만 마셔도 너무 많다! 콜라 600g에는 65g의 첨가당이 함유되어 있는데, 이는 미국심장협회American Heart Association가 제시한 성인 여성의 하루 최대 권장량인 25g(100칼로리)과 성인 남성의 하루 최대 권장량인 36g의 2배에 달한다. 가공식품에 들어 있는 당을 섭취하기도 전에 말이다.

식물 대 동물

우리는 오래전부터 식물성 식품이 풍부한 식단이 염증 예방에 도움이 된다는 사실을 알고 있었다. 그런데 최근에야 포화 동물 지방이 혈액과 림프를 몸 전체로 운반하는 모든 순환계의 내부 표면을 감싸고 있는 상피 세포를 손상시킬 수 있다는 사실이 명확해졌다. 상피 세포는 주변 근육을 이완하는 신호인 산화질소라는 용해성 기체를 생성하는데, 이는 혈관을 탄력 있고 넓게 유지하는 데 도움이 된다. 이 상피 세포가 손상되면, 혈관이 더 딱딱해지고 염증이 생겨 혈액이 자유롭게 흐르는 것을 방해해 동맥경화증(동맥의 탄력이 떨어지고 동맥에 혈전이 생기는 등의 이유로 동맥이 좁아지는 질병)을 유발할 가능성이 있다.

반대로 식물성 식품에는 상피 세포가 산화질소를 생성하는 데 필요한 피토케미컬(식물에서 자연적으로 만들어지는 모든 화학물질. 유기 화합물을 통틀어 말한다)이 풍부하다. 식물성 식품을 많이 섭취하고 육류 및 염증을 유발하는 식품 섭취를 줄이면 확실하게 염증을 줄일 수 있다.

역설적으로 들리겠지만, 정제된 식물성 기름도 염증을 유발한다. 특히 콩기름, 옥수수유, 홍화씨유, 해바라기씨유, 카놀라유가 그렇다. 이러한 기름은 '식물성' 기름이라고 부르지만, 식물이나 꽃에서 만들어진 것이 아니라 씨를 가지고 다양한 산업 제조 공정을 거쳤기 때문에 염증을 유발한다. 설상가상으로 고온에서 식물성 기름을 계속 가열하거나 그 기름을 다시 사용하면 알데하이드라는 해로운 화학물질이 나오는데, 많은 패스트푸드 음식점이 그런 행위를 한다. 알데하이드는 치매, 암, 동맥경화증, 관절염 등과 관련이 있다. 감자튀김이 먹고 싶다면 이 불편한 사실을 떠올려라. 다시 한 번 말하지만 나는 적정선을 조언하는 거다. 가끔 한 번 감자튀김을 주문하는 건 괜찮지만, 너무 자주 먹으면 지속적인 건강 문제를 유발할 것이다.

Back Rx의 항염증성 식단

다양한 식이요법의 효능에 관한 한 가지 분명한 사실은 육류가 풍부한 고단백질의 팔레오 식단이든, 육류, 생선, 우유, 달걀 등 동물성 식물을 먹지 않는 엄격한 채식 식단이든, 모두에게 맞는 식이요법은 없다는 것이다. 서점에 가보면 현재 유행하고 있는 식이요법에 대해 다룬 책이 엄청나게 많다. 환자들에게 허리 통증을 최소화하는 데 가장 적합한 식이요법을 조언해주고 싶은 의사로서 시시각각 변화하는 식이요법을 보면 얼마나 답답한지 모른다. 그래서 나는 영양 분야에서 저명한 몇몇 전문가들의 논문을 비교해 상식에 기반한 내 통찰력과 그들의 통찰력을 합쳤다.

오즈 가르시아 Oz Garcia는 유명 연예인들을 비롯하여 최고 CEO들과 함께 일하는 잘나가는 영양사다. 내가 수많은 식이요법으로 가득 찬 바다를 헤쳐 나가는 데 그의 방법이 중요하다고 생각한 이유는 그의 유명세 때문이 아니다. 나는 가르시아와 긴 대화를 나누면서 여러 가지 식이요법에 관한 그의 지식이 수년 동안 몸소 실천해보고 얻은 것임을 알게 되었다. 그에게 있어 이것은 어떤 과학적인 설문이 아니라 가장 효과 있는 식이요법에 관한 개인적인 탐구였다. 그는 인기 있는 채식주의, 팔레오, 저지방, 저탄수화물 및 지중해식 식이요법을 직접 해보았다.

가르시아에게 가장 처음 영감을 준 사람은 자연식품 운동의 두 선구자, 앤 위그모어 Ann Wigmore와 미치오 쿠시 Michio Kushi였다. 위그모어는 전체주의적인 건강 및 생식 지지자였고, 쿠시는 1950년대 초 미국에 매크로바이오틱을 들여왔다. 매크로바이오틱이란, 통곡물과 지역 농산물을 섭취하며 모든 가공식품을 멀리하는 식단이다.

가르시아는 매크로바이오틱, 생식, 채식주의, 비건 식단을 직접 해보고 난 뒤 식물성 식품, 즉 과일, 채소, 견과류, 콩, 콩류로 이루어진 식단에 생선을 추가했을 때 신체 기능이 가장 좋다는 사실을 깨달았다. 이제 그는 과일과 채소, 콩, 콩류에 생선을 조금 먹는 페스카테리언이라고 한다.

가르시아는 후생유전학(유전자의 염기서열이 바뀌지 않아도 염색질 구조의 변화를 일으켜 다음 세대로 전달될 수 있는 유전이 가능한 형질이나 표현형에 대해 설명할 때 사용되는 개념)과 혈액형에 대해 공부한 것을 바탕으로 특정 식품이 특정 사람에게 더욱 잘 맞는다는 결론을 내렸고, 각 고객에게 맞는 권장 사항을 결정한다. 이러한 그의 접근 방식을 내가 좋아하는 이유는 그가 특정 식단을 권장하는 것이 아니라 적절한 식품 섭취와 함께 건강, 에너지를 증가시키고 장수로 이끄는 생활 방식의 변화를 권장하기 때문이다.

2017년 9월, 나는 가르시아와 나눈 대화와 나의 친구인 후만 야그훕자데Hooman Yaghoobzadeh 박사의 조언을 바탕으로 가끔 한 번씩 생선을 먹고, 채소와 콩으로 이루어진 가공되지 않은 식품을 주로 먹는 페스카테리언 방식을 따르기로 결정했다. 이제 나는 모든 육류 및 유제품, 가공된 설탕을 섭취하지 않는다. 나의 아내 딜샤드Dilshaad는 우리 가족 모두에게 도움이 되도록 식단을 재구성했다.

나는 운동, 치료, 식이요법을 포함한 치유 요법을 환자 개개인에게 맞게 조정한다. 이 책에서는 대부분의 환자에게 일반적으로 권장하는 건강한 식습관의 기본 구성 요소를 이야기하도록 하겠다.

나는 염증을 줄이는 식품이나 적어도 염증을 증가시키지 않는 식품으로 구성된 항염증성 식단을 권장한다. 모든 환자에게 염증을 유발하는 식품, 특히 가공식품이나 당, 포화지방이 많이 함유된 식품을 최소화하거나 멀리하라고 말한다. 그 이유가 뭘까? 의학 박사 스콧 자신Scott Zashin에 따르면, 그러한 식품은 면역 체계의 지나친 활성화를 유발해 관절 통증, 피로감 및 혈관 손상으로 이어질 수 있다.

사실 항염증성 식단은 수년에 걸쳐 효과가 없다고 밝혀진, 현재 유행하고 있는 상업적 다이어트 식단보다 지중해식 식단에 더 가깝다. 만약 수백만 권 팔린 다이어트 책들이 실제로 체중 감량에 도움이 되었다면 과체중인 사람들과 비만인 사람들의 비율이 여전히 그렇게 높지 않을 것이다. 미국 성인의 3분의 2가 과체중이거나 비만이며, 2~19세 어린이와 청소년 6명 중 1명이 비만인 것으로 나타났다.

기본적인 지중해식 식단에서 선호되는 식품은 약간의 육류와 가금류를 제외하고는 대부분 항염증성 식품이다. 나는 이 식단의 기본 전제와 간단한 원칙 대부분에 동의한다. 이 식단은 지키기 쉽고, 종합적으로 볼 때 낮은 LDL(동맥에 더 쌓이기 쉬운 '나쁜' 콜레스테롤) 수치, 심혈관 사망 위험 감소, 암, 파킨슨병, 알츠하이머병 발병률 감소와 연관되어 있다. 한 가지 언급하자면 이탈리아, 프랑스 남부, 그리스, 북아프리카 및 지중해 연안 주변의 지역은 조금씩 다르긴 하지만 대부분 여기에 제시한 사항들을 공통적으로 따른다.

- 가공되지 않은 식물성 식품을 섭취한다. 과일, 채소, 통곡물, 콩류, 견과류가 이에 해당한다.
- 가공육과 설탕을 포함한 모든 가공식품을 멀리한다.
- 유제품 섭취를 최소화한다.
- 정제된 식물성 기름(옥수수유, 홍화씨유, 해바라기씨유, 카놀라유)을 멀리한다.
- 요리와 샐러드에 올리브유와 코코넛 오일을 사용한다.
- 레드 와인을 적당히 마신다.
- 자주 운동한다.

올리브유는 지중해식 식단의 효능에 있어 많은 인정을 받고 있다. 단일불포화지방[*], 특히 올레산[**]을 함유하고 있고, 유방암과 소화관 암을 포함한 특정 암 예방에 도움이 된다고 알려져 있기 때문이다.

밝은색이나 어두운색 과일과 채소에는 항산화물질이 함유되어 있다. 항산화물질은

---

[*]   상온에서 액체 상태로 존재한다. 심장을 보호하는 역할을 하며, 콜레스테롤 수치를 개선하는 효과가 있다. 또 인슐린 수치와 혈당 조절을 돕는 역할도 한다.
[**]   다양한 동물성 및 식물성 지방과 기름에서 자연적으로 생성되는 지방산. LDL 콜레스테롤의 감소와 혈압을 낮추는 효과와 관련이 있을 수 있다.

유리기*를 중화시켜 세포 손상을 막는다. 또한 염증 과정의 여러 단계를 방해해 효과적으로 중단시킨다. 나중에 다시 살펴보겠지만 항산화물질의 가장 좋은 점은 이부프로펜 같은 약물과 달리 천연 항염증성이라는 것이다. 따라서 장을 보거나 외식할 때 색깔이 다른 식품을 최대한 많이 선택하는 것이 좋다. 자색 감자에는 일반 흰 감자보다 항산화물질이 많이 함유되어 있다. 마찬가지로 빨간색, 노란색, 주황색 피망에도 초록색 피망보다 많은 항산화물질이 함유되어 있다. 주황색과 빨간색 당근, 비트, 블루베리, 딸기, 라즈베리, 블랙베리, 검은콩 및 검은 자두도 마찬가지다. 이쯤 되면 근대, 케일, 시금치, 상추 같은 짙은 녹색 잎채소와 콜리플라워, 브로콜리, 양배추를 포함한 십자화과 채소(꽃잎 4개가 십자 모양을 한 식물을 총칭)에도 영양소와 항산화물질이 많이 함유되어 있다는 사실을 깨달았을 것이라 생각한다. 생선은 일주일에 최소 두 차례 섭취하는 반면, 육류는 한 달에 서너 번으로 제한하고, 맛을 위해 소금을 뿌리는 대신 허브와 향신료를 사용하는 것이 좋다.

　지중해를 떠올리면 가족과 친구들이 함께 모여 식사하거나 야외에서 와인을 마시며 즐거운 시간을 보내는 모습을 상상하게 된다. 그건 영양보다는 분위기와 더 관련이 있는데, 분위기도 상당히 중요하다. 누군가와 언쟁을 벌이며 허겁지겁 식사를 할 때와 친한 친구와 여유 있게 식사를 할 때를 생각해보라.

　몇 년 전에 '프렌치 패러독스French Paradox'라는 말이 화제가 된 적이 있다. 프랑스 사람들은 소스로 범벅된 고지방 음식을 먹고 레드 와인을 많이 마시는데, 미국 사람보다 심장질환과 당뇨 발병률이 상당히 낮다는 연구에서 나온 말이다. 그 '역설'은 와인보다는 친밀감과 느긋한 식사 속도와 더 관련이 있는 것으로 나타났다. 또한 프랑스 사람들은

---

*　　비공유 홀전자를 가진 독립적으로 존재하는 화학종. 비공유 활성 전자를 가지고 있어 일반적으로 불안정하고 이것 때문에 큰 반응성을 가지며 수명이 짧다. 우리 몸에 유리기가 돌아다니면 퇴행성 질환이나 암의 원인이 된다고 한다.

어떠한 첨가물도 들어 있지 않고 가공 처리를 하지 않은 자연 그대로의 식품을 주로 먹는다. (나중에 밝혀진 바에 따르면 프랑스 사람들의 심장 건강이 미국 사람보다 더 좋은 것은 와인과 관련이 없었다. 사실 프랑스 사람들의 간 문제, 자살, 술과 관련된 자동차 사고로 인한 사망률은 미국인보다 높다. 게다가 제2차 세계대전 이후 의무 체육 교육 요건이 없어지면서 프랑스인의 비만도 급증하기 시작했다.)

그러니까 기본에 충실하자. 다음은 항염증성 식이요법과 지중해식 식단, 두 가지의 핵심을 최대한 압축해놓은 것이다.

- 통곡물과 견과류를 포함한 식물성 식품을 주로 섭취하고, 가끔 생선이나 가금류, 약간의 저지방 유제품으로 보충해라.
- 첨가당, 붉은 고기, 모든 가공식품을 멀리해라.
- 올리브유와 코코넛 오일을 자유롭게 사용하고 모든 정제된 식물성 기름을 멀리해라.
- 자주 운동해라.

요약하면 이게 전부다.

인슐린의 역할

적절하게 먹는 것의 가치에 관해 더 깊이 들어가기 전에 인슐린이라는 중요한 호르몬의 역할을 설명하도록 하겠다. 췌장에서 분비되는 인슐린은 세포가 글루코스(포도당)를 에너지원으로 사용하게 하고, 빵, 밥, 아침 식사용 시리얼, 파스타, 과일, 채소, 우유 및 설탕을 포함한 식물성 식품에 들어 있는 탄수화물을 세포가 소화하게 한다. 탄수화물이 많은 음식을 먹으면 몸은 위와 소장에서 이 탄수화물을 더 작은 단위의 당으로 분해하고, 분해된 당은 인슐린의 도움을 받아 혈류로 들어가 뇌를 포함한 조직과 기관으로 운반된다. 당은 몸 전체의 조직과 기관에서 에너지로 사용된다. 당장 필요하지 않은 모든 글루코스는 글리코겐 형태로 근육과 간에 저장된다. 나중에 몸에서 에너지가 필요할 때 이 글리코겐을 사용할 수 있다.

그런데 간과 근육에 저장할 수 있는 공간이 한정되어 있고, 그 한계에 다다르면 간은 남은 글루코스를 지방으로 바꾸기 시작한다. 이 지방은 몸의 다른 지방 저장소로 보내진다. 불행히도 생성되고 저장될 수 있는 지방의 양은 제한이 없다. 여기서 인슐린이 체중을 유지하는 데 결정적인 역할을 한다. 매일 소모하는 열량과 거의 같은 양을 섭취하면 췌장에서 분비된 인슐린은 에너지로 사용하기 위해 음식을 글루코스나 글리코겐으로 바꾼다. 에너지로 사용할 수 있는 글루코스를 다 쓰고 나면, 몸은 저장된 지방을 꺼내 에너지로 바꾸어 지방이 너무 쌓이지 않게 한다. 하지만 몇 년에 걸쳐 소비하는 것보다 더 많은 열량을 섭취하고 신체 활동을 최소화하면, 몸이 처리할 수 있는 것보다 항상 많은 지방이 있게 될 것이고, 몸은 계속해서 지방을 저장할 것이다.

인슐린 수용체는 시스템에 있는 인슐린의 양을 감지한다. 이미 충분한 양의 인슐린이 있다고 감지하면, 췌장은 인슐린을 더 이상 분비하지 않을 것이다. 하지만 인슐린이 하나도 없다고 감지하면, 췌장이 인슐린을 계속 생성하게 할 것이다. 직관적이지 않은 말로 들릴지도 모르지만 만일 당과 단순 탄수화물을 너무 많이 섭취해 시스템에 글루코스가 넘쳐나게 된다면, 너무 많은 인슐린이 분비되어 수용체에 과부하가 걸리고 이미 존재하고 있는 인슐린을 인식하지 못하게 된다. 그 결과, 인슐린 저항성이 발생하게 되어 많은 양의 인슐린이 혈류를 순환하면서 체중을 증가시키고 체중 감량도 방해한다.

인슐린 저항성을 가진 사람은 글루코스를 흡수하는 데 어려움을 겪기 때문에 혈액에 당이 쌓인다. 인슐린 저항성이 한 번 생기면 일종의 피드백 고리에 빠진다. 우리 몸은 글루코스 운반을 돕기 위해 점점 더 많은 인슐린이 필요하게 되므로 췌장은 더 많은 인슐린을 만들기 위해 더 열심히 일한다.

의학 박사 마야 디브작Maja Divjak은 이렇게 말했다.

"인슐린은 세포 표면의 수용체 단백질에 결합하여 에너지원으로 사용하기 위해 세포에게 혈액에서 글루코스를 흡수하라고 지시합니다. 저는 제2형 당뇨의 경우 인슐린이 정상적으로 수용체에 결합하지만, 세포에 신호가 보내지지 않아 세포가 글루코스를 흡수하지 않고, 그로 인한 높은 혈당 수치가 시간이 지나면서 기관을 손상시킨다고 믿습니다."

이러한 상태에서는 췌장이 계속해서 인슐린을 생성한다. 하지만 떠다니는 너무 많은 양의 인슐린은 혈관을 손상시킬 수 있고, 혈압을 상승시키며, 결국에는 심장질환, 골다공증, 비만으로 이어질 수 있다.

특정 정도의 인슐린 저항성은 우리가 곧 살펴볼 질환인 대사증후군을 유발하지만, 과도한 인슐린 저항성은 제2형 당뇨로 이어져 수치가 매우 높은 인슐린이 몸을 순환하게 된다. 인슐린 저항성 대신 우리가 원하는 것은 인슐린 민감성이다. 수용체에 과부하가 걸리지 않고 인슐린에 민감한 상태가 유지되는 것이다. 이 두 가지 상태를 간단히 구별해보자. 주어진 양의 글루코스를 저장하는 데 상대적으로 적은 인슐린이 필요하다면 인슐린 민감성이 있는 것이고, 같은 양의 글루코스를 저장하는 데 훨씬 많은 인슐린이 필요하다면 인슐린 저항성이 있는 것이다.

하루에 1,500칼로리를 섭취하며 인슐린 저항성이 있는 60kg 여성은 모든 글루코스가 조직 안으로 흡수되지 않기 때문에 체중을 감량하지 못할 것이다. 이 여성의 시스템에는 역설적으로 너무 많은 인슐린이 있어 이 글루코스 중 일부가 지방으로 저장된다. 반면 같은 1,500칼로리를 섭취하며 인슐린 민감성이 있는 같은 몸무게의 여성은 인슐린 수치가 낮아 몸이 그 열량을 조직에 지방으로 저장하려 하지 않기 때문에 체중을 감량할 확률이 훨씬 더 높다.

간헐적 단식

만일 항염증성 식이요법을 계속하는 것이 어렵다고 느껴지거나 체중 감량이 필요하다면, 간헐적 단식을 진지하게 고려해봐야 한다. 간헐적 단식이 습관화되면 염증을 줄이고, 수면의 질을 높일 수 있으며, 질 좋은 성장인자(근육 성장인자를 포함한)를 만들어낼 수도 있다. 굶어야 한다는 생각 때문에 많은 사람이 그다지 달가워하지 않는데, 오즈 가르시아는 이렇게 말했다.

"당신이 비건이든, 팔레오 식단을 하든, 지중해식 식단을 하든 상관없이 중요한 것은 무엇을 먹느냐가 아니라 어떻게 먹느냐입니다."

그리고 "수렵 채집을 하던 조상을 정말로 닮고 싶다면, 조상들이 많은 시간 굶주렸다는 사실을 기억해야 한다"라고 덧붙였다. 조상들은 평소 견과류, 베리류, 덩이줄기, 야생 식물, 꿀, 조개 등을 먹었고, 가끔 잡은 동물로 잔치를 벌여 근육 고기뿐 아니라 내장 고기와 창자까지 먹으면서 식단을 보충했다.

간헐적 단식은 우리 몸이 음식을 처리하는 방식을 기반으로 한다. 어느 정도 양의 음식을 먹으면 인슐린 수치가 증가하면서 몸이 지방을 태우기 매우 어렵게 만든다. 대신 인슐린의 급격한 증가는 몸에게 지방 연소를 중단하고 방금 먹은 음식에서 글루코스를 연소하게 한다. 그사이에 남은 열량은 지방 세포에 저장된다. 하루 종일 먹는 동안 몸은 계속 흡수 상태('먹은 상태'라고도 알려져 있다)로 유지되면서 위와 장에서 영양소를 흡수한다. 몸은 이 영양소에서 얻은 글루코스를 에너지로 합성하기 때문에 저장된 지방을 사용할 필요가 없다. 이 흡수 상태는 먹은 양과 영양 구성에 따라 마지막 식사 후 짧게는 4시간에서 길게는 12시간 동안 지속된다.

하루 동안 먹은 음식에서 사용할 수 있는 글루코스가 소진되면, 몸은 흡수 후 상태('단식 상태'라고도 한다)로 들어간다. 단식 상태에서는 인슐린 수치는 낮지만, 몸이 글루코스 대신 저장된 지방을 사용하고 연소해 에너지를 얻는다. 이 단계에서 에너지를 더 많이 사용할수록 몸에 저장된 지방이 더 많이 연소된다. 그래서 저녁을 일찍 먹고 잠자리에 들기 전에 간식을 먹지 않으면 아침에 단식 상태로 일어나게 된다.

가장 쉽고 가장 인기 있는 간헐적 단식의 형태는 자정부터 단식을 시작해 최소 12시간 지속한 뒤 12시간 동안 먹는 형태일 것이다. 이 방법은 보디빌더 마틴 버크한Martin Berkhan에 의해 인기를 얻었는데, 오후 8시 이후에는 가벼운 간식을 포함한 그 어떤 것도 먹지 않는 습관이 필요하다. 내가 환자들에게 시도해볼 것을 권하는 한 가지 요령은 매일 아침에 메타무실(차전자피로 만든 섬유질 보충제) 두 숟가락을 물 그리고 블루베리와 함께 섭취하는 것이다. 메타무실은 포만감을 느끼게 하지만 열량이나 당은 거의 없다.

일부 간헐적 단식 옹호자들은 아침을 건너뛰고(크림을 넣은 커피는 괜찮지만) 점심과 저녁 두 끼만 정오에서 오후 8시 사이에 먹으라고 조언한다. 단식 상태를 오래 유지할수록 몸이 글루코스 대신 저장된 체지방을 태우는 데 더 적응하게 된다. 단식 시간을 12시간에서 16시간으로 점차 늘리면 몸은 저장된 체지방을 자유 지방산으로 분해하는 방법을 배우게 되는데, 이 자유 지방산은 '지방 분해'라고 하는 과정인 세포 내 연소에 사용할 수 있다. 6시간에서 8시간 형태의 간헐적 단식은 밤새 공복 시간을 12시간에서 16시간으로 늘리고, 그 후 8시간 동안 먹는 것이다. 하지만 이 형태는 일반적으로 일주일에 3일 동안만, 그 3일이 연속되지 않게 하는 것이 좋다.

세 번째 대안은 일주일에 이틀 24시간 동안 단식하는데, 그 이틀이 연속되지 않게 하는 방법이다. 24시간 단식을 하기 전에는 다른 간헐적 단식 방법을 어느 정도 해보는 것이 좋다. 특히 단식을 해본 적이 없다면 말이다. 12시간 정도만 단식을 해도 허기짐이 느껴질 것이다. 그 허기짐은 몸이 단식 상태에 들어갔다는 확실한 신호다. 우리는 온종일 먹는 것에 너무 익숙해져 있어 처음으로 배고픔을 느낄 때는 냉장고나 편의점으로 달려가 간식거리를 찾게 될 수도 있다. 허기짐은 건강 상태가 좋지 않다는 신호가 아니다. 정확히 그 반대다. 배고픔을 느끼자마자 먹게 되면 체중 감량이 어렵다. 대신 배가 고플 때는 운동하기 가장 좋은 때다. 적당한 유산소 운동을 하거나 가볍게 산책을 하면서 지방을 태우도록 해라.

대사증후군

혈류에 높은 수치의 인슐린이 순환하게 되는 만성 인슐린 저항성은 대사증후군('인슐린저항성증후군'또는 '증후군 X'라고도 한다)의 주요 원인이다. 대사증후군은 복부 비만, 높은 혈청 중성지방 수치, 고혈압, 낮은 HDL('좋은' 콜레스테롤), 높은 혈당 수치 등 좋지 않은 상태가 같이 나타나는 것이다. 이 중 하나만 있어도 경고 신호인데, 3개 이상에 해당한다면 심장질환 또는 당뇨 발병 위험이 크다는 의미일 수 있고, 통증 민감도도 증가할 것이다.

대사증후군은 비만, 임신, 심각한 질병이나 스트레스, 스테로이드 사용 및 흡연 때문에 발생할 수도 있다. 또한 비알코올성 지방간 질환, 여성의 경우 다낭성난소증후군, 남성의 경우 발기부전 같은 다른 증상도 나타날 수 있다. 미국심장협회는 미국인 6명 중 1명이 대사증후군을 앓고 있다고 발표했다. 대사증후군은 유전되며, 아프리카계 미국인, 히스패닉, 아시안, 북미 원주민에게 더 흔하게 나타난다.

지금쯤 당신은 이 모든 것이 허리 통증을 완화하는 것과 무슨 관련이 있는지 궁금할 것이다. 무엇보다도 염증은 체중 증가 및 심한 허리 통증으로 인슐린 저항성을 유발하기 때문에 반드시 줄여야만 한다. 항염증성 식단을 유지하며 꾸준히 유산소 운동을 하면 염증을 줄일 수 있다.

인간의 마이크로바이옴과 통증

지난 10년 동안 식이요법과 건강에 관해 얻은 가장 중요한 지식은 '인간 마이크로바이옴'이라고 알려진 것에 관한 연구였다. '미생물 군집'이라고 정의된 이 복잡한 신체

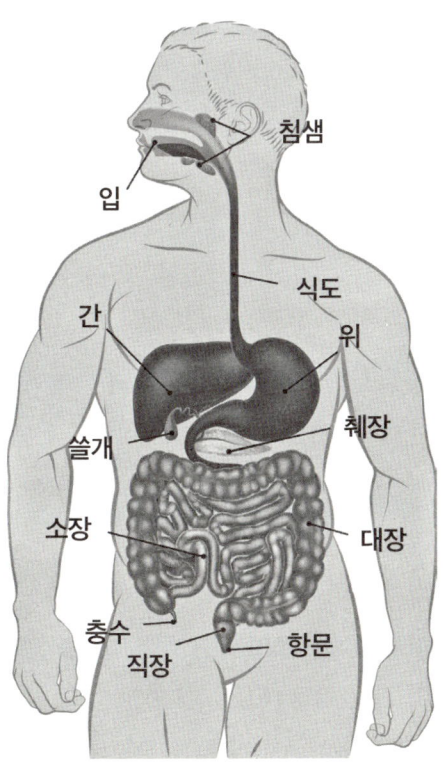

위장관과 소화계

내부의 생태계는 많게는 100조 개의 박테리아 세포로 구성되어 있다. 마이크로바이옴을 구성하는 최대 80%의 박테리아 종이 소화계, 즉 위장관, 간, 췌장 및 쓸개에 살고 있다. 위장관, 간단히 말해 장은 입에서부터 시작하여 식도, 위, 창자를 거쳐 항문까지 연결되어 있고, 거기에 살고 있는 수백조 마리의 미생물 구성은 우리의 건강에 엄청난 영향을 미친다. 실제로 장에 있는 박테리아의 모든 유전자 풀(어떤 생물 종이나 개체 속에 있는 고유의 대립형질의 총량)은 내 유전자 풀의 최소 100배다!

마이크로바이옴은 '마이크로비오타'라고도 하는데, 마이크로비오타는 박테리아, 진균(곰팡이, 효모, 버섯 등을 포함하는 미생물군), 바이러스 및 장에서 찾아볼 수 있는 다른 미생물을 총칭하는 용어다. 이러한 마이크로바이옴에 관한 새로운 연구는 여전히 초기 단계에 머물러 있다. 우리가 알고 있는 것은 계속해서 진화하고 있어 나중에는 상당히 복잡해질 수도 있다. 그래서 나는 우리의 장 박테리아를 산호초라고 생각하고 싶다. 산호초가 살려면 오염되지 않은 신선한 물이 필요하듯, 우리 소화관에 있는 유익한 박테리아는 무엇보다 가공되지 않은 자연 그대로의 식품에서 나온 건강한 영양분이 필요하다. 당신이 염증을 유발하는 가공식품, 당, 붉은 고기가 많은 식단을 멀리하고 항염증성 식단을 섭취하며 나쁜 박테리아를 최소화하면 마이크로바이옴에 있는 유익한 박테리아가 잘 자랄 것이다.

곧 자세히 이야기하겠지만 식이 보충제와 의료 식품이 염증에 효과적으로 대항하도록 도와줄 수 있다. 하지만 진짜 핵심은 균형 잡힌 식단을 통해 장에 있는 유익균을 유지하는 것이다. 이를 통해 통증 민감도가 줄어들고, 면역 기능이 좋아지며, 동맥경화증이 감소하고, 전체적으로 더 건강해질 수 있다.

내가 권장하는 식이요법의 긍정적인 영향을 이해하려면 먼저 과학자들이 인간의 마이크로바이옴에 대해 알아가고 있는 사실을 검토해야 한다. 이해하기 어려울 수 있지만, 우리 몸에 있는 수백조 개의 외래 미생물은 많게는 3대 1의 비율만큼 고유 인간 세포보다 많다. 주로 단세포로 이루어진 이러한 작은 유기체에는 1,000개 이상의 다른 종을 포함할 수 있는 유전 물질이 있다. 과학자들은 아직 마이크로바이옴에 대해 정확하게 아는 것이 별로 없다고 주장하지만 이러한 외래 미생물들이 불과 10년 전에 생각했던 것보다 인간의 건강에 훨씬 더 중요한 역할을 한다는 것을 깨닫기 시작했다. 지난

10년 동안 많이 사용된 도구를 이용한 연구 결과, 인간의 조직과 혈액에 존재하는, 이전에는 알려지지 않았던 미생물의 존재와 기능이 밝혀졌다. 그 결과, 다양한 신체적 및 신경학적 염증성 질환이 이제는 마이크로바이옴 구성의 변화와 연관된다.

소화관에는 신체 면역 세포의 3분의 2가 존재하며, 이 면역 세포는 분명 몸 전체 및 관절에서 염증 세포를 활성화시킬 수 있다. 잠재적으로 위험하거나 치명적인 박테리아, 진균, 바이러스, 독소의 첫 번째 공격이 장에서 일어나기 때문에 건강하고 균형 잡힌 마이크로바이옴을 갖는 것이 중요하다. 그래서 우리가 먹는 음식이 마이크로바이옴에 어떻게 영향을 미치는지 이해하는 것이 더욱 중요해졌다.

2017년 9월, 워싱턴 대학교 통증 의학 임상 부교수이자 의학 박사인 헤더 틱 Heather Tick 은 영양, 미생물 다양성, 통증이 모두 연관되어 있다는 증거를 발표했다. 그는 이렇게 말했다.

"우리가 먹는 것이 우리가 됩니다. 더 자세히 말하면 우리가 섭취하고, 소화하고, 흡수하는 것이 우리가 됩니다."

연구원들이 점점 더 확신하고 있는 한 가지는 장내 마이크로바이옴 종이 다양할수록 더 건강하다는 점이다. 2016년에 완료되어 《사이언스》에 발표된 장내 마이크로바이옴의 풍부함, 건강 및 생활 방식에 관한 네덜란드의 연구는 제2형 당뇨, 비만, 염증성 장 질환 같은 많은 21세기 질병이 장내 마이크로바이옴의 풍부함이 감소한 것과 연관이 있다는 결론을 내렸다. 우리의 현대식 식단(정제된 당, 전분, 육류를 포함한)으로 인한 식품 공급원 다양성의 감소, 항생제 남용, 토양, 식물, 동물과 그들이 가진 수백조 개의 미생물 같은 자연과의 접촉 감소가 합쳐지면서 우리의 마이크로바이옴을 더 나쁘게 변형시켰다.

좋은 소식은 연구원들이 마이크로바이옴, 우리가 먹는 음식, 통증 사이의 연관성에 대해 계속해서 연구를 진행하고 있다는 점이다. 뉴욕 대학교 류마티스 및 자가면역 마이크로바이옴 센터의 센터장 호세 쉐어 Jose Scher 는 "나중에는 마이크로바이옴을 조절해 관절염을 치료할 수 있을 것이라고 믿는다"라고 말했다. 그러기 위해서는 장에서 프로바이오틱스라고 알려진 '유익한' 박테리아를 유지하고 늘릴 수 있는 식품들로 식단을 가득 채워야 한다. 다음은 프로바이오틱스를 증가시키는 최고의 식품들이다.

- 사우어크라우트(동유럽 지역에서 먹는 양배추 발효 식품)
- 신 피클
- 젖산균 배양물을 첨가해 발효한 아몬드 우유
- 가공되지 않은 콩
- 살균되지 않은 사과초모식초
    (사과를 발효시킬 때 만들어진 흰 미생물을 자연 발효한 식초)
- 해초류
- 생마늘

이 식품들을 매일 많이 먹을 필요는 없지만, 매주 서너 번씩 섭취하는 것은 분명 도움이 된다. 어떤 사람들은 상업적으로 생산되는 식품으로 프로바이오틱스를 보충하려고 한다. 이러한 제품들은 건강에 좋은 살아 있는 유익한 박테리아와 효모가 엄청나게 많이 들어 있다고 주장한다. 하지만 쉐어는 이러한 제품의 효과에 의문을 품었다.

"프로바이오틱스는 일반적으로 안전하며 거의 테스트되지 않습니다. 그들은 장내에 없는 특정 생물을 간단히 대체할 수 있다고 생각하지요. 하지만 저는 그렇게 간단하다고 생각하지 않습니다."

한 가지 이유를 들자면 상업적으로 생산되는 프로바이오틱스가 소화 과정에서 살아남을 수 있는지 명확하지 않다는 것이다. 나는 이러한 이유로 자연식품에서 프로바이오틱스를 얻는 것을 권장한다.

프로바이오틱스의 건강한 박테리아가 장내에 많이 존재하도록 확실히 하는 한 가지 방법은 프리바이오틱스를 섭취하는 것이다. 프리바이오틱스는 특정 식품에 들어 있는 소화되지 않는 식이섬유의 한 형태다. 장이 프리바이오틱스를 사용하는 게 아니라 프리바이오틱스가 장내에 이미 존재하는 프로바이오틱스의 먹이가 된다. 프리바이오틱스는 다음과 같은 식품에 여러 비율로 존재한다.

- 강황 뿌리
- 돼지감자
- 생 민들레 잎
- 생 아스파라거스
- 생 대파
- 생 양파와 익힌 양파
- 치커리 뿌리
- 바나나

마늘도 믿을 만한 섬유질 공급원이다. 그런데 더 중요한 점은 마늘은 일부 장내 유익한 박테리아 종의 성장을 촉진하면서 덜 이로운 박테리아에 해를 끼친다는 것이다. 앞서 나열한 식품들을 최대한 생으로 섭취해라. 조리를 하면 많은 섬유질이 당으로 변형되기 때문이다.

모든 소화되는 식이섬유와 소화되지 않는 식이섬유는 장 건강에 중요하며, 섬유질을 더 많이 섭취하는 사람이 적정한 체중을 유지할 가능성이 크다는 점을 명심해라. 당, 트랜스 지방, 가공식품 및 흰 밀가루 같이 정제된 탄수화물을 적게 섭취하고 섬유질을 많이 섭취할수록 염증과 통증이 덜할 것이다.

장은 뇌에 막대한 영향을 미치는 화학적 메시지를 보낸다. 패스트푸드나 가공식품을 섭취하면 장은 우리 뇌에 이러한 식품을 더 먹고 싶어 하도록 지시한다. 프리바이오틱스와 프로바이오틱스가 풍부한 식품을 섭취할 때도 우리에게 이익이 되도록 거의 같은 메시지를 보낸다.

자연에서 시간을 보내는 것도 균형 잡힌 마이크로바이옴을 유지하는 데 도움이 된다. 공원이나 숲에서 걷는 것, 유기농 흙과 다양한 식물로 정원을 꾸미는 것, 아니면 그냥 밖에 나가 신선한 공기를 마시는 것만으로도 기분이 좋아질 것이고, 풍부한 마이크로바이옴과 접촉하게 될 것이다.

연구원들은 최근 많은 사람이 항균 비누를 사용하는 것에 집착하고 아이들을 흙에 있는 세균으로부터 '보호'하는 행동이 알레르기, 특히 음식 알레르기의 증가로 이어졌으며, 성인도 환경과의 접촉이 사라지면 마찬가지일 것이라고 주장한다. 마지막으로 최근 연구 결과에 따르면 규칙적인 운동은 우리 안에 살고 있는 유기체의 종류를 바꿈으로써 체중 및 전반적인 건강에 긍정적인 영향을 미친다.

4. 처방전이 필요 없는 허리 통증 치료법

은퇴한 초등학교 교사인 67세 여성 카렌Karen은 문제를 정면으로 돌파하는 것 같았다. 카렌은 키가 크고 나이에 비해 몸매가 좋았는데, 많은 연금을 받고 좋아하는 골프를 치면서 지냈다. 그녀의 옥에 티는 척추전방전위증을 앓고 있는 것이었다. 퇴행성 척추전방전위증은 주로 허리뼈(요추)에서 발생하는데, 하나의 척추가 그 아래에 있는 척추보다 앞으로 미끄러지는(전위되는) 증상이다. (이 장에서는 척추전방전위증을 간단히 '전위'라고 하겠다.)

척추 사이 디스크가 고르지 않게 마모되면 척추가 서로 미끄러지면서 허리의 후관절과 신경 뿌리에 압력이 가해져 통증이 생길 수 있고, 허리와 한쪽 다리 혹은 양쪽 다리에 마비가 올 수도 있다. 카렌의 경우에는 네 번째와 다섯 번째 허리뼈에서 발생해 다행히도 통증이 다리로 내려가지 않고 가운데(축성) 허리 통증만 있었다.

폐경기 여성은 에스트로겐이 감소하여 초기 골다공증 발병 위험이 증가한다. 이러한 에스트로겐 감소로 연골 손실이 빨라질 수도 있고, 더 많은 통증으로 이어질 수도 있다. 연골 손실은 기본적으로 관절염을 의미한다. 카렌은 갑상선 기능 저하증도 앓고 있어서 갑상선 호르몬 수치도 올려야 했다. 호르몬 치료를 받지 않는 폐경기 여성의 경우 최적 상태의 갑상선은 연골 손실을 최소화하는 데 도움이 되기 때문이다.

에스트로겐 호르몬 치료는 연골을 보호하지만, 심장질환뿐 아니라 유방암을 유발할 수도 있다. 카렌은 유방암 가족력 때문에 위험 요소가 더해지는 것을 피하고 싶어 했기에 복잡한 결정을 할 수밖에 없었다. 나는 카렌을 내분비 내과 전문의에게 보내 생체동일 갑상선 호르몬을 이용해 갑상선 호르몬 수치가 최적이 되도록 갑상선을 잘 유지하게 했고, 내분비 내과 전문의와 카렌 모두 에스트로겐 호르몬 치료의 유익성 비율이 카렌에게 유리하지 않다는 결정을 내렸다.

허리뼈(요추) MRI

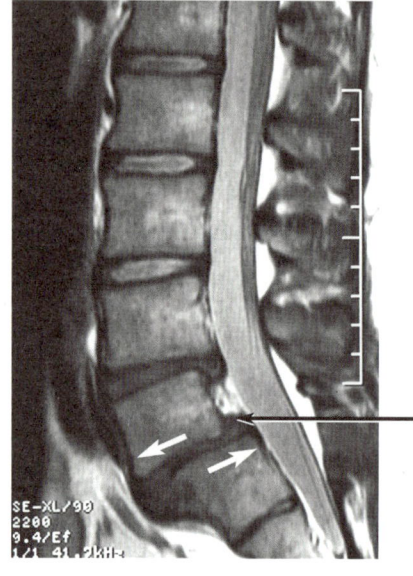

척추전방전위증

전위

카렌은 관절염을 앓는 사람은 골수 부종(뼈 내부에 액체가 고여 체액이 과잉 존재하게 되고, 그 결과 그 부위가 붓는 것) 위험도 증가한다는 또 다른 잠재적 위협에 직면했다. 이 골수 부종은 뼈 아랫부분에 연골이 손상된 부분에서 발생할 수 있다. 뼈에도 혈액이 존재하기 때문에 뼈를 건강하게 유지하려면 뼈에 충분한 혈액이 공급되어야 한다. 전위가 있는 환자의 경우, 미끄러져 나간 척추뼈에 의한 압력이 그 아래에 있는 척추뼈에 필요한 혈액 공급을 막아 골수 부종이 생긴다. 그래서 카렌은 골프장 6번 홀에 도착했을 때쯤이면 허리가 심하게 아팠을 것이다.

나는 카렌에게 비타민D_3 5,000IU와 마이크로 액티브 플러스 커큐민 500mg(86쪽 참고)을 복용하게 했다. 비타민D_3는 혈액, 뼈, 장에 있는 칼슘을 조절하는데, 튼튼한 뼈를 위해서는 반드시 복용해야 한다. 강황과 커큐민에 들어 있는 유효 성분은 항산화물질 특성이 있어 관절염 통증을 완화해준다. 비타민D_3와 커큐민의 조합은 면역 체계를 향상시킨다.

카렌에게 비타민K₂ 180㎍도 복용하게 했는데, 비타민K₂는 비타민D₃와 시너지 효과를 내 뼈의 신진대사를 증가시키고 부종을 예방하는 데 도움을 준다. 카렌에게 비타민 K₂ 180㎍은 적은 양의 케일이나 기타 녹색 잎채소, 파, 방울양배추, 양배추, 브로콜리에서 쉽게 얻을 수 있다고 설명해주었다.

또한 카렌에게 고관절 외전근(엉덩이를 몸에서 멀어지게 하는 근육) 및 코어 운동과 벽 운동, 싱글 레그 플러터 운동도 하게 했다.

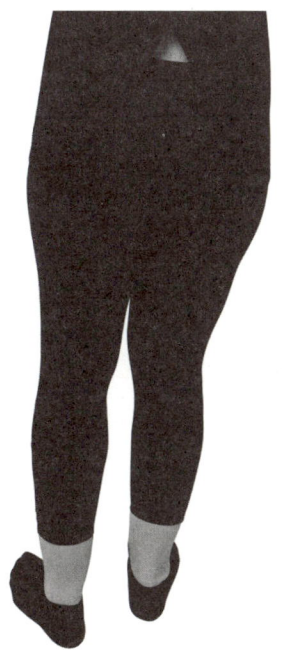 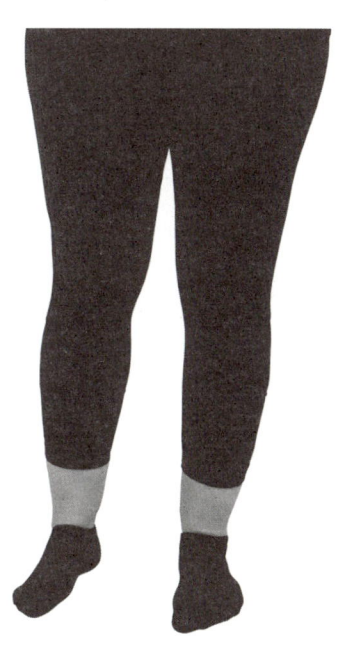

싱글 레그 플러터

그리고 내가 골퍼들을 위해 디자인한 특별한 속옷인 Jox를 착용할 것을 추천했다. (현재 한국에서는 판매되고 있지 않다.) 이 속옷에는 통증을 완화시킬 수 있는 핫팩을 넣을 수 있다. 카렌은 앞서 언급한 보충제와 운동의 도움으로 그 후 2년 반 동안 통증을 겪지 않았다.

중독의 대안

앞서 미국 전역에 퍼진 재앙과 같은 지나친 오피오이드 사용에 대해 이야기했다. 의사가 오피오이드 진통제를 처방하고 환자들이 계속해서 오피오이드에 의존하는 이유 중 하나는 약물을 사용하지 않는 치료 방법이 익숙하지 않기 때문이다. 예를 들어 파인애플 줄기에서 추출한 흔하고 값싼 효소인 브로멜라인이 관절 통증 완화에 효과적이라는 사실을 알고 있는 사람은 극히 드물 것이다.

의학계에 종사하는 일부 사람은 FDA가 비타민, 효소, 허브, 방향유(식물로부터 추출한 휘발성이 있는 방향 화합물을 포함하고 있는 식물 농축액) 같은 식이 보충제를 엄격하게 규제하지 않기 때문에 제품의 안전성과 품질을 보장할 수 없다고 생각한다. 이 문장의 앞부분은 명백한 사실이다. 좋은 소식은 FDA가 이전에 식이 보충제를 식품이 아닌 허가되지 않은 약물로 규제하려다 실패했다는 점이다. 만일 그 시도가 성공해 약물로 규제가 되었다면 비타민C부터 피마자유에 이르기까지 구매를 원할 때마다 의사의 처방전이 필요했을 것이다.

또한 FDA는 품질과 생산 수단을 제한할 수 없다. 1994년에 제정된 '식이 보충제 건강 및 교육법'이 본질적으로 미용 관련 법이라는 주장도 제기되었다. 의학 박사 데이비드 S. 세레스$^{David\ S.\ Seres}$는 이렇게 말했다.

"이 법은 식이 보충제로 판매되는 제품에 대한 FDA의 통제를 일부를 제외하고 모두 없앴습니다."

FDA의 규제는 식이 보충제가 일관된 공정을 거치고 순도, 강도 및 구성의 품질 기준을 충족하는지 확인하기 위해 제조업체가 특정 '우수 의약품 제조 및 품질관리 기준$^{GMP,\ Good\ Manufacturing\ Practice}$'을 따를 것을 요구한다. 모든 식이 보충제를 구매할 때 라벨에 있는 GMP 표시를 찾아라. 이는 제조업체가 생산 공정에 대한 독립적인 검사를 통과했다는 것을 의미한다.

그런데 여전히 많은 제조업체가 이렇게 작은 규제도 피하려고 하고 있다. 또한 현재 판매되고 있는 많은 식이 보충제가 라벨에 표시된 제품을 포함하고 있지 않거나 표시된 양만큼 함유하고 있지 않다. 대형 제약회사들이 비타민 및 보충제 법안에 참여하면서 문제는 더욱 악화되었다. 유니레버^{Unilever}, 노바티스^{Novartis}, 글락소스미스클라인

GlaxoSmithKline은 보충제를 생산·판매하고 있고, 와이어스Wyeth는 센트룸Centrum을 생산하고 있으며, 바이엘 헬스케어Bayer HealthCare는 원어데이One A Day 멀티비타민을 생산하고 한다.

나는 이와 같은 이유로 보충제 섭취를 최소화하고 믿을 만한 제품을 만드는 생산자를 찾을 것을 권장한다. 약국이나 마트에는 보통 가장 저렴한 제품들이 있다는 사실을 명심해라. 따라서 온라인으로 구매하거나 전문가가 선별한 신뢰할 만한 브랜드가 다양하게 있는 자연식품 판매점에서 구매하는 것이 좋다. 하지만 여전히 첫 번째 선택은 자연 그대로의 식품을 통해 필요한 영양소를 얻는 것이어야 한다.

많은 사람이 피부암 발병 위험을 최소화하기 위해 자외선 차단제를 사용한다. 따라서 현재 권고 사항은 햇빛에 얼마나 노출되는지에 상관없이 매일 비타민D_3 1,000~2,000IU를 보충하는 것이다. 나는 만성 허리 통증을 앓고 있는 사람의 경우, 간단한 혈액 검사로 측정할 수 있는 혈청 비타민D_3 수치를 50 이상으로 유지하는 것을 선호한다.

일부 허브 보충제나 식이 보충제는 부작용이 있을 수 있고, 또 다른 일부 보충제는 수술에 영향을 미칠 수도 있으니, 먹고 있는 보충제를 의사에게 알려주어야 한다. 그렇지만 내가 권장하는 보충제들은 합성 약물이 존재하기 훨씬 전부터 수백 년 동안 일반적인 질병을 치료하는 데 사용되었으며, 알려진 심각한 부작용이 별로 없다는 사실을 덧붙여야겠다.

내가 권장하는 보충제를 효능 순으로 나열하자면 비타민D_3, 커큐민, 피시 오일 또는 아마씨유, 보스웰리아, 브로멜라인이고, 허리 통증과 좌골신경에는 마그네슘을 함께 복용하는 것이 좋다. 이 장 마지막 부분에 각 보충제에 관해 자세히 설명하도록 하겠다. 의사의 동의를 구한 뒤 한 번에 한 가지씩 섭취해보고 어떤 결과가 있는지 살펴보아라. 4주 동안 아무 효과가 느껴지지 않거나 특정 보충제를 먹지 못하겠다면 다른 보충제를 먹어보아라. 단, 오메가-3는 모든 사람이 계속 섭취할 것을 권한다. 피시 오일을 섭취할 수 없는 여성이라면 아마씨유를 섭취해라. 피시 오일은 전립선암 위험이 증가할 가능성이 있다는 연구 결과가 있어 남성에게는 권하지 않는다. 그 대신 남성은 아마씨유를 섭취해보기 바란다.

신뢰할 수 있는 것

염증 및 만성 통증을 치료하기 위한 허브, 과일 혹은 다른 식물에서 추출한 식이 보충제에 관한 생각이 조금 과학적이지 않다고 느껴진다면, 아스피린을 떠올려보아라. 이 다목적 두통 치료제는 서양에서는 히포크라테스가 시작했지만, 중동에서는 고대 수메르 땅까지 거슬러 올라간다. 원래 버드나무 껍질에서 얻어졌는데, 그 후 과학자들에 의해 아세틸살리실산으로 합성되었고, 마침내 1899년 독일 회사 바이엘이 아스피린이라는 이름으로 시장에서 판매를 시작했다.

아스피린은 수년 동안 부작용이 별로 없는 마법의 약으로 여겨졌다. 하지만 그 관점은 얼마 지나지 않아 바뀌었다. 아스피린은 여전히 가장 강력한 항염증제이자 진통제이지만, 그 효과를 얻기 위해 많은 양을 복용했을 경우 내부 출혈과 위궤양 위험이 증가했다. 그리고 더 안전한 천연 대체제들이 존재하기에 그 목적으로는 거의 사용하지 않게 되었다. 그럼에도 여전히 심장 건강과 뇌졸중 예방에 도움이 되는 치료법의 일부로 적은 용량(325mg 대신 81mg)의 아스피린이 사용되고 있다.

비스테로이드성 항염증제NSAIDs라고 알려졌으며, 여러 가지 브랜드 이름으로 판매되고 있는 이부프로펜과 나프록센처럼 의사의 처방전 없이 구매할 수 있는 다른 많은 진통제는 고용량의 아스피린과 연관된 궤양이나 출혈 위험 없이 높은 수준의 항염증 및 통증 완화 효과가 있다. 하지만 이부프로펜과 나프록센, COX-2 억제제, 세레콕시브는 자주 복용할 경우 신부전 가능성을 포함해 훨씬 더 위험한 부작용을 초래한다. 그래서 이부프로펜과 나프록센 같은 약물에 의지하지 말고, 더 안전한 천연 항염증제를 먼저 사용해보는 것이 좋다.

의료 식품

나는 보충제의 일관성이 부족해 구체적으로 제조되고 엄격한 제조 가이드라인을 따르는 의료 식품 라인을 만들기로 결정했다. 의료 식품은 식이 보충제와 처방 약 그 사이 어딘가에 있는, 상대적으로 최근에 생겨난 카테고리다. 의료 식품은 때에 따라 식품만으로는 그 영양 요구 사항을 다 충족할 수 없는 특정 의학적 장애, 질병 또는 질환을 관리하기 위해 만들어졌다.

대부분의 의료 식품은 식이 보충제와 달리 의사의 처방전이 필요할 것이다. 하지만 일부 의료 식품은 처방 약이 시장에 나오기 전에 통과해야 하는 안전과 효능 검사를 거치지 않는다. 대부분의 의료 식품이 캡슐이나 알약 형태로 나오는데, 일부는 비위관(코를 통해 위로 넣는 고무나 플라스틱 재질의 관)으로 투여할 수 있다. 비위관으로 투여할 수 있는 의료 식품은 입으로 섭취하거나 관으로 섭취하기 위한 식품으로, 1988년 FDA의 '희귀의약품법 개정안'에 포함되었다.

일부 의료 식품 생산자들은 10억 분의 1미터 단위로 측정할 수 있는 나노물질을 사용하는 나노기술을 이용한다. 나노물질은 매우 작아 일반 현미경으로는 볼 수 없다. 제조업체는 때에 따라 이 과정을 통해, 예를 들어 처방하지 않는 엽산에는 없는 비타민 B 복합체와 엽산 같이 특정 영양 요소가 훨씬 더 많은 의료 식품을 만들 수 있다. 나는 'Vonacor'라는 의료 식품을 개발했다. 이는 의사의 감독하에 허리 통증 치료를 위해 특별히 만들어졌다. 특허받은 '마이크로 액티브 플러스' 기술을 이용하며 통증과 염증을 감소시키는 것으로 밝혀진 커큐민의 순도, 효력, 흡수를 최대화하기 위해 일관성 테스트를 거쳤다.

처방이 필요한 의료 식품 'Metanx'는 비타민B 보충제이며, L-메틸 폴레이트(비타민B_9의 칼슘염인 메타폴린 형태), 메틸 코발라민(비타민B_{12}) 및 피리독살 5'-인산(비타민B_6)이 함유되어 있고, 발이 무감각하며 통증을 느끼는 말초신경증을 관리하는 식품으로 처방된다. Metanx는 말초 혈관으로 혈액이 흐르도록 도와주고, 감각을 회복시키는 작용을 한다. 내가 직접 관찰한 결과, 약 50%의 확률로 효과적이었고, 이는 신경증을 치료하는 것이 얼마나 어려운지를 고려하면 나쁘지 않은 수치다.

통증 완화를 위한 여섯 가지 최고의 식이 보충제

비타민D₃

용량: 1,000~5,000IU

비타민D는 기관계를 유지하는 데 중요한 역할을 한다. 장에서 음식으로부터 칼슘과 인의 흡수를 증가시켜 칼슘과 인 혈중 농도를 조절하고, 신장에서 칼슘의 재흡수를 촉진한다. 비타민D는 뼈의 성장과 재형성에도 필요하다. 비타민D는 주로 D₂와 D₃ 형태로 존재하는데, D₃가 가장 강력하다. 비타민D₃는 가장 유익한 호르몬 활성 형태인 25-하이드록시비타민D의 혈청 농도를 높이는 데 상당히 효과적이다. 연구원들은 비타민D가 염증을 억제하는 분자상의 특정 신호 변화를 발견했다. 낮은 비타민D 수치는 염증 캐스케이드를 억제하지 못했지만, 적절하다고 여겨지는 비타민D 수치는 억제했다.

비타민D₃가 뼈 건강과 연관되어 있다는 사실은 오래전부터 알려져 있었다. 하지만 최근 연구는 D₃ 결핍이 우울증과 허리 통증을 포함한 다른 질환에도 연관되어 있음을 보여준다. 페닌슐라 의대, 케임브리지 대학교, 미시간 대학교의 연구원들은 노인을 대상으로 한 대규모 연구에서 비타민D와 인지 장애 사이의 관계를 밝혀냈다. 이 연구는 2000년 영국 건강 조사Health Survey for England에 참여한 2,000명에 가까운 65세 이상 성인들에 관한 자료를 근거로 했으며, 이들의 인지 기능 수준도 평가했다. 이 연구는 비타민D 수치가 떨어질수록 인지 장애 정도가 심해진다는 것을 발견했다. 비타민D 수치가 최적인 사람과 비교했을 때 수치가 가장 낮은 사람은 인지 장애가 있을 확률이 2배 이상 높았다.

비타민D₃는 햇빛, 특히 UV 지수가 3 이상일 때 햇빛에 존재하는 자외선 BUVB 방사선에 피부가 노출될 때 만들어진다. 이 빛은 온대 지역에서 봄과 여름에 해가 가장 높이 떠 있을 때 존재하는데, 겨울과 가을에도 적은 양으로 존재한다. 얼굴, 팔, 손 또는 등 피부에서 적당한 양의 D₃를 만들어내기 위해서는 일주일에 두 번 자외선 차단제를 바르지 않고 햇빛에 10~15분 정도 있으면 된다. 너무 많은 UVB는 기후 변화의 불행한 부작용 중 하나이며 위험할 수도 있지만, 너무 적게 받는 것도 건강에 해롭다.

의학 잡지 《뉴잉글랜드 저널 오브 메디슨》은 미국 북부 주에 사는 상당수의 사람이 비타민D 결핍임을 보여주는 연구를 발표했다. 비타민D 결핍은 아마도 미국에서 가장 흔한 비타민 결핍일 것이며, 이와 관련된 암으로 매년 수만 명이 조기 사망하고 있다. 비타민D 결핍은 칼슘이 제대로 흡수되지 않아 발생할 수도 있는데, 이것 때문에 뼈 질환이 생길 수 있다. 나는 환자들에게 건강 검진 때 비타민D 수치 검사를 받으라고 권한다. 의사는 비타민 메가 도스(권장 섭취량보다 과용량으로 복용하는 것) 처방으로 이러한 결핍을 치료할 수 있다.

우리는 실내 인공조명 아래에서 많은 시간을 보내며, 외출을 할 때 자외선 차단제를 바르기 때문에 햇빛에 너무 적게 노출된다. 특히 추운 계절에는 기름진 생선에서 더 많은 D_3를 얻을 수 있지만, 일부 연구원들은 최소 1,000IU에서 최대 2,500~5,000IU를 보충하라고 권장한다.

당신이 비타민D 결핍인지 알고 싶다면 의사에게 검사를 요청해라. 다시 한 번 말하지만, 만성 허리 통증이 있는 사람은 비타민D_3 혈청 농도를 50 이상으로 유지하는 것이 좋다.

오메가-3 EFAs: 피시 오일(EPA/DHA), 아마씨유, 초록입홍합 오일

용량: 2,000mg

신체가 제대로 기능하려면 필수 지방산 혹은 EFAs라고도 불리는 오메가-3 지방산이 필요하다. '필수'라는 말은 몸이 만들어낼 수 없기 때문에 외부 자원에서 얻어야 한다는 의미다. 충분한 양의 생선이나 피시 오일을 섭취하는 것이 어렵다면, 아마씨유나 아마씨 자체에서 오메가-3를 얻을 수 있는데, 아마씨유와 아마씨 모두 심장질환, 염증성 장 질환, 관절염 및 기타 질환에 도움이 된다. (아마씨를 섭취하려면 갈아서 가루로 만들어야 한다. 그렇지 않으면 몸에서 흡수하지 못할 것이다.) 놀랍게도 아마씨유 한 숟가락에는 오메가-3가 6g 이상, 오메가-9이 2g 이상 함유되어 있고, 오메가-6도 좋은 비율로 1,800mg 함유되어 있다. 아마씨유에는 식물에서 찾아볼 수 있는 리그난이라는 에스트로겐 유사 화합물 그룹도 함유되어 있는데, 리그난은 항산화물질로 작용하며 암을 예방하는 데 도움을 준다.

식물성 젤 캡슐에 들어 있는 아마씨유나 피시 오일 2,000mg을 권장한다. 구매하려는 피시 오일 브랜드에 수은이나 PCB(폴리염화바이페닐) 같은 잠재적으로 해로운 수준의 오염물질이 없는 것으로 검사되었다고 명시되어 있는지 그리고 라벨에 GMP 도장이 있는지 반드시 확인해라.

또 다른 천연 오메가-3 자원은 뉴질랜드의 초록입홍합 오일이며, 비타민B 복합체뿐 아니라 고농축 글루코사민과 콘드로이틴 황화염이 함유되어 있고, 적당한 오메가-6/오메가-3 EFAs 비율을 이루고 있다. 앞서 언급했듯 남성은 전립선암 위험이 증가할 가능성이 있으므로 아마씨유는 섭취하되, 피시 오일은 피하는 것이 좋다. 여성의 경우에는 피시 오일이 유방암 위험을 줄여주므로 안전하게 섭취할 수 있다.

파인 다이닝을 좋아한다면 엑스트라 버진 올리브유는 식욕을 돋워주는 천연 항염증제일 수 있다. 올리브유에는 약간 후추 맛이 나게 하는 천연 유기 화합물인 올레오칸탈이 함유되어 있다. 엑스트라 버진 올리브유에 함유된 올레오칸탈은 대부분의 비스테로이드 소염제와 비슷한 항염증 및 항산화 특성이 있다. 일부 연구에 따르면 소량의 올리브유를 장기간 섭취하면 지중해식 식단과 관련된 낮은 심장질환 발병률에 어느 정도 기여한다. 올리브유에는 오메가-9도 풍부하게 들어 있는데, 오메가-9은 몸에서 만들어 낼 수 있기 때문에 엄밀히 따지면 필수 지방산은 아니다. 오메가-9이 유익하긴 하지만, 올리브유의 진짜 가치는 올리브유에 함유된 올레오칸탈이다.

강황과 커큐민

용량: 1,000~2,000mg

커큐민은 동남아시아 고유의 고대 요리 향신료인 강황의 주성분이다. 강황은 아유르베다 의학(인도의 전통 의학과 고대 힌두교의 전통 의학을 집대성한 의학)에서 수백 년 동안 항염증제로 쓰였다. 인도 사람들은 카레를 즐겨 먹는다. 일부 역학자들은 카레의 노란 색깔을 내는 강황이 인도의 알츠하이머병 비율이 미국의 4분의 1도 안 될 만큼 낮은 이유를 설명하는 데 도움이 될 수 있다고 이야기한다. 강황은 수술과 관련된 탈장이 있는 사람을 대상으로 한 한 연구에서 일부 피험자에게 투여된 의약품보다 통증을 훨씬 더 감소시켰다. 또 다른 연구에 따르면 강황 추출물을 사용한 골관절염 환자의 경우, 전체적인 통증과 뻣뻣함이 58% 감소했으며, 신체 기능 향상을 경험했다. 실제로 강황과 커큐민의 가장 강력한 효과는 관절 통증을 완화하는 능력이다.

커큐민에는 특정 신경전달물질이 뇌에 통증 신호를 보내지 못하게 막는 진통제가 포함되어 있다. 커큐민은 CRP(C 반응 단백) 수치가 높은 사람들의 염증을 억제하는 데도 사용되었는데, CRP는 심장마비 및 뇌졸중 위험의 중요한 지표로 여겨진다. 이러한 환자의 CRP 수치를 정상으로 떨어뜨리면 동맥경화가 멈춘다고 알려져 있다.

향신료인 강황이 주성분인 커큐민보다 더 효과가 좋은지는 궁금증으로 남아 있다. 나는 자연 그대로의 식품을 권장한다. 캡슐을 몇 개 더 삼키는 것보다는 음식에 향긋한 향신료를 뿌리는 것이 더 재미있기 때문이다. 안전하게 보충제를 섭취할 수도 있는데, 대부분의 강황에는 커큐민이 3~5%밖에 들어 있지 않으므로 라벨에 '95% 커큐미노이드(강황에서 발견되는 생체 활성 화합물)로 완전히 표준화됨'이라고 적혀 있는 것을 선택하는 것이 좋다.

보스웰리아(보스웰리아 세라타)

용량: 200mg

인도 유향으로 알려진 보스웰리아는 주로 인도의 두 지역에서 발견되는 식물의 진액에서 추출되기 때문에 아유르베다 의학에서 관절의 움직임을 향상시키는 항염증성으로 오랫동안 인정받아왔다. 전통적으로 궤양성 대장염, 뱀에 물린 상처, 천식, 관절염 치료에 사용되었다. 동물 연구에 따르면 보스웰리아의 주성분인 보스웰릭산은 강력한 항염증 및 관절염을 막는 효과가 있다. 보스웰릭산은 염증 반응과 관련된 관절 부종과 통증을 억제한다. 보스웰리아 추출물을 연구하는 과학자들은 보스웰리아가 염증 매개체의 작용을 중단시킬 수 있고, 5-LOX라고 알려진 치명적인 염증 효소를 막을 수 있다고 이야기한다.

보스웰릭산은 스테로이드와 비스테로이드 소염제에서 흔히 나타나는 역효과가 더 적게 나타나고, 장기간 사용해도 위 자극이나 궤양으로 이어지지 않아 스테로이드나

비스테로이드 소염제의 훌륭한 대안으로 언급되고 있다.

천연 진통제인 보스웰리아 검 수지 추출물(보스웰리아 세라타 나무에서 얻는다)은 강력한 항염증성이자 혈관에 도움이 되는 허브다. 이는 수축하면서 통증을 유발하는 혈관을 넓혀 두통을 완화시킨다. 또한 섬유근육통 환자에서 증가하는 것으로 밝혀진 염증 매개체인 엘라스타아제를 감소시키는 드문 치료법 중 하나다. 내 환자들은 표준화된 형태의 100% 천연 통증 완화 허브, 특히 70%의 보스웰릭산을 포함하도록 표준화된 보스웰리아를 사용할 때 가장 좋은 결과를 얻었다.

브로멜라인

용량: 400~1,500mg, 비타민E 400IU와 함께

파인애플 줄기와 즙에서 얻어지는 브로멜라인은 허브가 아니라 프로테아제라는 황이 풍부한 단백질 소화 효소 혼합물이다. 파인애플은 수백 년 동안 중남미에서 소화 불량을 치료하고 염증을 줄이는 데 사용되었다. 파인애플의 생리 활성 성분인 브로멜라인은 1891년에 처음 추출되었고, 지금은 약 300가지 허브의 유용성을 평가하기 위해 정부가 설립한 규제 기관인 독일 Commission E에 의해 수술, 특히 부비동(코를 중심으로 두개골과 얼굴 사이의 안쪽 빈 부분) 수술 후 부종과 염증 치료에 승인되었다. 주로 운동 부상 치료와 수술 후 회복을 돕는 데 사용되고 있지만, 400mg의 용량은 비스테로이드 소염제의 효과적인 대안임이 입증되었다.

브로멜라인은 강력한 항염 작용을 하는 것으로 나타났다. 수술, 외상 및 상처로 발생한 염증이 있는 200명 이상의 환자를 대상으로 5년 동안 연구한 결과, 참가자의 75%가 부작용 없이 염증이 탁월하게 호전되었다. 이는 비스테로이드 소염제나 다른 약물을 사용했을 때보다 상당히 높은 비율이다. 브로멜라인은 통증, 무감각, 전기가 오는 듯한 느낌, 쑤시는 통증 및 손목터널증후군 치료 가능성도 보여주었다. 이 밖에도 다양한 연구가 브로멜라인이 혈소판 응집(심장질환으로 이어질 수도 있다), 혈전 형성, 동맥 플라크(동맥의 내벽에 지방이 축적되어 단단한 물질인 플라크를 형성)도 줄여준다는 것을 밝혀냈다.

허리 통증 같은 염증 질환에 브로멜라인을 사용한다면, 흡수를 최대화하기 위해 식사 전 공복 상태에서 섭취할 것을 권장한다. 독일 Commission E는 하루에 두세 번, 80~320mg씩 매일 먹는 것을 권장하는데, 관절염 통증에는 하루 1,500mg이 더 효과가 있다고 여겨진다.

마그네슘

용량: 400mg

침식 및 열악한 농업 방식으로 인한 미국의 토양 고갈로 우리가 얻는 식품의 마그네슘 수치가 낮아졌다. 그로 인해 신체 내 마그네슘 결핍이 생겼고, 칼슘 보충제에 지나치게 의존하면서 결핍이 악화되었다. 마그네슘의 여러 가지 이점 중 하나는 변비 완화로, 하루 권장량은 400mg이다.

마그네슘 보충제가 너무 많아 하나를 고르기가 어려울 수도 있다. 마그네슘 글리시네이트(비필수 아미노산인 글라이신에 결합된 마그네슘)는 생물학적으로 이용 가능한 형태의 마그네슘 중 하나로, 설사를 유발할 가능성이 가장 적다. 다른 마그네슘 보충제에 비해 고용량도 내약성(약을 복용하고 견딜 수 있는 정도)이 낮기 때문에 결핍 증상을 보다 효과적으로 해결할 수 있다. 마그네슘 글리시네이트는 수면의 질을 개선하는 것으로도 나타났다.

앞서 언급했듯 일부 보충제는 자연 그대로의 식품이나 그 성분이 추출되는 식물 자원을 섭취해서 얻을 수 있지만, 그게 항상 가능하지는 않다. 예를 들어 관절 통증을 완화하기 위한 충분한 양의 브로멜라인을 얻으려면 꽤 많은 양의 파인애플을 먹어야 한다. 게다가 브로멜라인은 파인애플 줄기에 가장 많이 농축되어 있는데, 줄기는 과육만큼 맛있지 않다!

연어 덩어리를 찌든, 강황을 수프나 스튜에 섞든 식품 전체에 들어 있는 많은 영양소의 상호작용으로 더 큰 이익을 얻을 수는 있지만, 식품으로 특정 필수 영양소를 권장량만큼 얻을 수 없을 때는 보충제 형태로 섭취하는 것이 좋다. 보충제들이 적절한 식이요법 그리고 운동과 함께 시너지 체계를 형성해 만성 통증 관리에 엄청난 긍정적인 영향을 미칠 것이다.

자신에게 가장 효과적인 보충제 고르기

어떤 사람들은 알약이나 캡슐보다 곡물이 들어가지 않은 알코올에 액체 추출물이 혼합된 팅크 형태의 허브 보충제를 선호한다. 그들은 알약이나 캡슐을 만드는 과정에서 식물을 말리고 그 후에 가루로 갈아내기 때문에 많은 방향유가 손실될 수 있다고 지적한다. 우리의 몸은 알약이나 캡슐보다 팅크를 더 빠르고 효과적으로 흡수한다. 팅크는 먹으면 곧바로 혈류로 들어간다. 따라서 소화계는 캡슐이나 알약의 섬유질과 셀룰로스에서 허브 성분을 빼내기 위해 일할 필요가 없다.

대부분의 팅크 허브는 다른 제제보다 약효를 더 오래 유지하는 경향이 있다. 알코올은 팅크에 사용되는 극소량의 양만으로도 훌륭한 방부제이기 때문이다. 팅크를 진한 색 유리병에 담아 서늘하고 어두운 곳에 제대로 보관하면, 최소 5년 동안 그 효능이 지속된다.

처방전이 필요 없는 의약품, 오일 및 패치

허리 통증을 위한 CBD(칸나비디올) 오일

의료용 마리화나의 효능은 이후에 다시 다룰 것이다. 여기서 중요한 것은 대마에서 추출한 CBD 오일이 허리 통증 완화에 효과적일 수 있다는 점이다. 대마는 마리화나에도 속하지만 그 기능과 용도가 완전히 다르다. 대마에는 흔히 'CBD'라고 부르는 칸나비디올이 많이 함유되어 있다. 반면 기분 전환용 혹은 의료용으로 사용될 수 있는 중독성을 일으키는 성분인 테트라하이드로칸나비놀 또는 THC는 마리화나에 아주 조금만 들어 있다.

여러 국가에서 여전히 불법인 마리화나와 달리 대마에서 추출한 순수 CBD 오일은 합법이며, 의사의 처방전 없이 온라인이나 약국, 많은 건강식품 판매점에서 구매할 수 있다. CBD에는 THC와 유사한 중독 효과는 없지만, 불안을 해소하는 데도 사용될 수 있어 향정신성으로 간주되어야 한다. 게다가 CBD 오일은 강력한 염증 억제 성질을 가지고 있다. 주로 팅크나 캡슐 형태로 섭취하는데, 바르는 CBD도 부작용이 없어 관절염 통증과 염증 완화 치료 가능성이 있다.

CBD 오일에 관한 연구는 이제 시작 단계에 불과하다. 하지만 통증을 효과적으로 완화하고, 많은 경우 불안을 완화하는 데도 도움이 되며, 불안 완화는 그 자체로 허리 통증 감소에 도움이 된다는 증거가 점점 더 많아지고 있다. 현재 전임상(신약 후보 물질을 사람에게 사용하기 전에 동물에게 사용하여 부작용이나 독성, 효과 등을 알아보는 시험)의 증거는 권장 용량은 상당히 다르지만, 공황장애, 사회 불안 장애, 강박장애 및 외상 후 스트레스 장애와 함께 범불안장애 치료로 CBD를 지지한다.

심각한 불안과 조현병의 경우, 일반적으로 CBD 1,000mg이 사용되지만, 만성 통증의 경우에는 150mg이 넘어가면 부작용이 나타날 수 있어 하루에 최대 150mg이 사용된다. 하루에 25mg씩 두 번으로 시작해 하루에 50mg씩 두 번까지 조금씩 양을 늘리는 것을 권장한다. CBD의 품질은 서로 매우 다르므로 독립적인 연구실에서 순도와 효능이 검증된 제품을 찾는 것이 좋다. 나는 현재 특허를 받은 수용성 CBD 캡슐을 전 NFL 선수에게 처방하면서 그 효능을 관찰하고 있으며, 100명의 전 NFL 선수들을 대상으로 CBD가 허리 통증과 아편제 사용에 미치는 잠재적 영향을 연구하고 있다. 이러한 형태의 기술이 미래에 아편제 의존도를 낮춰주기를 기대한다.

현재 나의 연구 개발팀은 특허를 받은 경피 전달 시스템을 이용해 바르는 고효능 CBD 오일을 개발하고 있다. 이것은 오일의 흡수를 40~50% 증가시키는 침투 향상 제약 화합물이다. 피시 오일보다 항염증성이 훨씬 큰 것으로 보이는 지방산의 한 형태도 사용하고 있다. 크림과 스틱 형태로 출시될 것이다.

처방전이 필요 없는 진통제를 사용하는 가장 좋은 방법

의사의 처방전이 필요 없는 소염제와 진통제는 가격이 저렴하고 주변에서 쉽게 찾아볼 수 있지만, 사용할 때는 늘 주의해야 한다. 아스피린은 궤양 위험이 커 더 이상 통증 조절에 사용되지 않는다. (매일 잘 때 적은 용량의 아스피린을 먹으면 뇌졸중과 심장마비 예방에 도움이 될 수 있지만, 그 이외에는 권장하지 않는다.) 우리는 고용량의 아세트아미노펜(타이레놀의 복제약)이 해롭다는 사실을 잘 알고 있다. 이부프로펜(애드빌)과 나프록센(알리브)은 고혈압이나 궤양을 유발할 수 있다. 그런데 이 세 가지 약의 용량을 줄이면 시너지 효과가 난다. 갑자기 허리 통증이 발생했을 때는 염증을 조절하는 타이레놀 두 알과 함께 애드빌 두 알이나 알리브 두 알을 복용하면(한 번에 둘 다 복용해서는 안 된다) 통증이 완화된다. 잠재적인 부작용을 피하면서 두 약의 이점을 모두 얻으려면 하루에 2~3회 복용해야 한다.

처방전이 필요 없는 패치와 바르는 약

일부 자기 관리 치료에는 분명 시간과 헌신이 따르는데, 아이를 키우거나 출퇴근을 해야 하는 바쁜 일상에서는 결코 쉽지 않은 일이다. 그럴 때는 다양한 형태로 판매되며 8시간 지속되는 일회용 히트 패치를 추천한다. 내가 가장 효과를 본 제품은 아이시 핫 Icy Hot에서 만든 제품이었다(국내에서는 공식 판매되고 있지 않아서 해외 구매를 해야 함). 멘톨과 살리실산메틸이 들어 있어 처음에는 시원하다가 열감을 발생시켜 뇌로 가는 통증 신호를 일시적으로 막아준다. 이 패치는 탄력붕대로 감싸고, 저녁에 얼음으로 감쌀 때 효과가 가장 좋다. 피부에 붙이는 패치이지만 탄력붕대로 감싸면 압박이 더해지면서 효능이 증가한다. 단, 화상을 입을 수 있으므로 히트 패치와 바르는 제품을 같이 사용해서는 안 된다.

샤론 파스 Salonpas는 뇌로 가는 신경 신호를 막는 국소 마취제인 리도카인이 4% 함유된 붙이는 젤 패치다. 이 제품은 히트 패치에 압박을 가하는 것만큼 효과적이지는 않다. (이후에 처방전이 필요한 용량의 리도카인 패치에 관해 설명할 것이다.)

벤게이 Bengay와 애스퍼크림 Aspercreme 같은 바르는 약은 법적으로 처방전이 필요하지 않은 최대 용량인 리도카인 4%만으로도 평균 효능을 보인다.

가장 먼저 권장하는 유형이나 브랜드의 제품을 사용해보고, 그 제품이 효과가 없으면 자신에게 잘 맞는 제품을 찾을 때까지 다양한 제품을 사용해보자. 통증을 지속적으로 완화하는 것의 핵심은 지속적인 치료다.

5. 당신에게 가장 좋은 운동

먹는 것과 마찬가지로 운동하는 방법도 지나치게 복잡해진 탓에 많은 사람이 쉽게 좌절하곤 한다. 비크람 요가, 핫 필라테스, 슬로우 번, 바 트레이닝, 고강도 인터벌 트레이닝, 실내 자전거, 수중 자전거까지! 매달 새로운 운동 트렌드가 등장하는 것 같다. 여기에 핏빗Fitbit, 아이핏iFit과 같은 운동 추적 장치까지 생겨났으니, 환자들이 벅차다고 말하는 것도 그다지 놀랍지 않다.

힙한 프로그램이 끌린다면 시도해보는 것도 좋다. 특정 그룹에 속해 함께 운동하면 동기부여가 된다는 장점이 있다. 단, 이 운동들은 특별한 장비가 필요하고, 돈이 든다는 단점이 있다. 하지만 빡빡한 일정에 체육관을 가는 일정을 억지로 끼어 넣을 필요도, 돈을 쓸 필요도 없다. 나는 활동적인 생활을 위한 간단한 방법을 찾아 필라테스 스튜디오 'Return To Life Center'와 함께 Back Rx 그룹 운동 프로그램을 만들었다. 사람들이 그룹으로 함께 명상을 하면 종종 더 강력한 효과가 있다고 말하는 것처럼, Back Rx와 같은 운동을 할 때 그룹 시너지 효과가 기대 이상의 치료 효과를 낸다는 사실을 확인했다. 나는 집에서 운동을 할 때 현대 기술 앱을 활용하면 비용을 절감 할 수 있고, 더 꾸준히 하게 되며, 허리 통증 재발이 감소할 가능성이 크다는 것을 보여주는 연구도 진행했다.

허리 통증을 겪고 있다면 현명한 방법으로 운동을 해야 한다. 내가 15년 전에 소개한 Back Rx 프로그램은 두 차례의 임상시험에서 성공적이라는 사실이 입증되었다. 당신이 상대적으로 비활동적이었든, 급성 또는 만성 허리 통증이 시작되면서 운동을 하지 못하게 되었든 상관없이 운동은 긍정적인 효과를 만들어낸다. Back Rx는 힘, 지구력, 유연성, 균형 감각을 길러준다. 또한 세 가지 진행 단계로 나누어 허리와 코어를 강화하면서 근육을 점차 스트레칭할 수 있게 해준다. 잠시 후에 다시 이야기하겠지만, 코어 근육 중 하나라도 약해지면 허리 통증이 생길 수 있다.

Back Rx는 초보자, 중급자, 상급자 각각 A, B, C로 표시된 세 가지 레벨이 있다. 이는 경쟁을 하는 것이 아니다. 자신만의 속도로 하는 것이다. 현재 Back Rx 프로그램을 진행하는 만성 허리 통증 환자들은 중급자 레벨 혹은 심지어 초보자 레벨도 그다음 단계로 넘어갈 필요가 없다. Back Rx는 어떤 단계든 주요한 치료 효과가 있는 것으로 밝혀졌다. 전체적인 프로그램은 부록 1을 확인해보기 바란다. 이 장에서는 모든 형태의 운동에 적용되는 기본 원칙만 다룰 것이다.

내가 개발한 Back Rx 앱은 두 가지 임상시험으로 얻은 자료를 바탕으로 운동을 꾸준히 할 수 있게 만들어 허리 통증을 줄이고 아편제 및 기타 처방 약 사용을 줄이도록 설계되었다. 스포츠 의학과 운동 과학에 전념하고 있는 세계 최대 기관인 미국 스포츠 의학회American College of Sports Medicine는 매주 최소 150분 중간 강도 운동을 권장한다. 일주일에 최소 5일 동안 적당한 운동을 최소 30분씩 하거나 일주일에 3일 동안 격렬한 운동을 20분에서 1시간 정도 할 것을 추천한다. 아니면 그 둘을 일부 조합해서 할 수도 있다. 30~60분 운동을 한 번에 할 수도 있고, 짧게(최소 10분) 몇 번에 나누어 할 수도 있다. 이때 중요한 것은 조금이라도 하는 것이 아무것도 하지 않는 것보다 낫다는 사실이다.

그러면 매주 150분 이상 어떤 운동을 해야 하는지가 문제다. 나는 하루에 적어도 30분씩, 일주일에 5~7일 빠르게 걷는 것을 매우 좋아한다. 45~60분 정도 걸으면 더 좋다. 걷는 것은 연골을 닳게 하지 않으면서 관절 모양을 유지하도록 딱 적당한 스트레스만 준다. Back Rx나 다른 저항 운동도 일주일에 3일 정도 하고 있다면 30분만 걸어도 충분하고, 다른 운동을 위한 준비 운동이 될 수 있다.

실내 자전거를 타는 것은 걷는 것과 같은 장점이 있다. 하지만 앉아서 몸을 앞으로 굽힐 때 디스크 압력이 최대가 되기 때문에 자전거를 타는 것이 매우 고통스러울 수도 있다. 그런 경우에는 가볍게 뛰는 것을 추천한다. 단, 척추관에 큰 디스크 탈출이 있거나 디스크 조각이 탈출한 사람은 예외다. 이러한 사람들은 많이 걷는 것이 힘들다. 이런 경우라면 수영을 하거나, 자전거를 타거나, 수중 치료를 하기 바란다. 반대로 척추관협착증을 앓고 있다면 오래 걷는 게 어려울 것이다. 그럴 때는 일립티컬이나 뒤로 기대서 타는 실내 자전거, 아니면 다른 실내 자전거를 이용해보기 바란다.

고강도 인터벌 트레이닝(HIIT)

다양한 걷기 방법 중에서 가장 확실한 효과를 보여주는 것은 고강도 인터벌 트레이닝이다. 수년 동안 피트니스와 건강 전문가들은 10,000이 왜 매직 넘버인지 설명해주지도 않고 하루에 최소 10,000걸음을 걷는 것을 권장했다. 사실 이 임의의 숫자는 1964년 일본 마케팅 캠페인의 일부였다. 초기 만보계 발명가는 앉아서 생활하는 일본인들이 500칼로리를 태우기를 희망했고, 하루 운동량을 4,000걸음에서 10,000걸음으로 늘리도록 권장하면서 만보계를 홍보했다. 어떤 의미에서 걸음 수를 그렇게 책정한 건지 분명하지는 않지만, 과학적 연구를 기반으로 책정한 건 아니었다.

그런데 2017년에 마친 영국의 한 연구에서 셰필드 할람 대학교 연구원들이 한 그룹의 지원자들에게는 하루에 10,000걸음을 걷게 하고, 다른 그룹의 지원자들에게는 10분 동안 빠르게 걷기를 세 번씩, 대략 3,000걸음을 걷게 했다. 그 결과, 10분 동안 빨리 걸은 그룹이 10,000걸음을 걸은 그룹보다 '중간 강도에서 격렬한 강도의 신체 활동'을 30% 더 기록한 것으로 나타났다.

루이지애나 주립대학교 패닝턴 바이오메디컬 연구소에서 걷기 행동을 연구하는 카트린 튜더-락Catrine Tudor-Locke은 "예비적 증거는 하루에 10,000걸음을 걷는 목표가 노인과 만성 질환을 앓고 있는 사람들을 포함한 일부 그룹에게는 지속 가능하지 않을 수도 있다"라고 이야기했다. 또한 같은 수의 걸음이 아이들에게는 너무 적을 수도 있다는 점도 지적했다.

10,000걸음(약 8km)을 걷는 것이 나쁘다는 게 아니다. 그렇게 걸을 시간이 있다면 말이다. 하지만 나는 10,000걸음을 걷는 데는 매우 큰 노력이 필요하므로 조금만 하다 그만두지는 않을까 걱정이 된다.

고강도 인터벌 트레이닝은 제한된 시간을 가장 잘 활용할 수 있도록 도와줄 것이다. 또한 보통 시간이 짧아 체육관에 머무는 시간을 줄여줄 것이다. 사실 체육관도 필요 없다. 거실이나 지하실에서 러닝머신이나 실내 자전거를 활용해도 되고, 아무런 도구 없이 실행해도 된다.

당신에게 효과가 있는 운동 방법

빌 미첼Bill Mitchell은 내가 아는 유쾌한 사람 중 한 명이다. 그는 은퇴한 인류학자이자 대학 교수인데, 자신이 개발한 운동법으로 건강을 유지하고 있다. 빌은 등산을 좋아한다. 그런데 몇 년 전에 오른쪽 무릎에 문제가 생겨 나를 찾아왔다. 나는 그가 움직임과 안정성을 지지해주는 다리 위쪽의 가장 중요한 근육인 사두근을 강화해야 한다는 사실을 파악했다. 그는 등산과 자전거 타기면 충분하다고 생각해 그동안 체육관을 멀리했다. 나는 그에게 싱글 레그 플러터를 할 것을 권했다. 싱글 레그 플러터에 대해서는 잠시 후에 자세히 설명하도록 하겠다.

빌은 고강도 인터벌 트레이닝을 통해 오랫동안 건강하고 유연한 신체를 유지할 수 있었다. 실내 자전거에서 5분 동안 준비 운동을 한 뒤 3분 동안 빠르게 페달을 밟고, 2분 동안 중간 강도로 페달을 밟는 것을 반복하며 총 20분 동안(준비 운동 제외) 열심히 달렸다. 그러고 나서 5분 동안 몸을 식혔다.

대부분의 트레이너는 5분 또는 10분 동안 준비 운동을 하고 30분 동안 고강도 인터벌 트레이닝을 할 것을 권장한다. 목표 심박수(최대 심박수의 약 60%)에 도달하면 1분 동안 그 심박수를 유지한 후 30초 동안 최대 심박수 또는 그에 근접한 심박수까지 올려라. 20분 동안 목표 심박수 구간과 더 짧은 최대 심박수 구간을 번갈아가며 계속해라(준비 운동 제외). 목표 심박수 1분과 최대 심박수 30초를 번갈아 하는 것에 익숙해지면, 최대 심박수 구간을 1분 혹은 2분까지 늘릴 수 있다. 목표 심박수 2분, 최대 심박수 3분인 빌의 운동법이 괜찮다면 그렇게 해라.

목표 심박수는 나이에 따라 다른데, 220에서 나이를 빼 **최대** 심박수(분당 박동수, bpm)를 찾는 것부터 시작해라. 당신이 55세라면 최대 심박수는 165라는 뜻이다. 목표 심박수 존은 최대 심박수의 55~85% 사이다. 최대 심박수가 165이니 목표 심박수 존은 90~140bpm이 되는 것이다. 20분 동안의 고강도 운동으로 얻는 이익은 1시간 동안 같은 속도로 운동해서 얻는 이익과 거의 같다. 고강도 운동을 일주일에 3일 한다고 해도 나머지 4일에는 최소 30분 동안 빠르게 걷는 것을 권장한다.

그리고 고강도 인터벌 트레이닝을 꼭 러닝머신이나 실내 자전거로 할 필요는 없다. 퇴근을 하고 오후 8시에 집에 도착했다고 가정하자. 피곤하고 배고픈데 러닝머신에 올라가 30분을 버틸 수 있을까? 그 대신 20초 동안 팔 벌려 뛰기를 하고, 10초 동안 쉬어라. 그렇게 4~5회 반복해라. 그러면 2분에서 2분 30초 정도 걸린다. 매일 그렇게 하라는 말이 아니다. 시간이 촉박할 때 그 2분은 매우 유익한 영향을 줄 것이다.

어느 정도의 유산소 운동은 건강에 꼭 필요하고, 운동을 시작하자마자 엔도르핀이 분비되면서 기분을 좋게 만들어줄 것이다. 다양한 선택지가 있지만, 중요한 건 관절과 척추를 손상시키지 않을, 충격이 적은 운동이다. 앞서 이야기했듯 30분 동안 걷는 것은 이상적인 최소한의 운동이다. 단, 날씨가 좋지 않아 체육관이나 집 등 실내에서 운동을 해야 할 때는 충격이 적은 기구를 이용하는 것이 좋다. 가능만 하다면 모든 형태의 허리 통증에 가장 좋은 운동은 수중 치료다. 협착증에는 배영, 디스크 문제에는 자유형과 접영이 좋다.

달리기 위해 태어났다?

통증 없이 움직이는 것이 가능할 때까지는 달리기나 모든 종류의 스포츠를 해서는 안 되므로 달리기를 언급하지 않았다. 특정 상황에서는 제한된 약간의 달리기가 허리 통증을 줄이는 데 도움이 될 수 있지만, 통증이 있다면 달리지 않도록 주의해야 한다. 그래도 일주일에 약 16km를 달리면, 특히 디스크 문제가 있는 경우 무릎 관절염 위험을 줄이고 코어를 강화하는 데 도움이 될 수 있다는 연구 결과가 있다. 게다가 어느 정도의 달리기가 알츠하이머병 위험을 감소시킨다는 연구 결과도 있다. (나의 저서 《새로운 달리기 규칙》에 이에 대해 자세히 설명해놓았다.)

코어에 도달하기: 저항 운동

사람은 45세 이후 테스토스테론과 에스트로겐 수치가 감소하면서 매년 1%씩 근육량이 줄어든다. 65세 정도가 되었을 때 근육량이 20% 줄어들면 너무나 서글플 것이다. 그러니 자신만의 운동법을 만들어야 한다. 자연스러운 근육 손실과 오래 앉아 있는 것의 악영향에 대응하는 한 가지 방법은 코어 운동을 하는 것이다. 이는 골반, 허리, 엉덩이 및 복부의 근육이 조화롭게 움직이도록 단련하는 운동이다. 신체 중심부를 강화하는 코어 저항 운동을 하면 근육량 손실을 1년에 0.1~0.2% 줄일 수 있다. 그런데 코어란 정확히 무엇일까?

인터넷 검색창에 '코어 근육'을 검색해보면 복횡근, 뭇갈래근, 척추기립근 같은 온갖 흥미로운 이름들을 보게 될 것이다. 알아두어야 할 것은 코어는 무릎 위에서 배꼽까지의 모든 근육으로 구성된다는 것이다. 몇 년 전 보디빌딩에 대한 강조 때문에 근육과 이를 강화하는 운동은 잠시 옆으로 밀려났다. 큰 실수였다! 코어 근육은 신체의 거의 모든 움직임에 사용되고, 코어의 역할은 척추를 안정시키는 것이다. 그래서 최근 여러 임상시험에서 보여지는 것처럼 코어 운동이 허리 통증을 예방하거나 완화하는 데 매우 중요한 것이다.

나는 가장 간단한 운동이 최고의 코어 운동이라는 사실을 깨달았다. 체중 부하 운동(신체 일부가 체중에 저항하는 능력이나 체중을 지탱하는 능력을 의미한다)에는 플랭크와 사이드 플랭크, 팔굽혀펴기와 벽 팔굽혀펴기, 다리 구부리기와 싱글 레그 플러터가 포함된다. 이러한 종류의 운동은 힘과 유연성, 지구력을 기르는 가장 쉬운 방법이다. 또 한 가지 좋은 점은 체육관 등에 가지 않아도 되고, 특별한 장비가 필요하지 않다는 것이다. 요가 매트면 충분하다. 체중 부하 운동은 중력에 맞서게 해 매우 효과적이다. 웨이트 트레이닝이 그 대표적인 예인데, 다른 형태로는 걷기, 등산, 조깅, 계단 오르기, 테니스, 춤추기가 있다. 일립티컬 트레이너에서 운동하는 것도 체중 부하 운동의 정의에 부합한다.

반면 수영과 자전거 타기는 체중을 지탱하지 않는다. 둘 다 근육을 강화하고 심혈관 상태를 개선해주는 훌륭한 운동이지만 뼈를 튼튼하게 유지하는 데는 많은 도움이 되지 않는다. 척추관협착증을 앓고 있고, 걸을 때 증상이 더 심하게 나타난다면 자전거 타기를 추천한다. 수영은 디스크로 인해 발생하는 심한 허리 통증의 초기 단계에 매우 효과적이다. 나는 디스크 팽윤으로 인한 급성 허리 통증에 시달리던 최고의 프로 테니스 선수들에게 수중 치료를 시행했다. 그 결과, 그들은 디스크를 자극하지 않고 빠르게 움직일 수 있게 되었다.

환자들이 웨이트를 이용해 운동을 해야 하느냐고 물으면, 나는 하면 좋지만 필수는

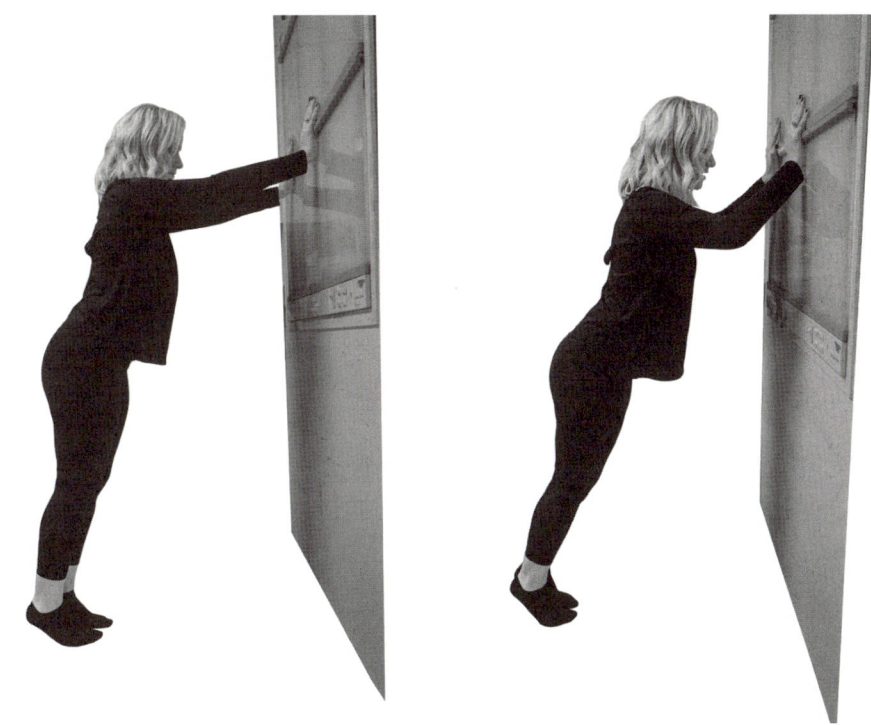

벽 팔굽혀펴기

아니라고 대답한다. 근력 손실을 최소화하기 위해 무게를 강제로 들 필요는 없다. 중량을 가진 도구나 기구보다는 자기 몸을 이용해 뼈와 근육에 무게를 실을 수 있다. 여기서 Back Rx 프로그램이 이상적인 운동 방법이 된다. 힘, 유연성, 균형 감각 등 많은 것을 얻을 수 있다. 여기에 추가해야 할 유일한 운동은 유산소 운동이다.

일주일에 5일 동안 매일 30분씩 걷고 있고 운동에 할애할 시간적 여유가 많지 않다면 싱글 레그 플러터를 추천한다. 분명 큰 효과를 볼 수 있는 운동이다. 싱글 레그 플러터는 안전하고 허리에 많은 부담을 주지 않는 완전한 코어 운동이다. 또한 고관절 골절로 이어질 수 있는 낙상 위험을 현저하게 줄일 수 있는 잠재력도 갖추었다.

낙상으로 발생하는 고관절 골절은 의료 분야에서 돈이 네 번째로 많이 든다. 또 나이가 들수록 고관절이 골절될 가능성도 커진다. 규칙적으로 싱글 레그 플러터를 하면 고관절 외전근을 움직여 안정시키고 넘어질 확률을 줄여주어 매우 비싼 치료를 받을 가능성을 줄여준다. 나는 큰 질병의 경우, 일반적으로 다시 간단한 해결책으로 돌아가는데, 이만큼 간단한 해결책은 없다. 그 효능 때문에 앞으로 몇 년 동안 이 분야의 임상시험이 엄청나게 증가할 것이라 생각한다.

싱글 레그 플러터

탁자나 주방 조리대 오른쪽에 서서 시작해라. 균형을 잡기 위해 탁자나 조리대 위에 오른쪽 손가락 2개를 올려놓아라. 오른쪽 다리로 선 상태에서 왼쪽 다리를 땅에서 약간 들어라. 그리고 나서 왼쪽 발목을 구부린 상태를 유지하면서 왼쪽 발을 안과 밖으로 움직여라. 약간만 밖으로 움직이고 다시 제자리로 돌아와라. 그러면 오른쪽 다리를 운동하면서 오른쪽 고관절 외전근에 움직이는 무게를 가하는 것이다. 왼쪽 다리를 조심

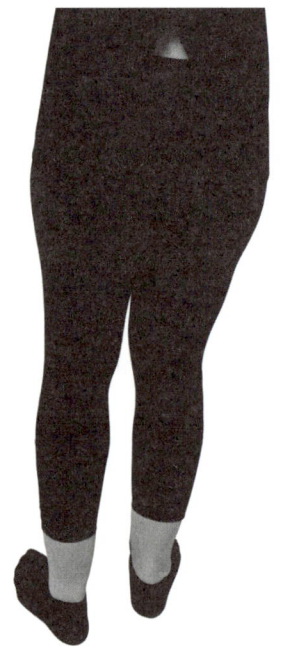 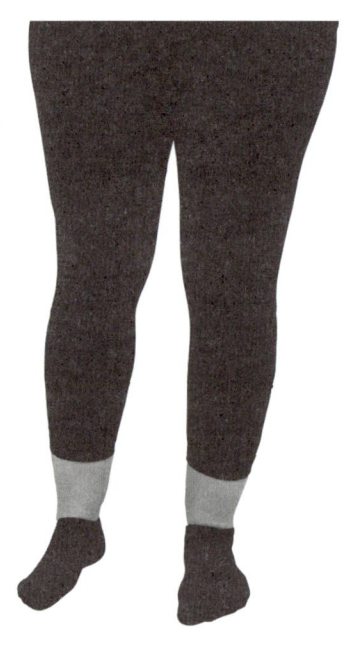

싱글 레그 플러터

스럽게 안과 밖으로 움직인 후에 반대쪽 다리로 바꾸어라. 25회씩 두 세트가 이상적이지만, 매일 한쪽 다리당 10회만 해도 긍정적인 효과가 있을 것이다.

이것이 익숙해지면 탁자나 조리대로 균형을 잡지 말고 플러터를 해보아라. 이렇게 하면 코어가 강화될 뿐만 아니라 넘어지는 것을 예방하는 데 도움이 되도록 움직임도 강화된다. 사람은 역동적으로 넘어진다. 고관절의 심한 비틀림과 상대적으로 빠른 낙하 속도 때문에 때로는 땅에 닿기 전에 고관절 골절이 발생할 수도 있다!

트레이닝 삼각형

나의 Back Rx 프로그램은 힘, 유연성, 지구력의 삼각형 구조를 중심으로 설계되었다. 목 아래에서 다리까지 이어진 무게를 지탱하는 체인을 따라 움직일 때, 힘은 운동의 가장 중요한 측면이 된다. 힘과 유연성의 균형을 맞추어야 할 필요성 또한 분명하다. 유연성이 없다면 근육에 묶이게 될 것이다. 말 그대로 자신의 힘에 의해 제한될 것이라는 뜻이다. 하지만 통증 없는 삶을 유지하기 위해서는 힘과 함께 지구력도 필요하다. 지구력을 기르지 않으면 근육이 피로해지기 때문에 특정 활동을 반복하다 보면 허리가 다칠 수도 있다.

그런데 그 삼각형의 중심은 고유 수용성 감각이다. 균형에 관한 전문적인 용어처럼

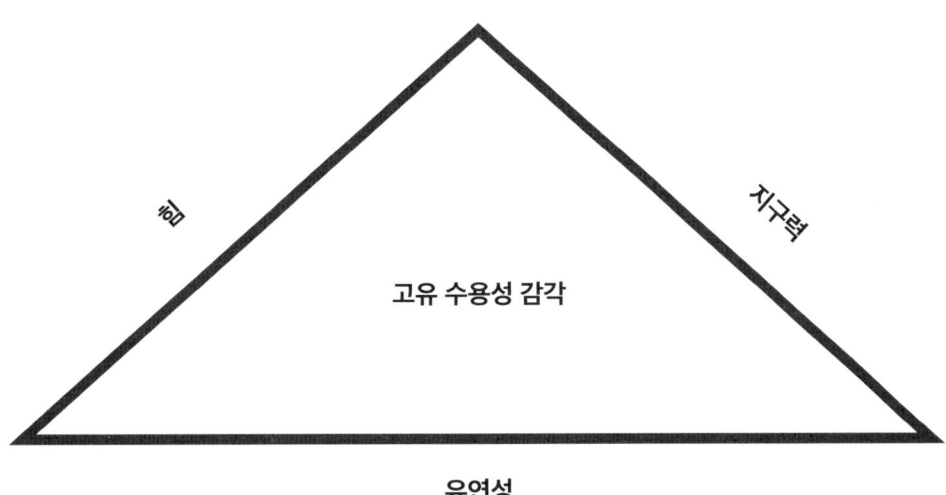

들릴 수 있지만, 그보다 더 복잡하다. 고유 수용성 감각은 신체 부위의 상대적인 위치와 움직임에 가하는 힘이나 노력의 정도에 대한 감각이다. 근육, 힘줄 및 관절의 섬유 주머니에 있는 신장 수용체의 복잡한 시스템은 주로 근육 길이의 변화를 감지하여 그 정보를 중추신경계에 전달한다. 뇌는 끊임없는 정보의 흐름을 처리하여 신체 부위의 상대적 위치를 결정하고 균형을 유지한다.

고유 수용성 감각을 눈으로 보고 싶다면 요가의 나무 자세로 서서 시작해라. 양발을 어깨너비로 벌리고 손바닥은 안쪽을 향하게 해라. 양팔을 옆으로 내린 상태로 한쪽 다리를 들어 올려 발바닥이 반대쪽 종아리 근육 안쪽에 닿게 해라. 원을 그리며 양팔을 위로 올리고, 머리 위에서 손바닥을 붙여 합장 자세를 취하며 숨을 완전히 들이마셔라.

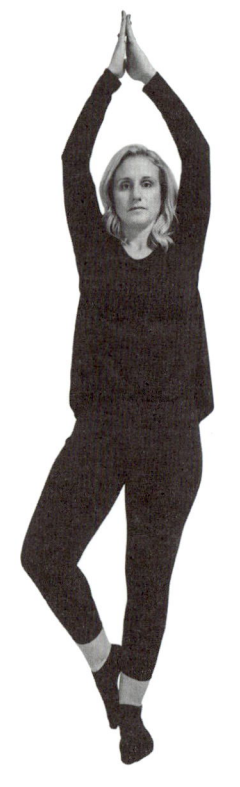
나무 자세-초보자

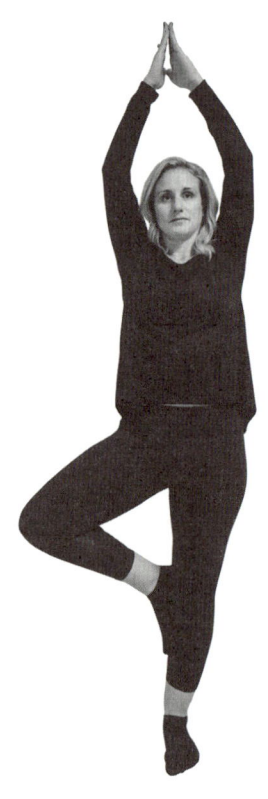
나무 자세-높은 단계

심호흡을 몇 번 더 하고 코어에 집중해 균형을 유지해라. 처음에는 약간 흔들릴 수도 있지만, 조금이라도 유연하다면 금세 나무 자세를 유지할 수 있을 것이다.

바닥에 닿아 있는 발에 집중하면 종아리 근육과 발가락의 균형점, 발볼 및 발뒤꿈치가 균형을 유지하기 위해 애쓰면서 빠르게 연속적으로 아주 조금씩 움직이는 것을 느끼게 될 것이다.

이 자세가 꽤 안정적이라고 느껴지면 눈을 감아라. 장담하건대 경험이 많은 요가 숙련자가 아니라면 1~2초 이상 자세를 유지하지 못할 것이다. 통제력을 잃고 눈을 뜨고, 다시 발을 땅에 대야 하기 전에 근육과 관절이 만들어야 하는 모든 움직임을 다시 한 번 인식하게 될 것이다. 몸이 이 모든 것을 하게 만드는 타고난 감각이 우리가 말하는 고유 수용성 감각이다.

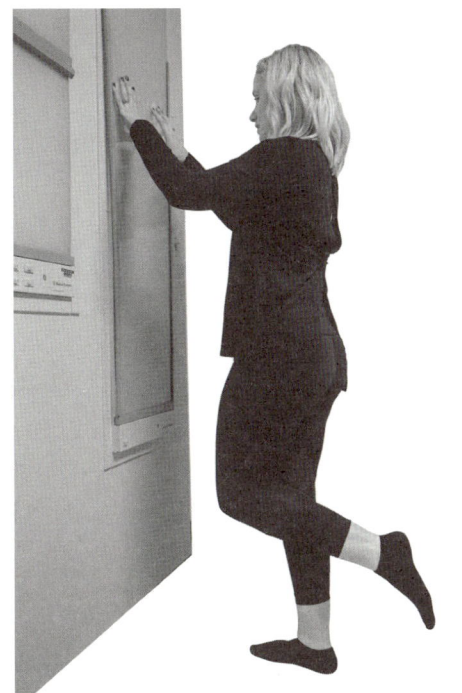 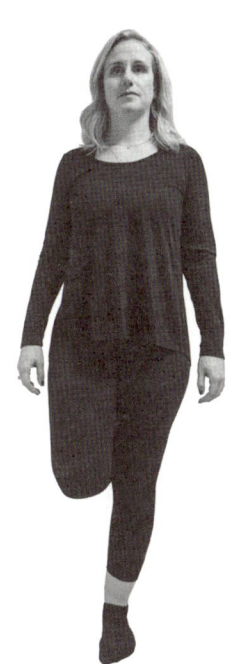

싱글 레그 스탠드

고유 수용성 감각을 유지하는 것의 중요성은 아무리 강조해도 지나치지 않다. 싱글 레그 스탠드를 한 다리씩 12초 동안 하는 것으로 시작해 눈을 뜬 채로 나무 자세를 하고, 그다음에는 눈을 감고 나무 자세를 해라(버틸 수 있는 만큼). 낙상에 대한 추가적인 보호로 싱글 레그 플러터와 나무 자세를 합칠 수도 있다.

당신의 옵션

나는 뼈와 근육을 강화하고 유연성을 기르는 데 도움이 되며, 허리 통증을 줄이는 데 도움을 줄 수 있는 여러 가지 운동 옵션을 제시했다. 이제는 당신만의 운동에 가장 적합한 운동을 선택해야 한다. 부록 1에 소개한 Back Rx 프로그램을 일주일에 3일 하는 것을 권장한다. 또한 일주일에 최소 4일은 30분 동안 걷는 것을 추천한다. 30분 걷기는 Back Rx 세트와 함께해도 되고, 다른 날에 해도 된다. 척추관협착증 때문에 걷지 못한다면 일립티컬 트레이너를 사용해보아라. 만일 통증이 느껴진다면 실내 자전거를 이용해보아라. 하지만 앞서 언급했듯 자전거는 체중 부하 운동이 아니므로 가장 마지막 옵션이어야 한다.

명상과 심호흡

허리 통증과 모든 종류의 통증을 줄이는 데 명상과 심호흡이 얼마나 중요한지는 이미 이야기했다. 하지만 '모 아니면 도'의 방식을 취하지 않기를 바란다. 명상을 하기 위해 매일 30분씩 시간을 낼 필요는 없다. 명상을 가르치는 사람들은 꼭 방석 위에 양반다리를 하고 앉지 않고도 온종일 명상적 자각을 사용할 수 있다는 데 동의한다. 예를 들어 매일 걷기를 한 뒤 눈을 감고 심호흡을 해라. 그렇게 간단한 방법이 마음 안정에 도움이 되며, 걷는 것의 효과를 흡수한다. 명상을 하루에 1~2분 정도만 해도 만성 허리 통증에 매우 긍정적인 영향을 미친다.

6. 인체공학의 과학

앞서 소개한 수잔을 기억할 것이다. 수잔은 통증 유발점 주사에 이어 심호흡 요법을 시작한 후에 약 2년 동안 통증이 없었다. 그녀는 일주일에 두 번 수영을 했고, 일주일에 세 번 Back Rx 운동을 했는데, 다리와 허리 통증 모두 거의 사라졌다. 약 1년 후, 수잔은 두 번째 아이를 낳았고, 그로부터 1년 후 갑자기 허리 통증을 다시 느끼기 시작했다.

나는 환자가 통증이 재발하면 항상 갑상선과 비타민D 수치를 검사한다. 이러한 수치 변화가 통증 민감도와 척추의 마모를 증가시킬 수 있기 때문이다. 수잔의 혈액 검사 결과, 낮은 갑상선 수치와 비타민D 결핍이 나타났다. 앞서 이야기했듯 비타민D 결핍은 통증과 연관이 있고, D_3는 신체가 햇빛에서 만드는 자연적인 형태의 비타민D다. 나는 수잔에게 매일 D_3 5,000IU를 섭취하게 했고, 두 달 후에는 2,000IU로 낮추었다. 또한 수잔의 갑상선 수치를 최적으로 만들기 위해 나의 내분비 내과 전문의 동료 중 한 명에게 진료를 받게 했다. 하지만 수잔의 허리 통증은 쉽게 나아지지 않았다. 무엇이 근본적인 문제였을까?

거의 모든 사람이 살아가면서 어떠한 형태의 허리 통증을 겪을 것이다. 물론 처음의 급성 통증을 치료하는 것이 중요하고, 이 책에도 그에 대한 방법이 나와 있다. 그러나 살아가는 동안 통증 없이 유지하는 것의 핵심은 갑자기 통증이 심해지는 증상의 재발을 방지하는 것이다. 이 재발이 결국 만성 혹은 장기간의 허리 통증으로 이어질 가능성이 크기 때문이다. 그리고 그것은 허리에 영향을 미칠 수 있는 일상의 모든 사소한 것들에 주의를 기울여야 한다는 것을 의미한다.

앞서 설명했듯 마음챙김은 하루에 단 20분 동안 명상하는 것만을 뜻하는 것이 아니다. (물론 그것도 큰 도움이 되기는 한다.) 어떻게 먹는지, 어떻게 서고 걷는지, 심지어 온종일 무엇에 집중하는지도 주의를 기울여야 한다. 수잔은 두 번째 아이를 낳고 회사에 복직한 뒤 통증이 심해졌기에 나는 직장생활과 관련이 있을 것이라고 추측했다. 나는 수잔에게 하루 8시간 의자에 앉아 있는 것은 너무 가혹한 일이라고 말하며, 스탠딩 데스크를 마련할 것을 권했다. 상사의 눈치가 보여도 건강을 위해 변화가 필요하다는 것을 강조했다.

스탠딩 데스크를 사용하면 서서 일할 수 있기 때문에 한쪽 다리에서 반대쪽 다리로 체중이 이동하고, 몸의 지방과 당이 분해되는 긍정적인 효과가 있다. 높이 조절 책상과 스탠딩 데스크 컨버터는 다른 사람의 방해를 줄이면서도 몸을 더욱 건강하게 만들어준다. 기존 책상 위에 놓거나 높낮이를 조절할 수 있어 서서 일하다가, 앉아서 일하다가를 반복할 수 있다. 잘 설계된 제품은 가격이 조금 비싸지만 그만한 가치가 있다.

나는 수잔에게 매시간 책상에서 일어나 적어도 30초 동안 스탠딩 싱글 레그 로잉 스트레칭을 할 것을 제안했다. 이 스트레칭은 목과 허리, 즉 척추 전체를 위해 할 수 있는 가장 좋은 활동이다.

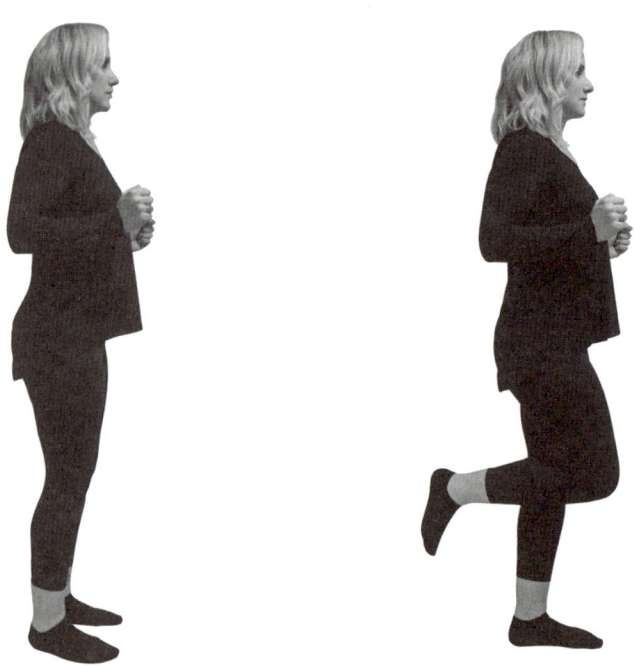

스탠딩 싱글 레그 로잉 스트레칭

통증이 재발하면 불편함을 넘어 만성 허리 통증 환자가 될 수도 있기에 재발을 막는 것은 무척이나 중요하다. 절대 가고 싶지 않은 미끄러운 내리막길이다. 우리 중 80%가 살면서 언젠가는 허리 통증을 겪을 것이다. 직장에서 온종일 앉아 있는 것, 운전하는 것, 비행기를 타는 것, 이 모든 게 하나하나 쌓인다. 수잔은 출장 때문에 비행기를 자주 이용했고, 그로 인해 결국 허리에 문제가 발생했다. 이는 기내 압력의 변화와 기내의 낮은 산소 함량 때문이다. 척추 디스크에는 혈액이 있어 반드시 산소가 필요하다. 그래서 한 달에 비행기를 서너 번 이상 타면 디스크 손상 위험이 증가할 수 있다.

이 모든 것은 우리가 인체공학, 즉 겉모양이나 편안함 대신 실제 인간의 필요에 따라 생활 및 작업 환경의 요소를 설계하는 것과 관련된 과학 분야에 대해 더 많이 이해할 필요가 있다는 것을 의미한다. 건강한 인체공학적 디자인의 목표는 시간이 지나면서 발생할 수 있고, 장기적인 장애로 이어질 수 있는 부상을 예방하는 데 필요한 모든 조치를 취하는 것이다. 예를 들어 집에서 편안하게 늘어져 있기 좋은 아주 푹신한 안락의자나 소파는 척추와 골반을 아래로 잡아당겨 깊숙이 눌러앉은 상태에서 몸을 일으켜 빠져나오는 데 필요한 힘 때문에 더 위험하고 무리가 될 수 있다. 처음의 고급스러운 편안함은 결국 알 수 없는 아픔과 통증을 만들어낼 것이다.

우리는 기분 전환을 하거나 운동, 심지어 자는 것보다 일하는 데 더 많은 시간을 사용하기 때문에 일하는 환경에 대부분의 관심을 두고 산다. 그러나 삶의 모든 영역이 우리의 건강과 우리에게 발생할 수 있는 통증 정도에 영향을 미칠 수 있다. 따라서 직장에서의 문제를 언급하는 것으로 시작하겠지만, 삶의 다른 부분에서 허리 통증을 예방하는 방법에 관해서도 이야기할 것이다.

직장에서

육체노동을 하거나 공장 등 현장에서 일한다면, 사무실이나 집에서 일하는 것보다 작업 환경을 어느 정도 통제할 수 있을 것이다. 사무실 근로자를 위해 제시한 것과 같은 가이드라인은 오랜 시간 동안 앉아 있어야 하는 모든 직업에 적용된다.

허리가 견딜 수만 있다면 대부분의 시간을 서서 일해야 하는 직업이 건강에 훨씬 이

롭다. 일반적으로 건강한 유형의 일은 자세를 계속해서 바꾸며 여러 근육들을 사용할 수 있게 해준다. 수리공, 목수 혹은 시공자는 서 있기도 하고, 쭈그려 앉기도 하고, 무릎을 꿇기도 하면서 팔과 다리, 뇌 그리고 손을 거의 같은 비율로 사용한다. 무거운 물건을 잘못된 방법으로 들거나 반복적인 움직임을 하는 등의 흔한 인체공학적 실수를 멀리하면서 순간순간 신체 구조의 어떤 측면을 사용하고 있는지를 계속 염두에 두고 활동과 신체 자세를 다양하게 한다면 허리 부상이 재발하는 것과 수반되는 통증을 피할 확률이 높다.

앞서 책상에서 일할 때의 가이드라인을 소개했으니 다시 한 번 잘 살펴보기 바란다. 한 가지 덧붙이고 싶은 것은 스탠딩 데스크나 높이 조절 책상이 있다 해도 어느 정도는 여전히 의자에 앉아 시간을 보내게 될 것이라는 점이다. 그러니 반드시 좋은 의자가 필요하다. 내가 가장 좋아하는 것은 휴먼스케일 프리덤 Humanscale Freedom 의자다. 의자를 선택할 때는 외관이 아닌 앉았을 때의 느낌을 가장 중요하게 생각해야 한다. 자신의 체형에 잘 맞아야 하고, 중간 정도로 단단한 쿠션이나 시트여야 하며, 높이를 조절할 수 있어 앉았을 때 허벅지가 바닥과 평행을 이루어야 한다. 허리 지지대가 내장되어 있다면 더 좋겠지만, 사무용품점과 온라인에서 찾아볼 수 있는 허리 복대나 등 쿠션을 사용할 수도 있다.

일하는 것과 관련해서 의자의 배치도 중요하다. 허리를 펴고 앉았을 때 팔뚝이 바닥과 거의 평행한 상태에서 팔꿈치를 책상이나 작업장 위에 쉽게 기댈 수 있어야 한다. 의자에 조절할 수 있는 팔걸이가 있다면 바닥과 평행하게 팔뚝을 지지할 수 있도록 잘 고정해라.

높이는 발이 거의 땅에 닿지 않을 만큼 높아야 한다. 그렇지 않으면 고관절과 무릎 관절염 증상이 심해질 가능성이 있다. 구부정한 자세로 다시 흐트러지지 않게 조심해라. 구부정한 자세는 엉덩이에 지나친 압력을 가해 엉덩이를 뒤틀리게 한다. 이는 기본적으로 자동차를 운전할 때 취하는 자세다. 보통 좌석에 기대 엉덩이를 뒤로 밀고 허리를 지지해주는 것 없이 매우 낮게 앉는다. 이 자세도 같은 결과를 가져온다. 만일 고관절이나 무릎 관절염을 앓고 있다면, 차에서 내려 처음 몇 걸음을 걸을 때 엄청난 통증이 느껴질 것이다.

컴퓨터 자판을 많이 두드리거나 글을 많이 쓰는 사람이라면 일하는 공간을 신중하게 배치해야 한다. 컴퓨터 모니터는 한쪽으로 치우치지 않게 얼굴 바로 앞에 있어야 한다. 한쪽으로 치우치게 되면 목과 어깨에 부담을 준다. 화면 위쪽이 눈높이에 있어야 목과 머리를 위아래로 구부릴 필요가 없다. 높이를 유지하면서 눈으로 약간 아래를 내려다보며 앞으로 구부리지 않도록 주의해라. 목과 등, 허리에 무리가 가니 턱이 위로 들리지 않게 해라.

안경을 쓴다면 컴퓨터 화면에 초점을 맞추기 위해 몸을 앞뒤로 굽히는 경향이 있을 것이다. 나는 컴퓨터를 사용할 때를 위해 특별하게 디자인된 안경을 따로 맞추라고 조언한다. 검안사는 실제 일하는 공간과 편안함 정도에 따라 모니터와 키보드에 맞게 초점 거리를 조정한 안경을 맞춰줄 수 있다. 그런 다음 다시 한 번 명상할 때와 같은 머리와 목 자세를 해라. 기관의 긴 관이 쉽게 열리도록 턱을 부드럽게 가슴 쪽으로 당겨라. 이 자세에서는 의자에 앉아서도 서 있을 때처럼 완전하고 고르게 숨을 쉴 수 있다. 마지막으로 허리와 관절 디스크의 부담을 덜어주기 위해 20cm 정도 높은 발판이나 바를 사용해라.

명상을 위한 최적의 자세를 계속 언급하는 이유는 이런 편안하면서도 깨어 있는 자세가 경험이 많은 명상 수행자들이 오랜 시간 가만히 앉아 있을 수 있게 하기 때문이다. 하지만 여기에서 목표는 고정된 상태로 계속 앉아 있는 게 아니라, 안정된 균형, 코어 유연성, 힘 그리고 지구력의 도움을 받아 몸이 계속 이완되기를 원하는 자세를 설정하는 것이다. 앞서 언급했듯 다리와 몸통으로의 순환이 끊이지 않도록 하체를 움직이는 것이 중요하다.

그와 동시에 손목을 올바르게 두어야 한다. 그렇지 않으면 손목터널증후군 및 기타 고통스러운 질병이 발생할 수 있다. 손목 터널은 손 아랫부분에 인대와 뼈가 지나가는 좁고 단단한 통로로, 정중신경과 힘줄을 둘러싸고 있다. 미국 국립 신경질환 뇌졸중 연구소에 따르면 힘줄이 자극을 받거나 기타 부종 때문에 손목 터널이 좁아지게 되면, 정중신경이 압박될 수 있다. 이것이 손과 손목의 통증, 쇠약 또는 마비로 이어지며 이 증상이 팔을 타고 올라갈 수 있다. 증상이 악화되면 손가락이 전기가 오는 것처럼 찌릿찌릿하거나 부은 것처럼 느껴지고, 작은 물건을 집거나 주먹을 쥐는 것이 힘들어진다.

이러한 문제를 예방하는 가장 좋은 방법은 손, 손목 그리고 팔뚝을 움직일 때 같은 높이에 두는 것이다. 유연한 손목 지지대가 볼록 솟아 있는 인체공학적인 마우스 패드를 구매해라. 이 마우스 패드는 마우스를 사용할 때 손목이 손, 팔뚝과 같은 높이에 있게 해준다. 키를 누를 때 발생하는 일명 '키잉 스트레스keying stress'를 완화하는 데 도움이 되는 여러 가지 인체공학 키보드 중 하나가 필요할 수도 있다. 이 키잉 스트레스는 반복 사용 긴장성 손상으로 이어질 수 있다. 손목의 잘못된 인체공학은 궁극적으로 등과 어깨에 더 많은 압력을 가할 수 있고, 심지어 주로 신체에 많은 부담을 주는 스포츠와 연관된 두 가지 부상인 '테니스 엘보'와 회전근개 충돌도 일으킬 수 있다. 반복적인 동작으로 몸의 한 부분이 망가지면, 심각한 질병으로 이어질 수 있는 전체 운동 연쇄 반응이 시작된다.

일을 하면서 전화 통화를 하는 시간이 조금이라도 있다면 헤드폰이나 무선(블루투스) 이어폰은 필수다. 책상 또는 휴대폰에 연결하는 유선이나 무선 헤드폰을 사용하면 대화를 하면서 컴퓨터를 사용하거나 손으로 하는 다른 일을 수행할 수 있다. 이러한 기기는 결코 비싸지 않다. 전화 통화를 할 때는 목을 옆으로 기울여 전화기를 어깨와 귀 사이에 두는 행위를 해서는 안 된다. 그보다는 스피커폰을 이용하는 것이 좋다. 통화를 하는 도중에도 중간중간 자리에서 일어나도록 해라. 똑바로 서서 주변을 걸어 다니는 것만으로도 숨을 더 깊게 들이마실 수 있어 허리에 좋고, 수화기 너머로 강한 자신감이 전달될 것이다.

많은 예방책이 있지만, 책상에서 일하면서 발생할 수 있는 허리 부상을 방지하기 위해 할 수 있는 효과적인 방법은 30분마다 의자에서 일어나 똑바로 서서 허리를 뒤로 젖히고, 엄지로 척추를 마사지하고, 무엇보다 30~40초 동안 코로 숨을 완전히 깊게 쉬는 것이다. 스탠딩 싱글 레그 로잉 스트레칭을 통해 디스크의 부담을 줄이고 숨 쉬게 할 수도 있다.

노트북, 태블릿, 스마트폰은 우리가 많은 시간, 심지어 걷는 동안에도 아래를 내려다보는 문화를 만들었다. 오랜 시간 고개를 숙이고 있으면 목이 정상적인 수직 자세를 벗어나게 되어 근육에 무리가 가 결국 근육이 뭉치게 된다. 이것도 역시 마음챙김으로 이어진다. 휴대폰을 들여다보는 것이, 끊임없이 이메일을 확인하는 것이 풍경을 무시할

만큼 정말 그렇게 중요한지 스스로에게 질문해보라. 최소한 휴대폰을 눈높이로 들어 올려 목에 손상을 주지 않길 바란다.

멋진 실내

사무실에서 일할 때 적용되는 원칙은 청소나 요리 같은 집안일에도 적용된다. 청소기를 돌리든, 먼지를 털든, 채소를 썰든, 아니면 오븐에 무거운 팬을 넣든 목을 쭉 빼고, 팔을 뒤로 꺾고, 어깨를 구부리고, 한 번에 2분 이상 머리 위로 손을 뻗고, 오래 무릎을 꿇거나 쪼그려 앉는 자세를 피해라.

예를 들어 서재에서 주방으로 장소를 옮기면 편하게 긴장을 푸는 것도 좋지만 이때도 주의를 기울여야 한다. 대부분의 오래된 주방은 인체공학을 고려하지 않고 설계되었다. 찬장이 너무 높아 무언가를 꺼내려면 손을 쭉 뻗어야 할 수도 있다. 바닥에 있는 전형적인 오븐은 인체공학을 망가뜨린다. 요리되고 있는 무거운 냄비를 꺼내기 위해 몸을 숙이게 만든다. 그래서 요즘에는 벽에 설치된 허리 높이의 오븐이 훨씬 더 인기가 많다.

주방 리모델링을 계획하고 있다면 오븐을 높이 설치하는 것을 고려하기 바란다. 식기세척기도 마찬가지다. 그러면 조리대 일부가 일반 조리대보다 더 높아지지만, 식기세척기의 하단 선반을 채우거나 비우기 위해 반복적으로 몸을 앞으로 숙이지 않아도 되므로 허리 통증을 예방할 수 있다. 낮은 조리대는 몸을 앞으로 숙이게 만드니 조리 공간을 높여줄 두꺼운 도마를 구매해라. 요즘 나오는 냉장고는 인체공학적으로 만들어져 냉동실 공간이 아래에 있고 더 자주 사용하는 냉장실 공간이 위에 있다. 슬라이딩 선반은 물건들 뒤로 손을 쭉 뻗거나 필요한 물건을 꺼내기 위해 모든 걸 꺼내지 않고도 선반 모든 부분에 손이 닿을 수 있게 해준다.

마지막으로 일을 많이 하는 모든 공간의 바닥에 도톰한 주방 매트를 깔아라. 예를 들어 설거지하는 싱크대 앞에 말이다. 부드러운 매트나 두꺼운 카펫은 딱딱한 바닥에 오래 서 있어 생길 수 있는 통증과 피로를 완화해준다.

운동 활동

　프로 운동선수들은 농구공 드리블하는 방법, 축구공 차는 방법 혹은 완벽한 드롭 샷을 구사하는 방법을 연습하고 각각의 정확한 기술을 마음속에 그려보면서 많은 시간을 보낸다. 휴식과 재미를 위해 스포츠를 할 때도 자신의 움직임을 상상해보는 시간이 필요하다. 이렇게 마음속으로 상상하는 동안 그리고 실제로 운동을 할 때 심호흡하는 것을 항상 기억해라.

　인체공학적 의자와 책상, 주방 찬장 및 가전제품에 약간의 돈을 쓰는 것은 진정 가치 있는 일이다. 스포츠 용품도 마찬가지다. 라켓 스포츠를 한다면 사용하는 라켓의 크기와 무게에 주의해야 한다. 손 관절염이 있는 사람은 약간 큰 그립을 사용해 손과 손목에 가해지는 부담을 최소화해야 한다.

　그리고 규칙적으로 달리든, 가끔씩 달리든 상관없이 발 형태에 적합한 신발을 신어야 한다. 발은 허리 건강에 특히 중요하다. 모든 생화학적인 약함이나 불균형은 등 위쪽까지 이어지는 근육 사슬을 망가뜨릴 가능성이 있다. 무너진 아치나 높은 아치를 포함해 발에 어떠한 이상이 있다면 신발을 고를 때 유의해야 한다.

　러너들이 겪는 가장 흔한 문제 중 하나는 걷거나 달릴 때 지나치게 안쪽으로 말리는 평발이다. 평발이면 족저근막염이 쉽게 발생한다. 족저근막염은 발뒤꿈치와 발바닥에 영향을 주는 족저근막에 생기는 염증이다. 좌골신경통이 족저근막염을 유발하는 경우도 봤으니 무릎, 엉덩이, 허리에 가해지는 부담을 최소화하기 위해 신체 형태와 발에 가장 잘 맞는 신발을 신어라. 나를 포함하여 전 세계 인구의 40%가 평발이다. 평발인 사람에게 가장 좋은 운동 중 하나는 저녁에 발뒤꿈치 들기를 해 후경골근을 강화함으로써 아치가 더 무너질 위험을 줄이는 것이다.

직장 밖에서

　삽으로 눈을 퍼내거나 낙엽을 쓰는 일처럼 반복되는 육체적인 작업을 할 계획이 있다면 몇 분 동안 똑바로 서서 심호흡을 한 뒤 안전하게 일할 준비를 해라. 하게 될 동작을 마음속으로 그려보고 우아하고 쉬운 리듬을 타며 일하는 자신을 상상해라. 약 20분마다 휴식을 취하며 호흡과 상상을 모두 리셋해라. 책상에서 일할 때처럼 똑바로 서서 몸을 약간 뒤로 젖히고 잠시 숨을 깊이 들이마셔라. 이러한 과정을 반복하면 계속해서 집중력을 유지할 수 있고, 일하면서 피로도를 줄일 수 있다.

1년 중 일정 기간에 직접 채소를 재배해야 하는 환경에 놓여 있는가? 커다란 정원이든 작은 꽃밭이든 크기는 상관없다. 만약 그런 행운을 얻었다면 스트레스를 줄이고 땅과 다시 가까워지는 데 도움이 될 수 있다. 이는 비타민D 수치를 증가시키면서 우울감을 줄이는 확실한 방법이다. 하지만 조심하지 않으면 관절이 이전만큼 유연하지 않다는 비싼 교훈을 얻게 될 것이다.

굽히고 구부정하게 하는 모든 동작은 발목, 무릎, 고관절에 악영향을 미칠 수 있다. 식물을 심고 잡초를 뽑는 동안 너무 오래 무릎을 꿇거나 앞으로 굽히지 않도록 해라. 작은 의자와 무릎 패드를 사용하여 허리에 가해지는 부담을 최소화해라. 그리고 책상이나 작업 공간에 있을 때처럼 20~30분마다 자리에서 일어나 스트레칭을 해라. 30분 간격으로 앉거나 쭈그려 앉아 있는 자세와 서 있는 자세를 번갈아가면서 취하면 더욱 좋다.

다행히도 정원 용품은 최근 몇 년 동안 굉장히 좋아져 투자할 만한 가치가 있다는 생각이 들 것이다. 요즘에는 붙잡고 일어날 수 있는 손잡이와 패드가 있는 무릎 받침대를 쉽게 구할 수 있다. 긴 손잡이가 달린 농기구들은 앞으로 몸을 굽혀 엉덩이와 허리 근육에 부담을 주는 자세를 할 필요 없이 쉽게 가장자리에 닿게 해준다. 이러한 도구를 사용하면 몸을 굽히거나 쪼그리고 앉지 않고도 똑바로 선 자세에서 비교적 쉽게 잡초를 제거할 수 있다. 또 요즘에 나오는 많은 정원 도구에는 붙였다 뗐다 할 수 있거나 조절할 수 있는 손잡이가 달려 있어 높이에 적당한 길이를 선택할 수 있다.

일반적으로 정원을 가꾸든, 기본적인 마당 관리를 하든, 손을 쭉 뻗는 행동을 최소화하기 위해 일거리를 가까이 두도록 해라. 항상 머리와 목을 너무 쭉 뻗지 않도록 해라. 예를 들어 키 큰 덤불이나 나무 가지치기를 위해 한 번에 5분 이상 위를 올려다보면, 목 근육과 목뼈(경추)에 엄청난 무리가 간다. 위를 올려다보고 손을 어깨 위로 길게 뻗어야 하는 일을 할 때는 3~5분마다 짧은 휴식을 취해라. 또한 그 자세로 일할 때는 어깨뼈를 당겨 등이 굽어지지 않게 해라.

도로 위에서

자동차, 버스, 기차 혹은 비행기에 장시간 앉아 있는 것은 같은 시간 동안 사무실 책상에 앉아 있는 것보다 허리 건강과 통증 정도에 더 좋지 않을 수 있다. 물론 이동하는 동안 스탠딩 데스크로 바꿀 수는 없지만, 통증을 완화하기 위한 다른 방법을 사용할 수 있다. 자동차를 타고 이동할 때는 시트 위치를 최대한 뒤로 밀어 다리를 쭉 뻗고, 허리 쿠션을 사용해라. 반드시 30분마다 자세를 바꾸고, 약 1시간마다 차에서 내려 스트레칭을 해라. 자동차를 안전하게 세워 놓고 1분 이상 다리 스트레칭을 할 수 있는 휴게소나 자동차 서비스 센터를 찾아라. 버스, 기차 혹은 비행기를 타고 이동할 때는 30~60분마다 자리에서 일어나 복도를 걸어 다니도록 해라. 그렇게 할 수 없는 경우에는 자리에 구부정하게 앉아 있지 않도록 자세를 신경 써라. 목 통증을 겪고 있다면 허리 복대와 목 보호대의 도움을 받는 것도 좋다.

최고의 매트리스

우리의 신체는 자는 동안 스스로 치유하고 재생하도록 만들어졌다. 이는 성인은 최소 7~8시간 자야 한다는 의미다. 숙면할 수 있는 가장 좋은 한 가지 방법은 허리 통증을 최소화할 수 있는 매트리스를 사용하는 것이다. 질 좋은 매트리스에 돈을 투자하는 것은 믿을 만한 자동차를 운전하는 것만큼, 아니 그보다 더 중요하다.

매트리스는 단단한 정도가 중간 혹은 그보다 더 단단해야 한다. 단단함이 가장 오래 가는 매트리스는 100% 천연 라텍스로 만들어졌고, 보통 30년 정도 쓸 수 있다! 고무나무에서 얻어지는 라텍스는 생분해가 가능하고, 항균 효과가 있으며, 집먼지 진드기가 없다. 또한 곰팡이, 진균, 박테리아의 성장을 억제하기 때문에 알레르기나 천식을 앓고 있는 사람에게 이상적이다. (빈대를 걱정할 필요도 없다.) 라텍스는 자연스럽게 몸의 윤곽에 맞춰지면서 모세혈관 혈류를 제한하지 않고 최적의 척추 정렬을 유지하도록 뼈를 받쳐준다. 라텍스 매트리스는 편안함을 주기에 딱 적당하다. 단, 천연 라텍스와 합성 라텍스가 섞인 것이 아닌 100% 천연 라텍스로 만들어진 매트리스를 구입해야 한다.

가격이 조금 비싸긴 하지만 이왕이면 탈라레이^{Talalay} 라텍스가 좋다. 퀸사이즈 매트리스의 가격은 최소 130만 원이다. 브랜드보다 중요한 건 100% 천연 라텍스가 사용되었다는 인증이다. 일부 브랜드는 15cm 이상의 종류가 다른 라텍스나 폼 위에 약 7cm의 탈라레이 라텍스 층을 놓으므로, 당신이 지불할 수 있는 금액 중 최고의 매트리스를 사고 싶다면 라텍스 구성을 잘 살펴보기 바란다.

캘리포니아에 있는 레벨 슬립Level Sleep이라는 회사는 세 단계의 지지력이 있어 'TriSupport'라고 부르는 인체공학 매트리스를 만든다. 어깨 부분은 더 부드러워 어깨를 좀 더 움직일 수 있게 해주지만, 허리 부분은 단단하고, 엉덩이 부분은 중간 정도로 단단하다. 이 모든 것이 합쳐져 몸을 올바르게 정렬하는 데 도움을 준다. 다만, 탈라레이 라텍스 매트리스만큼 비싼 게 흠이다.

그래도 나는 여전히 만성 허리 통증 환자에게 중간 정도로 단단한 매트리스가 비용 면에서 가장 합리적인 옵션이라고 생각한다. 썰타Serta는 65만 원 이하의 꽤 괜찮은 매트리스를 만든다. 요는 기본적으로 중간 강도의 매트리스와 같은데(어떤 사람들은 요가 더 단단하다고 하지만), 일반적으로 대부분의 매트리스보다 저렴하다. 면, 솜 또는 폼으로 채워져 있어 일반 매트리스보다 훨씬 얇다. 좋은 점은 교체할 필요가 거의 없다는 것이다.

우리 몸에 적합한 베개를 선택하는 것도 매우 중요하다. 인체공학 베개는 서 있거나 앉아 있을 때와 같이 등과 목이 같은 위치에 정렬되도록 도와준다. 즉, 무리가 덜 가고 통증이 적어 잠을 더 편안하게 잘 수 있다. 가운데가 움푹 패어 있고 목이 닿는 부분이 튀어나와 있어 목과 등을 지지하도록 만들어졌다. (나는 생체역학적으로 목을 정렬하고 렘수면을 개선하도록 만들어진 인체공학 베개 커버를 개발하는 중이다.)

장거리 비행에 적합한 여행용 베개도 사용해보고 싶을 것이다. 품질이 좋은 여행용 베개를 사용하면 신체와 목을 장시간 똑바로 편안하게 유지할 수 있다.

침실이 너무 밝으면 주변 빛을 모두 차단하고 더 오래, 더 깊이 숙면하게 해주는 수면 안대를 사용하는 것이 도움이 될 수 있다. 얼마 안 가 불편해지는 뻣뻣하고 쭈글쭈글한 종류보다는 잘 구부러지고 도톰한 수면 안대를 찾아보아라. 안쪽에 젤이 들어 있어 시원하게 혹은 따뜻하게 사용할 수 있는 안대도 있다.

밤에 밝은 빛에 노출되지 않도록 주의해라. 예를 들어, 자다가 일어나 화장실에 가거나 꿈꾼 것을 기록하는 경우 불빛이 몸에 멜라토닌 분비를 멈추라는 신호를 보낼 수도 있다. 멜라토닌은 자연적으로 발생하는 호르몬으로, 일주기 리듬(지구상의 생명체들에서 생화학적·생리학적 또는 행동학적 흐름이 거의 24시간 주기로 나타나는 현상)을 조절하고 수면을 유도하는 데 중요하다. 그러니 화장실에 갈 때를 대비해 밤에 어두운 빛을 켜놓고, 꿈을 기록할 때를 대비해 펜 라이트를 침대 옆에 두어라.

잠자는 자세는 깊은 숙면을 도와주고 일어났을 때 푹 잔 느낌이 들게 해준다. 최고의 자세는 가장 편안하고 푹 잤다고 느껴지는 자세다. 일반적으로 오른쪽으로 누워 자면 심장에 무리가 덜 간다. 또한 변화된 태아 자세로 무릎을 약간 굽힌 자세로 자면 척추 디스크와 허리에 가장 부담이 적다. 등에 쿠션을 놓거나 무릎 밑에 딱딱한 베개를 놓고 똑바로 누워 자는 것도 허리의 부담을 덜어준다. 엎드려 자는 건 가장 인체공학적이지 않은 자세다. 그동안 항상 엎드려 잤다면 자세를 바꾸는 게 쉽지 않겠지만 조금씩 노력을 해나가야 한다.

일부 항우울제와 근육 이완제 및 모든 오피오이드를 포함한 특정 약물은 우리가 가장 활발하게 꿈을 꾸는 렘수면 시간을 방해하거나 줄일 수 있다. 수면 일기를 쓰는 것은 나쁘지 않다. 매일 밤 어떤 약을 복용했는지, 잠을 잘 잤는지, 꿈을 꾸었는지 기록하는 것이다. 적절한 양의 렘수면은 날카로운 생각과 건강한 신체를 유지하는 데 필요할 뿐만 아니라 만성 통증을 관리하는 데도 꼭 필요하다.

음식이든, 보충제든, 아니면 약물이든 몸으로 들어가는 모든 것은 수면에 어느 정도 영향을 미친다는 사실을 명심해라. 올바른 식단의 원칙을 따르고 염증을 억제하며 유익균의 성장을 도와주는 특정 프리바이오틱스가 함유된 식품을 섭취하는 것만으로도 만성 허리 통증을 줄이는 데 큰 도움이 될 것이다. 아울러 비타민D와 커큐민 같은 순수 보충제를 추가하고 매일 운동을 곁들인다면 이 강력한 자기 도움 도구를 이용해 만성 허리 통증과 이별하고 건강과 에너지를 회복할 수 있을 것이다.

이렇게 하면 종종 의학적 조언을 얻으면서 자기 자신의 자원에 의지하여 최대한 멀리까지 갈 수 있다. 다음 파트에서는 통합 치료를 구성하는 방식인 가장 효과적이고 가장 비침습적인 대안으로 시작하여 다양한 의료 옵션에 대해 설명하도록 하겠다. 이러한 방식은 전문 의료인과의 협력이 필요하지만, 심신 건강에 미치는 위험이 가장 적다.

거기서부터 시작해 의사의 처방이 필요한 약물, 패치 및 바르는 약, 최소침습 시술(주로 외래에서 시행되는 종류) 그리고 항상 절대적으로 최후의 수단이어야 하는 수술 옵션에 대해 알아보자. 그리고 난 뒤 머지않아 시행될 미래의 치유 방식에 대한 이야기로 마무리하도록 하겠다.

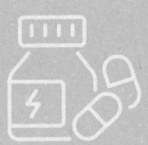

PART 2.
외부의 도움

7. 통합 치료

불과 수십 년 전만 해도 의료계는 보완 대체 치료 방법은 위험하고, 효과적이지 않으며, 가짜라고 여겼다. 오늘날에는 '대체'라는 용어보다 '통합 치료'라는 용어가 더욱 널리 사용되고 있다. 나는 이 용어가 더 적절한 표현이라고 생각한다. 이는 기존 의학적 치료와 결합할 때 침습적 시술이나 약물의 필요성을 줄이면서 최적의 결과를 얻을 수 있는 치료법을 뜻한다. 또한 특히 만성 허리 통증 치료와 관련해서 기존 의학적 치료에 수반되는 많은 이환율(병에 걸리거나 손상을 입게 될 정도)을 감소시킨다.

점점 더 많은 과학적 연구가 통합 의학을 뒷받침하고 있지만, 기존 의학과는 다른 철학적 접근이 필요하다. 통합 치료는 단순히 증상을 치료할 수 있는 치료법을 찾는 대신, 근본적인 원인을 해결하고 사람 전체를 치료하는 것을 목표로 한다.

통합 치료는 중국 의학과 아유르베다 의학, 카이로프랙틱(수술을 하거나 약물을 사용하지 않고 신경, 근육, 골격을 다루어 치료하는 대체의학 분야), 정골 요법(근육 조직과 뼈를 물리적으로 제자리에 넣는 일을 강조하는 대체의학의 일종), 침술, 마사지 및 기타 비침습적 방식 같은 독립적인 의학 시스템에서 파생된다.

2012년 미국 국민 건강 조사 National Health Interview Survey의 보완 건강 접근법 평가에 따르면, 미국인들은 카이로프랙터, 침술사, 마사지 치료사 같은 보완 의료 종사자에게 진료를 받은 뒤(전체 약 39조 원 중에서) 약 19조 원을 지불했다. 이는 기존 의학을 하는 의사에게 진료를 받은 뒤 지불한 금액의 약 30%에 해당한다. 미국인들이 그렇게 어마어마한 돈을 쓴 이유는 기존 의학으로는 적절한 치료를 받지 못한다고 생각하기 때문이다.

특히 허리 통증 환자에게서 이러한 경우를 많이 봐왔고, 이것이 바로 내가 허리 통증 관리를 위한 간단한 해결책을 개발하게 된 이유다. 이 장에서는 내가 가장 효과적인 통합 치료법이라고 생각하는 방법과 그 치료법이 가장 도움이 될 수 있는 상황에 관해 설명할 것이다.

급성기

모든 급성 허리 통증을 치료할 때 처음 8주 동안은 치료를 적게 할수록 좋다는 것이 내 개인적인 견해다. 여기서 급성이란, 새로 발생하거나 잠잠하던 기존의 질병이 갑자기 악화되는 것을 의미한다. 두 달 안에 급성 통증을 잡아야 한다. 그렇지 않으면 만성 통증으로 발전할 가능성이 있다. 또한 현실적이어야 한다. 디스크 문제는 2주 안에 해결되지 않을 것이다. 최소 8주는 필요하다. 단, 그 8주라는 시간을 처음 2주와 그다음 6주로 구분하는 것이 중요하다.

나는 처음 2주를 '급성기'라고 부른다. 대다수의 급성 허리 통증이 이 기간에 치유될 수 있으며, 이 기간은 간단하게 치료할 기회이기도 하다. 하루에 서너 번 환부를 압박하면서 얼음을 대는 것을 권한다. 맨살에 얼음을 대면 동상을 입을 수도 있으니 얇은 티셔츠를 입고 그 위에 아이스팩을 올려놓은 뒤 탄력붕대로 고정해라. 이렇게 하면 빨리 치유될 수 있다. 또한 내가 개발에 참여한 Jox라는 속옷을 사용해보아라. 골퍼들을 위해 만들어진 속옷이지만 다른 사람들에게도 유용하다. 분명 디스크에 가해지는 부담이 크게 줄어들 것이다.

앞서 이야기했듯 통증이 발생하고 이틀이 지나면 8시간 지속되는 히트 패치가 놀라운 효과를 줄 수 있다. 사무실에 있을 때 환자들은 30분마다 자리에서 일어나 스탠딩 싱글 레그 로잉 스트레칭을 해야 한다. 통증이 발생하고 2~3일 후에도 여전히 통증이 심하다면 수중 치료를 받아볼 것을 추천한다. 나중에 더 자세히 설명하겠지만, 수중 치료를 하면 급성기에 놀라운 결과를 얻을 수 있다.

첫 단계에서 자가 치료법으로 통증이 완화되거나 줄어들지 않는다면, 카이로프랙터나 접골사를 찾아갈 것을 권한다. 이 두 가지 통합 치료 형태는 비침습적이지만 허리 통증의 싹을 제거하는 데 매우 효과적이다. 임상 데이터는 실제로 급성기에 통합 의학 의료진이 핵심임을 보여준다. 나는 두 가지 치료 방법 중에서 카이로프랙틱을 권장하고 싶지만, 환자의 골반이 틀어졌다면 정골 요법을 제안한다. 골반 불균형은 양쪽 다리 길이가 다르거나, 구조적 척추측만증에서 나타나는 엉덩이 구축(지속적인 자극으로 근육이 계속 수축하는 상태) 혹은 이 두 가지가 합쳐져 발생한다.

약 5년 전 어느 금요일에 19세 농구 선수가 달리기와 농구로 심해진 허리 통증 때문에 나를 찾아왔다. 그는 나를 만나기 위해 이스탄불에서 왔다고 했다. 나는 곧바로 통증의 주요인이 심한 골반 불균형이라는 사실을 파악했고, 정골 의학을 하는 내 동료 브라이언 월드론Brian Waldron에게 전화를 걸었다. 그는 친절하게도 주말 전에 환자를 봐주었다. 골반을 다시 맞추는 간단한 정골 요법은 즉각적으로 통증을 완화시켰다.

한 가지 주의 사항이 있다. 나는 모든 환자에게 비행기에서 내리자마자, 특히 1시간 이상 비행기를 탄 이후에는 운동을 포함한 모든 격렬한 움직임을 피하라고 조언한다. 곧바로 골프장에 가거나 장거리 운전을 해서는 안 된다! 비행기에서 내린 뒤에는 압력이 높은 기내에서 오랜 시간을 보낸 디스크에 영양을 공급해야 하므로 물을 많이 마시고 조금 걸어 다니는 것이 좋다.

아급성기

일단 급성 통증을 최소화하고 나면 더 많이 움직일 수 있고, 더 활동적인 것들을 할 수 있다. 이때 물리 치료를 받으면 효과적이다. 한 가지 이유는 숙련된 의료진이 근육을 다루기 때문이고, 또 한 가지 이유는 권장하는 스트레칭과 운동을 배워두면 병원에 자주 가지 않아도 집에서 스트레칭과 운동을 계속할 수 있기 때문이다. 이때도 자신이 스스로의 치유 과정을 책임지게 된다.

그와 동시에 매일 최소 30분 걷기를 시작할 수 있다. 걸으면 디스크 무게에 부드럽게 압력이 가해져 디스크에 더 많은 영양분을 공급하고 디스크가 더 빨리 낫게 해준다. 척추관협착증의 경우에는 일반적으로 환자들에게 자전거를 이용하게 하고, 그다음에 간단한 균형 운동과 냉찜질을 하게 하며, 일주일에 두세 번 물리 치료를 받게 한다.

8주가 되면 약 80%의 환자가 통증이 거의 사라졌다고 느낀다. 만일 환자가 계속해서 심한 통증으로 어려움을 겪고 있다면, 경막외 주사를 권할 수 있다. 그러나 나는 가능하다면 주사를 최대한 보류하고 싶다. 통증 없이 완전히 움직일 수 있게 되면 가벼운 스포츠 활동을 다시 시작할 수 있다. 하지만 나는 환자들이 Back Rx 운동을 실행하거나 앱을 사용하는 것이 더욱 중요하다는 것을 강조하고 싶다. (Back Rx 앱에 관한 자세한 정보는 168쪽을 참고하기 바란다.)

주요 보완 요법

한 가지 이상의 보완 요법을 받기로 결정하는 것은 가입해둔 보험 내용에 따라 달라질 수 있다. 2012년 미국 국민 건강 조사는 카이로프랙틱 진료를 받은 응답자 중 60%가 그 비용을 충당하는 보험을 적어도 몇 개는 가지고 있었다고 보고했는데, 침술(25%)과 마사지(15%)는 사용률이 매우 낮았다. 보험 보장 범위는 매년 변경되는 경우가 많아 보험사에 확인해봐야 한다. 보장률은 앞으로 설명할 수중 치료와 함께 선호도 순서대로 나열한 세 가지 방법의 상대적 효능과 거의 일치한다.

카이로프랙틱

카이로프랙터는 구조적, 척추, 근골격, 신경, 혈관, 영양, 감정 및 환경적 관계를 포함한 신체의 생리학적 측면과 생화학적 측면에 특히 관심을 둔다. 시술에는 관절과 주변 조직, 특히 척주(신체 몸통의 종축을 이루는 뼈와 연골 기둥으로, 척추와 척추 사이 원반이 모여 기둥을 이룬 상태)의 조정과 도수교정이 포함된다.

카이로프랙틱은 약물을 사용하지 않는 비수술적 과학이기에 의약품이나 침습적 수술을 처방하지 않는다. 가장 좋은 소식은 최근 한 연구에 따르면 비암성 허리 통증으로 내원하는 환자의 경우, 카이로프랙틱 의사의 진료를 받은 사람이 그렇지 않은 사람보다 처방받은 오피오이드 진통제를 약국에서 타갈 확률이 매우 낮았다.

공인 카이로프랙터에게는 '카이로프랙틱 의사 doctor of chiropractic'를 뜻하는 'DC'가 붙는다. 대다수는 운동, 마사지, 영양 보충제 및 침술과 같은 기존 의학과 통합 의학 기술 모두에 열려 있다. 급성 허리 통증이 있거나 만성 통증이 갑자기 심해진 환자의 경우, 카이로프랙틱 치료는 특히 급성기 동안 엄청난 이득이 있다.

대부분의 카이로프랙틱 진료는 어느 정도의 힘으로 목을 한 위치에서 다른 위치로 빠르게 움직이는데, 뇌졸중이나 척수 손상 위험이 있을 수 있어 환자들에게 이렇게 빠른 속도로 하는 도수교정은 피하라고 경고한다. 이 작은 위험을 감수할 만한 잠재적인 이득의 가치가 없으므로, 이러한 특정 형태의 목 도수교정은 하고 싶지 않다는 것을 카이로프랙터에게 반드시 미리 이야기하는 것이 좋다.

마사지 치료

의료 마사지는 많은 치료 플랜의 중요한 구성 요소가 될 수 있다. 마사지사나 물리치료사는 마사지를 하는 동안 손끝, 손, 주먹으로 근육, 피부, 힘줄과 같은 신체의 연조직을 조작한다. 스웨디시Swedish는 가장 흔한 마사지 형태이며, 미국에서 가장 먼저 대중화되었다. 1800년대 중반에 두 명의 뉴욕 의사에 의해 도입되었으며, 길고 부드러운 손길로 피부를 따라 주무르는 동작으로 구성되어 필요에 따라 신체의 모든 부분을 마사지한다.

그러나 이러한 형태의 마사지는 피부 표면 근처의 연조직에 집중한다. 이는 천천히 힘을 주는 손길로 심부 근육 조직에 초점을 맞추어 직접적인 압력과 마찰을 만들어내는 심부 조직 마사지만큼 허리 통증에 효과적이지 않다는 의미다. (시아츠shiatsu라고 알려진 일본에서 발전된 심부 마사지의 한 형태는 어떤 과학적 연구도 통증 완화 효과를 입증하지 못했음에도 불구하고, 서양에서 어느 정도 인기를 누렸다.)

마이애미 대학교의 터치 연구소에서 시행한 의료 마사지와 허리 통증에 관한 연구에 따르면 마사지 치료 그룹은 휴식을 취한 그룹과 비교했을 때 통증, 우울감, 불안을 적게 경험하고 수면이 개선되었다고 한다. 또한 향상된 몸통 및 통증 굴곡 수행을 보였고, 세로토닌과 도파민 수치가 높아졌다고 한다.

나는 환자들의 통증이 지속되는 기간과 약물 사용이 줄어드는 것을 지켜보았기 때문에 최고 수준의 의료 마사지 치료사에게 급성 허리 통증 환자들을 맡기기도 한다.

침술과 지압

미국 국립보건원은 1,500만 명이 넘는 미국인이 관절염과 천식에서부터 메스꺼움과 만성 통증에 이르기까지 다양한 질병으로 침술을 받았을 것이라고 추측했다. 신체의 특정 부위에 가느다란 바늘을 꽂아 통증을 완화하거나, 건강을 개선하거나 혹은 특정 질병이나 감정 상태를 치료하는 방법은 중국 전통 의학에서 무려 5000년 동안 사용되었다.

중국인들은 '치(기)'라고 하는 필수 생명 에너지가 기관을 신체의 다른 부분과 연결하는 보이지 않는 통로 혹은 경락을 따라 몸 전체로 흐른다고 믿는다. 침술과 지압 점은 그 경락에 있다. 기의 흐름이 막히거나 균형에서 벗어나면 그 결과로 질병이나 통증이 발생할 수 있다. 중국 의학에 따르면, 침술에서는 침, 지압에서는 손을 이용하여 경락을 따라 특정 지점을 자극하면 기의 흐름을 바로잡아 통증을 완화하거나 건강을 회복할 수 있다.

서양 의학에서는 침을 놓는 자리인 경혈이나 경락의 존재에 대한 해부학적인 근거를 찾지 못했지만, 이제는 점차 많은 의사가 통증을 완화하는 침술의 능력을 받아들이고 있다. 미국 국립보완통합의학센터는 현재 연구원들은 침술이 어떻게 작용하는지 완전히 이해하고 있지 않다고 말하면서 더 실용적인 접근 방식을 취한다. 침으로 지압 점을 자극하며 근육, 척수 및 뇌에서 신체의 천연 진통제인 엔도르핀을 분비하는 화학물질 캐스케이드를 발생시킬 수 있다.

지압은 침술 요법보다 덜 침습적이고 훨씬 오래되었다고 여겨진다. 지압은 생명 에너지의 흐름을 자극하고 신체의 자연 치유 능력을 활성화하기 위해 침술사가 사용하는 경락을 따라 같은 지점에 손과 손끝, 때로는 발로 압력을 가하는 것이다. 이 지점에 압력을 가하면 뭉친 근육이 풀리고, 혈액 순환과 신체의 생명력이 촉진된다. 또한 다양한 근육 관련 질병과 부상은 물론 만성 통증에 수반될 수 있는 정서적 고통을 치료하는 데 도움을 준다. 지압은 제대로 배워두면 직접 시행할 수 있다는 장점도 가지고 있다.

그런데 나는 침술과 지압이 목 통증에는 효과가 좋지만, 허리 통증에는 결과가 제한적이라는 것을 관찰했다. 그러한 이유로 최대한의 결과를 누리면서 시간과 돈 낭비를 최소화하고 싶다면 시도해볼 가치가 없다고 생각한다.

수중 치료

'수 치료' 혹은 '풀 치료'라고도 알려진 수중 치료는 통증을 완화하고 관절과 근육의 부담을 덜어주기 위해 물(따뜻한 물일 때도 있다), 운동, 월풀 제트를 통합한 기존의 비침습적인 형태의 물리 치료다. 급성기에는 허리 정도 깊이 물에서 20분 이상 그냥 걸어 다니는 것만으로도 놀라운 결과를 얻을 수 있다.

내가 진료를 시작한 지 얼마 되지 않았을 때 최고의 테니스 선수가 나를 찾아왔다. 장거리 비행으로 인해 디스크에 무리가 간 상태였는데 비행기에서 내리자마자 서브 연습을 한 탓에 문제가 악화되었고, 결국 디스크 팽윤이 발생한 것이다. 나는 선수에게 이틀 동안 휴식을 취하게 한 뒤 풀에서 조금씩 움직이게 했다. 그는 그 해 열린 대회에는 참석하지 못했지만 초기에 수중 치료를 한 덕분에 8주 만에 다시 최고의 기량을 뽐낼 수 있었다.

요즘에는 허리나 목 통증을 완화하기 위해 특별하게 만들어진 풀에서 진행하는 수중 치료 운동 프로그램을 쉽게 찾아볼 수 있다. 이러한 운동은 허리 통증 재발을 막는 데 도움이 되도록 코어 근육을 단련하고 강화한다는 이점이 있다. 코어를 단련하기 위한 저항 운동의 장점은 앞에서도 이야기한 바 있는데, 물은 많은 저항력을 주어 환자들이 아령이나 무거운 것을 사용하지 않고도 근육을 강화할 수 있게 해준다. 그리고 대부분의 실내 풀은 어느 정도 따뜻하게 데울 수 있어 추가로 열 쾌적성(열 환경에서 만족을 나타내는 기분 상태)도 얻을 수 있다.

수압은 급성 허리 통증에도 굉장히 좋지만, 혈액 순환, 관절 부종 감소, 움직임의 범위, 근육의 유연성 개선에도 도움이 된다. 또한 좌골신경통, 추간공협착증 및 기타 척추 손상과 관련한 통증도 완화해준다. 저항과 부력의 조합은 환자가 땅에서 받을 수 있는 관절 스트레스보다 적은 정도의 스트레스로 근육군을 강화하는 데 도움이 되며, 주로 다른 형태의 물리 치료보다 통증이 덜하다. 단, 수중 치료를 하기 전에는, 특히 심장 질환이 있는 경우에는 의사와 먼저 상의하기 바란다.

나는 척추관협착증을 앓고 있는 환자에게는 다른 영법보다 배영을 더 많이 하라고 이야기한다. 만성 축성 추간판 허리 통증을 앓고 있으며 오래 앉아 있을 수 없는 환자에게 수중 치료는 구세주가 될 수 있다. 어느 날 22세 대학생 리즈가 나를 찾아왔다. 그녀는 2년 가까이 디스크 파열과 만성 허리 통증을 앓았고, 그 결과 장시간 앉아 있을 수 없다고 말했다. 나는 그녀에게 여름 내내 수영에 집중하라고 했다. 그녀는 집중적인 12주 수영 프로그램을 마치고 난 뒤 훨씬 오래 앉아 있을 수 있게 되었고, 통증도 많이 줄어들었다.

거꾸리 기구

이 장을 마치기 전에 '거꾸리 기구'에 대해 이야기하고 싶다. 거꾸로 매달리거나 물구나무를 서는 아이디어는 요가 초창기 때부터 있었다. 이는 중력을 반대로 하는 것뿐만 아니라 척추가 숨 쉴 기회를 주고, 순환을 개선하며, 척추 디스크의 압박에 의한 근육 경련을 완화해준다.

인터넷을 검색하면 다양한 가격대의 거꾸리 기구를 살펴볼 수 있다. 편안하고 푹신한 등받이가 있는 제품을 구매하면 더 자주 사용하고 싶어질 것이다. 똑바로, 위아래로(180도) 또는 다양한 경사(135도 같은)로 운동할 수 있는 기능을 갖추었는지 확인해라.

거꾸리 기구를 통해 많은 환자가 협착증 완화를 경험했고, 카이로프랙틱 치료의 필요성이 크게 줄어들었다. 2014년 《IOSR 기계 및 토목 공학 저널》에 실린 한 연구는 다음과 같은 결론을 내렸다.

> 반전 견인 치료는 좌골신경통 및 기타 허리 문제를 가진 피험자에서 수술의 필요성을 줄여줄 것이다. (…) 이러한 의학적 연구 결과는 반전 치료 덕분에 수술을 피할 수 있었고, 많은 허리 질환이 감소했다는 주장을 뒷받침한다.

거꾸리 기구는 일주일에 세 차례 135도 기울기로 4~5분 정도 하는 것이 가장 이상적이다. 하지만 적게는 일주일에 한 차례 3~5분 정도만 해도 척추를 늘려 디스크가 분리되게 하는 데 도움이 된다. 또한 신경이 들어오고 나가는 척추뼈 사이의 공간을 열어주어 신경 자극이 더 쉽게 뇌로 오가도록 해준다.

일부 의사는 고혈압을 앓고 있는 경우 거꾸리 기구가 혈압을 갑자기 상승시킬 수 있으므로 사용해서는 안 된다고 말한다. 하지만 앞서 언급한 연구에서는 거꾸리 기구를 사용하는 피험자에게서 심박수나 혈압 상승을 발견하지 못했다. 그러나 안압과 귀 내부 압력이 증가할 수 있으므로 망막 박리나 녹내장이 있거나 내이 문제가 있다면 사용을 피하는 것이 좋다. 뇌졸중을 앓고 있는 경우, 최근에 머리 또는 척추 부상을 당했거나 허리 수술을 한 경우, 추간판 탈출증, 틈새 탈장(위의 일부분 또는 식도가 횡격막의 구멍을 통해 흉강으로 빠져나온 것), 골다공증 혹은 특정 기타 질병을 앓고 있는 경우에도 마찬가지다. 거꾸리 기구를 사용하거나 물구나무를 서기 전에는 반드시 의사와 상의하기 바란다.

8. 처방 약

나는 수 년 동안 FDA가 처방 진통제 다본Darvon과 다보셋Darvocet을 시장에서 철수하는 것이 적합하다고 생각한 이유가 무척이나 궁금했다. 나는 그동안 경증에서 중증도의 통증을 완화하기 위해 환자들에게 이 진통제를 처방했었다. 효과가 꽤 좋으면서도 다른 마취성 진통제에 비해 중독성이 덜하기 때문이었다. 다본과 다보셋 둘 다 프로폭시펜propoxyphene이라는 유효 성분이 함유되어 있었고, 다보셋만 아세트아미노펜과 결합된 형태였다.

그런데 2010년 11월 이후, 이 두 진통제가 갑자기 사라졌다. 이 책을 쓰기 위해 처방 진통제를 연구하면서 그 당시 프로폭시펜이 심장을 손상시키거나 부정맥을 포함한 치명적인 심장 이상을 일으킬 가능성이 있다는 새로운 과학적 증거가 나왔다는 사실을 알게 되었다. 이러한 정보는 위험 보상 비율이라고 알려진 것의 균형을 위험 범위로 기울어지게 했다.

나는 오늘날 오피오이드 진통제의 경우 대부분 위험 보상 비율이 매우 높다고 생각한다. 전부 시장에서 철수해야 한다는 말이 아니다. 하지만 나는 이러한 약물의 중독성이 높은 성질에 관해 현재 알고 있는 사실에 근거하여 다른 어떤 약도 효과적이지 않은 경우를 제외하고는 오피오이드 진통제를 처방하는 것을 꺼린다. (그런 경우라도 매우 조심스럽게 처방한다.)

오피오이드 진통제 처방을 선호하지 않는 이유 중 하나는 훨씬 낮은 위험 보상 비율을 가지면서 충분히 효과적인 다른 처방 약이 많이 존재하기 때문이다. 이 장에서 그러한 처방 약에 대해 이야기할 것이다.

옥시콘틴 알약과 펜타닐 패치는 과다복용으로 발생하는 사망이 가장 큰 위험이기 때문에 위험 보상 비율이 제일 높다. 다른 모든 치료를 할 때와 마찬가지로 가장 안전한 옵션부터 시작해 그 치료가 통증을 완화하지 못하는 경우에만 더 위험한 옵션으로 넘어간다. 사실 모든 약물이 어느 정도 통제된 독이지만, 일부 약물의 경우 위험-이익 비율이 매우 낮을 수 있다.

처방 비스테로이드 소염제

처방 약의 가장 안전한 기존 옵션은 경구, 국소 또는 패치 형태로 된 비스테로이드 소염제 NSAIDs다. 패치와 바르는 연고는 경구 형태만큼 효과적이지 않지만, 알약이나 캡슐은 더 많은 단점을 가지고 있다. 모든 비스테로이드 소염제는 장기간 복용하거나 고혈압, 당뇨, 궤양 병력이 있는 경우 심장질환, 뇌졸중 및 위궤양 위험과 어느 정도 연관이 있다. 그러나 이러한 위험 요소가 하나도 없고 단기간이나 잠깐만 사용할 계획이라면 낮은 위험-이익 비율로 통증과 염증 모두 효과적으로 줄일 수 있다.

처방 비스테로이드 소염제 중 나의 첫 번째 선택은 디클로페낙 나트륨diclofenac sodium(브랜드명 볼타렌Voltaren XR)이다. 서서히 방출되는 약물이어서 매일 100mg 한 알은 혈압을 많이 증가시키지 않는다. 또한 위장 부작용이 심하지 않으며 온종일 높은 효능으로 통증을 완화한다.

내가 두 번째로 선택한 약은 두 가지다. 800mg의 이부프로펜(애드빌, 모트린Motrin) 하루에 두 번, 아니면 500mg의 나프록센(알리브, 나프로신Naprosyn) 하루에 두 번이다. 둘 다 저렴하고 효과적이며 중간 정도의 효능이 있고, 혈압과 위장관에 중간 정도의 영향을 미친다.

세 번째 선택은 15mg의 멜록시캄meloxicam(모빅Mobic)이다. 관절염과 부은 관절 때문에 발생하는 통증을 치료하는 데 사용하지만, 허리 통증에도 효과가 좋고 일반적으로 부작용이 심하지 않다.

그다음에는 75mg의 아스로텍Arthrotec 하루에 두 번으로 넘어간다. 아스로텍은 비스테로이드 소염제 디클로페낙과 미소프로스톨misoprostol 조합의 브랜드명이다. 미소프로스톨은 위산을 줄여주고 디클로페낙이 감소시키는 위의 보호물질을 대체한다. 그래서 아스로텍은 위나 장의 궤양이 발생할 위험이 큰 사람에게 안전한 선택이다. 아스로텍은 모든 비스테로이드 소염제 중에서 가장 효능이 높다. 볼타렌과 유효 성분은 같지만, 볼

타렌보다 효능이 좋다. 그러나 아스로텍은 설사와 위경련을 포함한 심각한 부작용을 초래하기도 한다. 미소프로스톨은 출생 결함, 유산 또는 조산을 유발할 수 있으므로 임신한 여성은 아스로텍을 절대 복용해서는 안 된다. 또한 폐경기 여성의 경우 미소프로스톨이 몸에 들어가면 자궁 출혈이 발생할 수도 있다.

마지막은 세레콕시브(쎄레브렉스 Celebrex)로, 염증과 통증을 유발하는 효소인 COX-2를 표적으로 해서 'COX-2 억제제'라 불리는 비스테로이드 소염제의 한 형태다. 이 타기팅 효과 때문에 세레콕시브가 소화 궤양 위험을 감소시켜 나는 주로 소화 궤양 병력이 있는 환자에게 사용한다. 하지만 처음에 개발된 다른 모든 COX-2 억제제는 임상시험에서 심장마비와 뇌졸중 위험이 증가한 것으로 나타나 2004년에 시장에서 철수되었다는 점을 명심해라. 비옥스 Vioxx와 같은 일부 COX-2 억제제는 다른 약에 비해 위험이 큰 것으로 나타나 지금은 미국에서 판매가 중단되었다. 쎄레브렉스는 아직 판매되고 있으나 사용자에게 심각한 또는 생명을 위협하는 영향의 위험을 알려주는 FDA의 가장 강력한 경고인 '박스형 경고문 boxed warning'이 부착되어 있다. 소화 궤양 병력이 있다면 쎄레브렉스 사용 시 의사와 상의해야 하고, 제한된 시간 동안만 복용해야 한다.

다시 한 번 말하지만, 이부프로펜과 나프록센을 포함한 모든 비스테로이드 소염제는 장기간 복용하거나 고용량으로 복용하는 경우 혹은 심장질환을 앓고 있는 경우, 심장마비와 뇌졸중, 궤양 위험을 증가시킬 수 있다. 의사의 처방전 없이 구매할 수 있는 비스테로이드 소염제 사용에 대해 앞서 언급한 주의 사항은 처방 비스테로이드 소염제에도 적용된다.

다른 약, 특히 와파린 warfarin(쿠마딘 Coumadin)이나 클로피도그렐 clopidogrel(플라빅스 Plavix) 같은 항응고제를 복용하고 있다면, 위험한 약물 상호작용을 피하기 위해 모든 비스테로이드 소염제 처방을 받을 때 반드시 의사에게 알려야 한다. 일반적으로 항응고제를 복용하고 있는 사람의 경우, 비스테로이드 소염제 사용이 금지된다. 비스테로이드 소염제도 혈액 응고를 감소시키며, 항응고제와 함께 복용하면 치명적인 출혈 위험이 증가할 수도 있기 때문이다.

비스테로이드 소염제를 장기간 복용하면 혈압 상승이 발생할 수 있고, 특히 당뇨 환자의 경우 신장에 문제가 발생할 수 있다. 나는 이러한 합병증을 피하기 위해 당뇨 환자에게 필수인 6개월마다 신장 기능 측정을 위한 혈액 검사와 함께 '약물 휴지기drug holidays', 즉 일주일에 최소 하루나 이틀은 약 건너뛰기를 권장한다. 심장질환 위험이 있다면 심장 혈관의 염증 정도를 나타내는 고감도 C-반응성 단백 검사가 포함된 혈액 검사를 매년 받아보아야 한다. 하지만 일반적으로 모든 비스테로이드 소염제의 장기간 사용을 피하고, 급성 통증이 있거나 만성 허리 통증이 갑자기 심해질 때만 복용하는 것이 가장 좋다.

근육 이완제

나는 만성 허리 통증과 연관된 심한 근육 경련이나 급성으로 통증이 심해질 때 근육 이완제를 사용한다. 티자니딘Tizanidine(브랜드명 자나플렉스Zanaflex)은 허리 통증으로 인한 근육 경련을 줄여주며, 부작용이 매우 적다. 또한 졸음을 유발하지 않는다. 나는 근육 경련에 사용하지만, 4mg씩 하루에 두 번 2~4주 동안 복용하면 만성 허리 통증에도 효과가 있다.

발륨Valium(디아제팜diazepam)은 벤조디아제핀benzodiazepine인데, 현재 가장 강력한 근육 이완제로 알려져 있다. 나는 밤에 발생하는 급성 허리 통증이나 처음 발생한 급성 허리 통증에 첫 번째로 발륨 5mg을 사용한다. 만약 우울증을 악화시키는 등 어떠한 이유로 발륨을 처방할 수 없다면 사이클로벤자프린cyclobenzaprine(플렉세릴Flexeril) 10mg을 사용한다. 하지만 플렉세릴은 졸음을 유발하는 부작용이 있어 복용을 원하지 않는 환자들에게는 처음 5~7일 동안만 자기 전에 10mg을 복용하게 한다. 그리고 통증이 갑자기 심해질 때는 발륨과 플렉세릴 두 가지를 5~7일 동안 자기 전에 복용하도록 처방한다.

중추신경 억제제

트라마돌 염산염Ultram은 중증도에서 중증의 통증을 치료하는 데 사용되는 중추신경계 억제제다. 한 연구에 따르면 이제는 환자들이 일반 비스테로이드 소염제보다 이 약물을 남용할 우려가 없고, 미국 마약 단속국Drug Enforcement Administration이 통제 물질로 규제하지도 않는다. 그러나 트라마돌은 오피오이드가 아님에도 의존이나 중독 가능성에 관해 약간의 논란이 있다. 트라마돌 염산염의 처방 정보는 트라마돌이 '모르핀류에 대해 심리적·신체적 의존성을 유발할 수 있다'라고 경고하며, 일부 환자는 너무 빨리 약물을 중단했을 때 제어할 수 없는 금단 증상과 같은 신체 떨림을 보고했다. 이러한 이유로 트라마돌은 짧은 시간 동안만 사용하고, 의사와 함께 약을 중단하는 과정을 살펴볼 필요가 있다. 그 외 트라마돌의 주요 부작용은 어지러움과 균형 상실이다. 그래도 위험-보상 비율이 보상 쪽으로 기울기 때문에 나는 만성 허리 통증 환자에게 트라마돌을 사용한다.

신경 세포막 안정제

신경 세포 혹은 뉴런은 뇌와 신경계, 특히 척수와 전기 화학 신호를 주고받는 특화된 세포다. 뇌에만 800억 개 이상의 뉴런이 있다. 이 뉴런은 대부분 우리가 자극에 반응하도록 도와주지만, 통증 메시지도 전달할 수 있다. '말초신경'이라 불리는 척추에서 나오는 신경에 염증이 생기면, 좌골신경통이나 목의 신경 압박이 발생할 수 있다. 세포막 안정화는 국소 마취제와 같은 방식으로 신경 세포로 통증 메시지가 전달되는 것을 감소시킨다.

신경 세포막 안정제라고 알려진 약물 종류는 가바^{GABA}로 더욱 잘 알려져 있다. 중추 신경계를 진정시키는 작용을 하는 필수 신경전달물질인 감마 아미노뷰티르산^{GABA}의 억제 효과를 증가시켜 뇌와 척수의 신경 활동을 감소시킴으로써 통증을 악화시킬 수 있는 스트레스와 불안을 줄이며 이완을 유도한다. 항우울제가 신경전달물질 세로토닌과 도파민 수치를 최대화하려고 하는 것처럼, 신경 세포막 안정제는 가바의 생성을 촉진하고 수치를 유지하기 위해 여러 가지 방법을 이용한다. 가바는 편안함과 행복을 느끼게 만들어주는 뇌 화학물질 엔도르핀의 생성도 돕는다. 가바가 부족한 사람들은 짜증, 두통, 고혈압, 심지어 발작과 같은 불안 증상을 자주 경험한다.

가장 자주 사용되는 신경 세포막 안정제는 내가 특히 자기 전에 많이 권장하는 가바펜틴^{gabapentin}(브랜드명 뉴론틴^{Neurontin})과 프레가발린^{pregabalin}(브랜드명 리리카^{Lyrica})이다. 부작용은 어지러움, 균형 상실, 약간의 몽롱함이다. 이 약물들은 원래 발작을 조절하기 위해 개발되었지만, 만성 통증에 가장 많이 사용되고 있다. 이러한 약물들은 이완과 진정되는 느낌을 증가시키는 데 효과적이지만, 지나친 용량은 몸을 과도하게 이완시켜 가라앉거나 축축 늘어지게 만들 수 있다는 것을 알아야 한다. 리리카는 이러한 약물 중에서 유일하게 섬유근육통과 만성 통증 치료에 사용되고 있다. 하지만 이 역시 과도한 졸음, 균형 상실, 어지러움, 체중 증가를 유발할 수 있다. 나는 가바펜틴을 밤에 수면을 방해하는 좌골신경통 유형의 증상이 있는 환자들에게 처방한다. 자신에게 가장 효과적인 신경 안정제와 그 용량을 알고 싶다면 반드시 의사와 상의하기 바란다.

벤조디아제핀

'벤조디아제핀'이라 불리는 약물 종류는 정확한 작용 기전이 확인되지 않았으나 신경 세포막 안정제와 비슷한 방식으로 작용한다. 줄여서 '벤조'라고도 부르며, 가바의 효과를 증가시켜 뇌와 척수에서 신경 활동을 감소시킨다. 특히 로라제팜lorazepam(브랜드명 아티반Ativan)과 클로나제팜clonazepam(브랜드명 클로노핀Klonopin)은 주로 불안 치료에 사용되지만, 최면제, 진정제 및 항경련제 특성도 있다. 더 중요한 점은 벤조는 빠르게 작용하기 때문에 앞서 언급한 것처럼 갑작스러운 급성 허리 통증을 치료하는 데 발륨이 도움이 될 때가 있다는 사실이다. 나는 만성 허리 통증 환자의 통증이 갑자기 증가할 때 자기 전 5~7일 동안 발륨을 복용할 것을 권한다. 단, 발륨만 복용하면 약간의 이완 효과가 있지만, 우울증을 유발하거나 악화시킬 수도 있고, 중독 가능성도 있어 제한적으로 사용한다. 벤조를 술이나 다른 약물과 복용하면 심각한 부작용이 발생할 수 있으므로, 벤조디아제핀을 복용하는 동안에는 중독성 물질을 멀리해야 한다.

항우울제

앞서 언급했듯 통증과 우울증은 종종 연결되어 있다. 나는 의료진으로서 환자가 주로 통증을 겪고 있는지, 아니면 그 통증 때문에 우울감이 생겼는지 알아차리는 법을 배워야 했다. 때로는 그 밑에 감추어진 우울증이 허리 통증 증상을 악화시키고 일반 진통제의 효능을 제한하기도 한다. 그 상호관계는 복잡하지만, 허리 통증뿐 아니라 그 아래에 있는 우울증도 치료해야 할 때는 두 가지 목적을 위해 여러 종류의 항우울제 약물 중 어떤 것이 가장 효과적일지 결정해야 한다. 실제로 항우울제는 통증과 우울증이 함께 나타날 때 가장 큰 효과를 발휘하며, 가장 많이 사용되는 약물이다.

항우울제는 화학적으로 작용하는 방식에 따라 분류된다. 가장 흔한 것은 뇌에서 세로토닌 수치를 증가시키는 선택적 세로토닌 재흡수 억제제SSRI와 세로토닌과 노르에피네프린 모두를 증가시키는 세로토닌-노르에피네프린 재흡수 억제제SNRI다. 노르에피네프린은 시간이 지남에 따라 긍정적인 감정을 증가시켜 전반적으로 기분이 좋아지게 한다. 그러나 만성 허리 통증 완화를 위해 항우울제를 사용하는 것은 작용하는 방식보다는 특정 환자에게 효과가 있는지 여부와 더 관련이 있다. 허리 통증과 우울증 중 어떤 것이 먼저 나타났는지와 상관없이 둘 다 앓고 있다면 가장 효과적인 종류의 항우울제를 사용하기 위해 의사와 상의해야 한다.

내가 주저하면서도 첫 번째로 선택하는 것은 둘록세틴duloxetin(브랜드명 심발타Cymbalta)이라고 하는 SNRI로, 매일 30~60mg 복용하도록 처방한다. 이 약은 통증 완화제로 승인되었지만, 부작용이 많다. 가장 대표적인 부작용은 지나친 긴장 완화와 체중 증가다. 둘록세틴이 효과가 없거나 환자가 부작용을 견디지 못하면 그 대신 노르트립틸린nortriptyline(브랜드명 파멜로르Pamelor) 50mg을 처방한다. 노르트립틸린은 만성 허리 통증을 완화시키며, 심발타보다 부작용이 적다. 불안은 우울증의 영향인 경우가 많아 불안과 우울은 분명 관련이 있지만, 환자가 우울감보다 불안이 더 심하다고 느낄 때는 통증과 불안을 모두 완화하며 중간 정도의 부작용이 있는 부프로피온bupropion(브랜드명 웰부트린Wellbutrin)을 사용한다. 의사들이 수면 장애가 있는 환자를 도와주고 금연을 위해 부프로피온을 처방하면 환자들은 일반적으로 큰 문제없이 복용한다.

일반적으로 항우울제는 만성 허리 통증을 치료하는 데는 충분한 효과가 없기 때문에 나는 통증에 불안이나 우울감이 수반될 때만 항우울제를 사용한다.

경구 스테로이드

경구 스테로이드는 강력한 항염증성이 있는 비마약성 유형의 처방 약이다. 통증이 갑자기 심해지는 경우, 특히 주로 다리 통증이 있는 허리 질환에 효과적인 치료법이 될 수 있다. 체중 증가와 골다공증, 골 괴사라는 질병에 의한 고관절 허탈(정상적이던 혈액 순환에 심한 장애가 생긴 상태)에 이르는 장기간 복용과 관련된 합병증 때문에 짧은 시간 동안만 처방하고 일주일에 걸쳐 용량을 점차 줄여나간다. (여기서 설명하고 있는 스테로이드는 '코르티코스테로이드'라고도 불리는 단백질 이화 스테로이드라는 것을 언급해야겠다. 세포 조직, 특히 근육을 축적하며, 일부 형태의 체중 감소 치료에 사용된다. 일부 운동선수와 보디빌더가 수행 능력을 향상시키기 위해 사용하는 단백질 동화 스테로이드와 헷갈리면 안 된다.)

경구 스테로이드는 다양한 형태로 존재하는데, 나는 초기 통증 완화를 위해 고용량으로 시작해 5~6일에 걸쳐 용량을 줄이는 메드롤 도스 팩Medrol Dosepak으로만 처방하고, 주로 심한 급성 좌골신경통 치료를 위해 처방한다. 오래 사용하면 고관절 골 괴사가 발생할 위험이 증가하기 때문에 나는 절대 도스 팩 하나 이상 처방하지 않는다. 그리고 궤양 위험을 증가시킬 수 있어 메드롤 도스 팩을 보통 잔탁Zantac이나 펩시드Pepcid 같은 위산 분비 억제제와 함께 사용한다.

경구 스테로이드는 혈당을 많이 증가시킬 수 있으므로 당뇨를 앓고 있다면 복용을 피해야 한다. 부비동염이나 요로감염 같은 활성 감염이 있을 때는 스테로이드를 사용해서는 안 된다.

의료용 마리화나

이 책에서 다루지 않은 다른 많은 형태의 통증뿐 아니라 허리 통증 완화를 위해 최근 약전에 추가된 가장 중요한 것 중 하나는 의료용 마리화나다. 칸나비스 사티바Cannabis sativa 과에 속하는 마리화나에서 400개 이상의 화학 성분이 확인되었다. 이 중 대부분이 의학적 효과가 알려지지 않았다. 연구는 '칸나비노이드'라 불리는 66가지 성분에 초점을 맞추었지만, 지금까지 그중 두 가지만이 치유와 통증 완화에 중요한 역할을 한다는 것이 증명되었다.

하나는 분명히 중독 효과가 있는, '테트라하이드로칸나비놀^{THC}'이라고 알려진 자연적으로 발생하는 향정신성 화학물질이고, 다른 하나는 향정신성이지만 중독성은 없는 칸나비디올^{CBD}이다. THC는 암컷 대마에 다량으로 존재하고, CBD는 수컷 식물(때로는 '햄프'라고도 한다)에 많다. THC와 CBD 모두 치유력이 높으나 향정신성 효과는 매우 달라 연구원들은 이 두 가지를 여러 가지 비율로 조합하여 다양한 이점을 얻는 방법을 개발해왔다.

허리 통증 완화 효능과 더불어 다양한 비율의 THC와 CBD를 함유한 의료용 마리화나는 메스꺼움을 조절하고 수면을 개선할 뿐만 아니라 HIV/에이즈, 파킨슨병, 크론병, 근위축성 측색경화증^{ALS}(또는 루게릭병), 외상 후 스트레스 장애, 다발성 경화증, 대장염, 신경병증 및 많은 형태의 암 등 놀랍도록 많은 질병과 관련된 통증을 치료하는 데에도 사용되고 있다.

1937년부터 모든 형태의 대마는 불법으로 규정되었다. 그래서 아주 최근까지도 의료용 마리화나를 사용하는 과정이 매우 복잡했다. 그전에는 대마가 많은 의약품 및 처방전이 필요 없는 치료제의 성분이었음에도 불구하고 말이다. 1907년 의회는 약물을 분류하는 '등급'을 설정하는 '통제물질법$^{Controlled\ Substance\ Act}$'을 통과시켰는데, 1급은 '현재 승인된 의료 용도가 없고 남용 가능성이 큰 것'으로 정의되었다. 마리화나는 과다복용으로 사망한 사람이 없음에도 헤로인, LSD와 함께 1급 물질로 임시 등록되었다. FDA가 의료용 마리화나를 뇌전증 치료에 승인한 사실과 마리화나 분류를 변경하려는 몇 번의 입법 시도에도 불구하고, 미국 마약 단속국은 마리화나를 여전히 1급 약물로 간주한다. 역설적으로, 오피오이드가 널리 퍼져 결과적으로 수천 명을 사망에 이르게 한 옥시콘틴, 코카인, 메스암페타민, 펜타닐을 포함한 처방 약물들은 덜 위험한 2급으로 분류되어 있다.

캐나다에서는 마리화나가 기분 전환용으로 합법화되었다. 미국의 여러 주에서도 의료용 및 심지어 기분 전환용으로도 합법화되고 있으므로 기존의 분류는 머지않아 바뀌게 될 것이다. 나는 처방 옵션을 위험-보상 비율이 커지는 순서대로 나열했다. 따라서 오피오이드보다 부작용이 훨씬 덜 심각하고 남용이나 중독 가능성이 훨씬 적다는 확실한 이유로 의료용 마리화나를 오피오이드 진통제 앞에 두었다. 실제로 점점 더 많은 주에서 의료용 마리화나로 치료하기 적합한 조건으로 오피오이드 중독을 포함하고 있다.

앞서 언급했듯 THC는 뇌를 자극해 큰 진통 또는 통증 완화 효과와 더불어 다행감(일반적으로 길지 않은 시간 동안 경험하는 매우 강한 행복감과 그에 따른 흥분)을 유발하는 화학적 신경전달물질인 도파민을 분비하게 한다. THC는 그 자체로 많은 사람이 알고 있는 '취한 기분'을 만들어내고, 자동차 운전이나 사무실에서 일하는 것 같은 일상생활을 매우 어렵다 못해 사실상 불가능하게 만들 수도 있다.

반대로 CBD는 만성 통증, 신경병증, 염증, 불안, 경련 및 메스꺼움을 완화하고, THC와 같은 치료적 특성을 많이 가지지만 중독 효과는 전혀 없다. CBD는 취한 기분을 느끼게 하지도 않고, THC와 조합했을 때 THC의 환각 효과 일부를 줄여주기도 한다. CBD와 THC를 적절한 비율로 섭취하면 일을 하거나 자동차를 운전하는 등 어떠한 일을 수행하는 능력에 실질적으로 영향을 미치지 않으면서 효과적인 진통제 및 소염제로 작용한다.

현행 미국 연방법은 의사가 마리화나를 처방하는 것을 금지하고 있다. 하지만 정상적으로 진료를 하는 모든 의사는 강의를 듣고 만성 통증을 포함한 여러 가지 특정 질병에 마리화나를 처방할 수 있도록 각 주에서는 인증을 받을 수 있다. 그러면 환자는 그 특정 목적을 위해 허가받은 약국에서 약을 구매할 수 있다. 마리화나 처방은 거의 50년 동안 불법이었기 때문에, 의사와 약사는 이제야 환자의 일상생활 능력을 손상하지 않으면서 가장 유익한 진통 및 항염증 효과를 얻기 위해 THC와 CBD의 효과를 조절하는 방법을 배우고 있다.

허리 통증을 포함한 다양한 증상을 치료하기 위해 의료용 마리화나를 처방할 수 있도록 뉴욕주에서 인증을 받은 하워드 M. 샤피로Howard M. Shapiro는 급성 및 만성 통증으로 어려움을 겪고 있는 환자를 돕기 위해 아주 섬세한 방법을 개발했다. 샤피로는 이렇게 말했다.

"뉴욕주에서는 두 가지를 모두 사용해야 합니다. 그런데 둘 다 같은 양을 사용할 수도 있고, 더 많은 양의 THC와 더 적은 양의 CBD를 사용할 수도 있고, 그 반대로 할 수도 있습니다."

샤피로는 의사가 급성 혹은 만성 통증 환자를 치료한다면 더 많은 양의 THC와 더 적은 양의 CBD를 섞어서 사용할 것이라고 덧붙였다.

"하지만 신경병증이나 염증 요소가 있는 허리 문제처럼 염증 과정과 관련된 통증을 치료한다면, 두 가지를 같은 양으로 사용할 수 있습니다. THC는 통증을 덜어주고 CBD는 THC의 다행감을 줄여주는데, CBD는 소염제로도 작용합니다."

의료용 마리화나는 주로 세 가지 형태로 나온다. 한 가지 형태는 오일인데, 전기 장치에서 가열되어 연기가 아닌 수증기로 나온다. 효과가 바로 나타나고, 1시간 30분 정도 지속된다. 의사들은 환자들에게 건강에 좋지 않으니 의료용 마리화나를 피우지 말라고 말한다. 하지만 훨씬 낮은 열에서 기화될 수 있는 형태는 간헐적으로 통증이 있는 사람들이 통증을 즉시 줄이고 싶을 때 가장 좋은 방법이다.

온종일 통증에 시달리는 사람들은 캡슐이나 액상 형태를 사용하는 편이 더 효과적이라고 느낀다. 두 가지 모두 약 60~90분 후에 효과가 나타나며, 4~6시간 정도 지속된다. 캡슐은 강도가 한정적인데, 액상은 주로 세제곱센티미터의 10분의 1 단위로 눈금이 있는 스포이트를 이용해 더 미세하게 조절할 수 있다. 오일은 신체가 액체를 보다 효율적으로 흡수하도록 도와주기 때문에 올리브유나 땅콩버터와 섞어 사용할 수 있다.

많은 약국에서는 의료용 마리화나를 레몬이나 민트 맛이 나는 스프레이와 사탕, 쿠키 등과 같이 먹을 수 있는 형태로도 판매한다. 이러한 형태는 의료용 마리화나가 활성화되는 데 더 오랜 시간이 걸리지만 더 오래 지속된다. 의료용 마리화나는 다른 약물과 마찬가지로 술 또는 다른 약물과 함께 사용하면 위험할 수도 있으니 주의해야 한다.

몇 년 전 샤피로는 인증 교육을 받은 뒤 약간의 두려움은 있었으나 자신의 병원에서 마리화나를 이용해 환자들을 치료하기 시작했다. 첫 번째 환자는 크론병을 앓고 있는 젊은 남성이었는데, 통증 때문에 많은 양의 옥시콘틴을 복용하고 있었고 중독이 되었을까봐 걱정하고 있었다. 샤피로는 마리화나를 피워본 적 없는 환자를 치료할 때는 괜찮은 정도를 파악하기 위해 적은 양부터 조심스럽게 시작한다. 그는 THC가 적은 의료용 마리화나로 이 환자를 치료하기 시작했고, 환자와 함께 최적의 THC와 CBD 조합을 찾기 위해 노력했다. 3개월 후, 환자는 옥시콘틴을 다시 사용할 필요나 욕구가 없어졌다고 말했다. 샤피로는 이렇게 덧붙였다.

"그리고 그 환자는 인생에서 그렇게 기분이 좋았던 적이 없다고 했습니다."

샤피로는 마리화나를 사용한 자신의 환자 중 85%가 긍정적인 결과를 얻었고, 환자와 함께 적절한 용량과 섭취 형태를 찾으면 용량을 올리지 않는다고 말했다.

"사람들은 대개 마리화나에 대한 내성이 생기지 않습니다. 같은 효과를 얻기 위해 마리화나의 양을 점점 늘릴 필요가 없다는 뜻입니다."

마리화나가 헤로인 중독으로 이어질 수 있는 '게이트웨이 약물gateway drug'이라는 속설이 있는데, 오히려 정반대인 것 같다. 샤피로 등 많은 의사들의 사례와 함께 현재 진행되고 있는 연구는 무엇보다 의료용 마리화나가 합법 및 불법적인 오피오이드 모두를 끊는 가장 효과적인 길이 될 수 있음을 보여주고 있다.

대부분의 환자는 마침내 자신에게 효과적인 여러 가지 전달 방식의 조합을 결정하게 된다. 샤피로는 이렇게 말했다.

"만일 온종일 통증에 시달린다면 베이핑은 즉각적인 효과가 있으니 아침에 베이핑을 하고, 그다음에 효과가 있기까지 1시간 정도 걸리는 액상이나 캡슐을 섭취할 수 있습니다."

캡슐은 베이핑이 효과를 잃기 시작할 때쯤에 작용하기 시작한다. 환자가 액상이나 캡슐을 하루에 서너 번 섭취하겠다고 결정했을 수도 있지만 돌발 통증(통증이 조절된 상태에서 간헐적으로 악화되는 통증)이 발생할 때를 대비하여 베이퍼를 가지고 있는 것이 좋다. 그럴 때 베이퍼를 하면 즉시 효과가 나타난다.

허가받은 약국에서는 다양한 형태, 다양한 THC 대 CBD 비율로 여러 용량의 의료용 마리화나를 판매한다. '많은 양의 THC'나 '많은 양의 CBD'라고 표시되어 있거나, 2:1, 10:1, 20:1, 1:2, 1:10 혹은 1:20처럼 다양한 THC 대 CBD 비율로 담겨 있다. 의사와 상담하여 자신에게 가장 효과적인 비율을 찾는 것이 중요하다.

샤피로는 "약에 취해 일하면 안 되니 환자가 일할 때는 THC를 너무 많이 주지 않습니다. 그러니까 일종의 균형 맞추기가 되는 거죠"라고 말했다. 샤피로는 이 과정을 혈압약 처방에 비유했다. 일반적으로 의사는 혈압약을 처방할 때 환자에게 특정 용량의 알약 하나를 복용하게 하는 것으로 시작해 그것이 얼마나 효과적인지에 따라 용량을 높이거나 두 번째 약물을 추가한다. 일단 혈압을 정상 수준으로 낮추면 계속 효과가 있는 한, 주로 수년 동안 그 치료법을 유지한다.

몇 년 전 브리오나Briona라는 이름의 환자가 나를 찾아왔다. 그는 고관절 비구순(골반뼈에서 움푹 들어간 부분에 있는 섬유성 연골조직) 파열에 의한 통증을 겪고 있었다. 나는 가장 위험성이 적은 오피오이드 진통제 중 하나인 놀코Norco(하이드로콘과 아세트아미노펜)를 처방했다. 하지만 모든 오피오이드에는 렘수면 방해 등 여러 가지 단점이 숨어 있다. 그래서 만성 통증 치료에 의료용 마리화나가 합법화되었을 때, 나는 브리오나에게 마리화나를 처방할 수 있는 의사에게 가볼 것을 권했다.

브리오나는 약물을 처음 사용했던 때를 떠올리며 이렇게 말했다.

"처음에는 제가 원했던 것보다 조금 더 높은 THC 대 CBD 비율로 시작했어요. 수증기를 조금 들이마셨는데 약에 취했어요. 그건 하고 싶지 않았어요!"

의사는 처방전을 6:1의 CBD 대 THC 비율로 바꾸었다.

"그 비율로는 완전히 취하지 않고, 그냥 걷기 편해요. 통증이 없다는 건 굉장히 행복한 일이에요."

마리화나를 처방하는 의사와 약국에 대한 브리오나의 경험은 전반적으로 긍정적이었다. 그들은 통증 완화에 대한 브리오나의 필요와 가장 적합하고 효과적인 CBD 대 THC 비율에 도달하는 것의 중요성을 이해하는 듯했다. 브리오나가 우려하는 한 가지는 주마다 약물 가격이 다르다는 점이다.

"시애틀에서는 13만 원이었는데, 뉴욕에서는 40만 원 정도를 지불해야 해요."

요즘 브리오나는 팅크와 베이프 카트리지를 둘 다 이용한다. 밤새 한 자세로 있어 불편한 기분으로 침대에서 일어났을 때 가장 먼저 베이핑을 한다. 브리오나는 효과가 있기까지 최소 2시간이 걸리므로 베이프로 얻는 즉각적인 통증 완화는 '천국'과도 같다고 이야기했다.

2018년 6월, FDA는 2세 이상의 환자에서 나타나는 희귀하고 심각한 형태의 뇌전증인 레녹스-가스토증후군Lennox-Gastaut syndrome 그리고 드라베증후군Dravet syndrome과 연관된 발작 치료를 위해 에피디올렉스Epidiolex로 시장에 출시된 CBD 경구용 액제를 승인했다. FDA는 이 약이 '희귀하고 심각한 형태의 뇌전증을 치료하기 위해 마리화나에서 추출한 유효 성분을 포함한 첫 번째 약물'이라고 발표했다. FDA가 이전까지는 단지 세 가지 칸나비노이드 기반의 약만 승인했고, 대마 식물 전체에서 추출한 건 없었기에 이는 주목할 만한 발표였다. 이전의 약물은 분리된 합성 물질로 만들어졌기 때문에 안투라지 효과의 이점이 없었다.

1998년 이스라엘 과학자 시몬 벤-샤바트Shimon Ben-Shabat와 라파엘 머슐럼Raphael Mechoulam은 한 논문을 발표했다. 그 논문에는 '대마 식물에서 발견된 66가지 칸나비노이드와 400가지 이상의 기타 화학물질의 시너지 효과가 다 함께 작용하여 신체에 영향을 준다'라는 이론이 담겨 있다. 이를 '안투라지 효과'라고 하며, 대체로 중독성이 없는 성분들이 주로 THC에 의해 나타나는 전반적인 향정신성 효과를 조절한다고 결론지었다. 그들은 CBD가 기억력에 미치는 역효과를 포함한 THC의 부정적인 영향을 조절하는 주성분이며, CBD를 증가시키면 THC의 중독 효과를 줄일 수 있을 것이라고 믿었다.

최근 우리는 전체 식물성 식품에 들어 있는 수천 가지의 피토케미컬(식물에서 자연적으로 만들어지는 모든 화학물질)과 항산화 화합물의 복잡한 상호작용이 단순히 비타민이나 영양 보충제를 먹는 것만으로는 할 수 없는 방식으로 만성 질환의 위험을 줄이는 역할을 한다는 사실을 알게 되었다. 식물성 식품의 항산화 및 항암 작용은 이러한 화합물 각각이 합쳐진 시너지 효과에서 나온다. 신경외과 의사이자 유명한 의학 기자인 산제이 굽타Sanjay Gupta는 대마 식물에 있는 여러 가지 화학물질의 유사한 성질에 관해 이렇게 말했다.

"실험실에서 합성된 단일 화합물로 효과가 좋은 다른 약물과 달리, 대마는 안투라지 효과가 완전히 나타날 때 식물 전체로서 가장 큰 이점이 있을 수 있습니다."

우리는 CBD와 다른 칸나비노이드의 통증 완화 및 치유 가능성에 관해 단지 빙산의 일각만을 보고 있다. 현재 콜로라도 대학교 볼더에서 진행 중인 특별한 연구는 피험자에게 더 많은 양의 CBD와 더 적은 양의 THC에서 그 반대까지 다양한 CBD와 THC 비율의 마리화나를 줄 것이다. 그리고 난 뒤 중독성과 남용 가능성 정도를 비교하여 각 혼합물의 상대적인 통증 완화 및 항염 효과를 평가할 것이다. 미국 국립보완통합의학 센터가 약 40억 원을 지원하는 이 연구는 허리 통증을 위해 대마를 사용하고 다른 조합의 THC와 CBD가 통증, 염증, 인지, 기분 및 기타 요소에 어떤 영향을 미치는지를 관찰하기 위해 약 300명의 피험자를 모집했다.

아편 진통제

오늘날 기자, 연구원, 의사들은 매우 다른 의미로 '마약'이라는 용어를 사용한다. '마비시킨다'라는 의미의 그리스어 'narkoun'에서 파생된 'narcotic', 즉 마약은 원래 수면 유도 성질을 가진 모든 향정신성 화합물을 의학적으로 지칭하는 용어였다. 그러나 이제 미국에서는 생아편에서 발견되는 화합물의 유도체와 더불어 모르핀 같은 아편제 및 오피오이드와 연관된다.

생아편에 있는 화합물의 유도체에는 하이드로콘과 옥시코돈(그 자체로 위험한 서방형 약물인 옥시콘틴의 원료가 된다) 같은 반합성 오피오이드의 전구체인 코데인과 테바인이 포함된다. 나는 간단하게 마약이라는 용어를 헤로인, 모르핀, 코카인 같은 불법 약물을 의미하는 데 사용하도록 하겠다. 합법적으로 처방되는 약물이지만 통제되는 물질은 2급과 3급으로 분류된다. 이렇게 합법적으로 처방되는 약물을 아편제라고 정의하겠다. 2급 약물은 일반적으로 3급 약물보다 중독 및 과다복용에 의한 기타 합병증 위험이 더욱 크다.

내가 가장 많이 처방하는 아편제는 3급 놀코, 즉 하이드로콘과 아세트아미노펜의 복합제다. 통증이 없어지지 않는다면 2급 아편제, 복제약 옥시코돈 또는 퍼코셋(옥시코돈과 아세트아미노펜) 둘 중 하나를 처방할 수 있다. 간에 문제가 있는 환자에게는 아세트아미노펜 없이 단기 작용 옥시코돈만 사용한다. 나는 아편제 남용으로 보고된 대부분의 사망을 초래한 옥시콘틴이나 펜타닐 패치는 절대 처방하지 않는다. 이 약물들이 허리 통증 완화 역할을 하는지도 잘 모르겠다. 위험-부담 비율이 너무 낮아 위험을 무릎 쓸 만한 가치가 없다.

통증과 통증 완화의 원리를 연구하는 초기의 연구원들은 대부분의 진통제는 단지 몇 가지 천연 식물에서 얻은 다음 그 각각의 합성 버전에서 만들어낸다는 것을 발견했다. 앞서 이야기했듯 아스피린은 버드나무 껍질에서 발견한 화학물질에서 생성되었고, 아스피린 대체물은 이러한 화합물 계열을 따라 합성되었다. 이와 마찬가지로 모르핀은 양귀비에서 만들어졌고, 대부분 오피오이드와 합성 아편제가 그 뒤를 따랐다. 나는 앞서 큰 제약회사와 과잉 처방의 도움을 받아 오피오이드가 미국에 만연해진 현상을 설명했다. 모든 아편제와 거기서 파생된 약물들은 중독성이 매우 강한데, 슬프게도 연구 결과 이러한 약물들이 통증 완화에 상대적으로 효과가 없다는 사실이 밝혀졌다.

오피오이드는 남용 및 중독 위험이 크다는 점 이외에도 상당한 부작용이 있다. 어지러움, 졸음, 두통, 신경과민, 불안, 메스꺼움, 변비, 가려움증, 구강 건조, 발한 등이 이에 해당한다. 심각한 경우를 제외하고 오피오이드 사용을 피해야 하는 가장 중요한 이유는 오피오이드는 내가 생각하는 하향 나선형 효과를 만들어내기 때문이다. 우선 통증 완화를 위한 모든 오피오이드의 효능은 시간이 지나면서 줄어드는 경향이 있다. 일반적인 시스템은 오피오이드에 점차 익숙해지고, 같은 진통 효과를 얻기 위해 점점 더 많은 용량이 필요해진다. 설상가상으로 진정 효과에도 불구하고 오피오이드는 우리가 꿈을 꾸는 단계인 렘수면을 빼앗아간다. 렘수면은 뇌의 복구와 재생에 크게 관여하는 반면, 깊은 비렘수면은 주로 신체를 복구하고 재생하는 시간이다.

오피오이드를 오래 복용하면 렘수면이 줄어들게 된다. 결국 오피오이드를 사용하면 아이러니하게도 통증이 증가하고 통증 민감도가 커질 수 있다. 신체는 자신을 스스로 새롭게 하고, 회복하게 하고, 자체적인 천연 진통제가 작용하게 하려면 중요한 가동 중지 시간이 필요하기 때문이다. 2014년에 진행된 미국 보훈부^{US Department of Veterans Affairs} 환자를 대상으로 한 연구는 오피오이드를 복용하는 사람의 경우 대조군의 수면과 비교했을 때 더 나쁜 주관적 수면의 질과 수면 방해를 포함하는 수면 장애를 더욱 많이 겪는다는 사실을 밝혀냈다. 오피오이드를 복용하는 사람은 수면 무호흡증을 진단받을 확률도 더 높았고, 이러한 약물을 복용하지 않는 만성 통증 환자보다 더 많은 심한 통증과 우울증을 보고했다.

처방 패치와 바르는 약

바르는 비스테로이드 소염제(연고, 젤 및 피부 패치)는 경구 비스테로이드 소염제와 같은 주의가 필요하다. 하지만 나는 바르는 약이 경구 비스테로이드 소염제보다 일반적으로 훨씬 더 안전하나 효과는 덜하다고 생각한다. 비스테로이드 소염제가 함유된 디클로페낙 나트륨(볼타렌 젤) 같은 새로운 유형의 처방 국소 진통제는 외상이나 골관절염으로 발생하는 연조직(힘줄, 인대 및 근육) 염증 감소에 도움이 되어 통증이 줄어든다. 볼

타렌 겔은 부작용이 매우 적지만 만성 허리 통증 감소에는 효능이 낮다. 국소 플렉터 패치Flector Patch(디클로페낙 에폴라민)는 경미한 부상에 의한 급성 통증 치료에 사용되는 비스테로이드 소염제인데, 관절염을 포함한 만성 질환 치료에도 사용된다. 효능이 낮고 부작용이 적다.

국소 마취제인 리도카인이 함유되어 있으며 리도덤Lidoderm으로 시장에 출시된 경피 패치는 대상포진으로 발생하는 말초 통증 완화를 위해 개발되었다. 초기 연구는 리도카인 패치가 부작용이 거의 없이 허리 통증을 완화할 수 있다고 주장했지만, 2012년에 진행된 후속 연구에서는 5% 리도카인 패치를 '이중 맹검 무작위 위약 대조 뇌 영상 연구에서 실험했을 때 만성 허리 통증 치료에 위약보다 더 큰 효능이 있지 않다'라고 결론지었다. 흥미로운 결과로 연구원들은 패치가 위약보다 나을 것이 없지만, 치료받지 않은 만성 허리 통증을 앓고 있는 피험자 그룹을 대상으로 실험했을 때, 패치로 치료한 피험자는 치료하지 않은 그룹보다 훨씬 더 많은 통증 감소가 나타났다고 판단했다. 연구원들은 '많은 만성 허리 통증 환자에서 패치 자체가 강력한 플라시보 효과를 유발한다'라는 결론을 내렸다. 패치가 위약보다 나을 것이 없다는 사실을 알고 있는 사람에게서도 플라시보 효과가 나타날지는 알려진 바가 없다. 어쨌든 리도카인 패치는 독성 문제가 발생할 수 있으므로 하루에 12시간 이상 사용하지 않도록 주의해야 한다.

나는 지금껏 리도덤이나 플렉터 패치의 강력한 결과를 보지 못했다. 게다가 리도카인 패치는 가격이 비싸고, 만성 또는 급성 통증을 위한 리도카인 패치는 많은 처방 약 플랜에서 보험이 되지 않는다. 그래서 나는 만성 허리 통증에 처방 패치나 바르는 연고를 사용하지 않는다. 그러나 나는 장기적으로 일회용 히트 패치가 처방하는 비스테로이드 소염제 패치나 리도카인 패치보다 더 낫거나 비슷한 효과가 있다는 것을 알게 되었다. 처방받는 번거로움과 위험성을 줄이고 싶다면 히트 패치가 최고의 방법이다!

앞서 의사의 처방전이 필요 없는 경피 패치의 상대적 가치에 관해 설명했다. 오피오이드 진통제를 투여하는 패치도 거의 같은데, 매우 중요한 몇 가지 주의 사항이 있다. 경구 오피오이드와 마찬가지로 오피오이드 약물을 전달하는 피부 패치는 중독성이 있으며 과다복용하면 사망에 이를 가능성이 있으므로 심각한 상황에서 단기적으로 허리 통증을 완화할 때만 사용해야 한다. 약물이 피부를 통해 혈류로 흡수되므로 이러한 패치는 한 번 붙이면 최대 3일 동안 통증을 완화할 수 있다. 경구 약물이 아니기에 환자가 실수로 지나치게 많이 복용하는 위험을 피할 수 있다는 이점이 있다. 하지만 브랜드명 듀로제식Duragesic 및 복제약 펜타닐 패치로 인해 발생한 사망과 과다복용 문제를 FDA가 조사하고 있다는 것이 단점이다. 펜타닐은 현재 오피오이드가 널리 퍼지게 된 현상의 중심에 놓여 있다. 탐사 보도 저널리스트인 에반 휴즈Evan Hughes는 《뉴욕타임스 매거진》의 표지 기사에 다음과 같이 기록했다.

> 펜타닐은 매우 강력하다. 주로 헤로인에 첨가되거나 위조 알약으로 만들어져 불법적으로 제조된 다양한 약물은 오피오이드 위기에서 주요 살인자가 되었다. 그리고 규제 당국은 처방 펜타닐 제품을 제한하기 위해 특별한 노력을 기울였다. (…) 이러한 정부의 노력에도 불구하고 점막 흡수형 속효성 펜타닐 제제TIRF, Transmucosal Immediate-Release Fentanyl는 암 환자가 아닌 사람에게도 널리 처방되었다. 종양 전문의가 아닌 통증 전문의들이 주로 처방했다. 이는 업계의 상식이었다. 제조업체가 약물을 허가 외 목적으로 홍보하는 것은 불법이지만, 의사가 자신의 판단에 따라 모든 약물을 허가 외 목적으로 처방하는 것은 완전히 합법적이다.

처방 약물은 올바르게 사용한다면 응급 상황에서 만성 허리 통증 치료를 위한 강력한 무기가 될 수 있다. 다시 한 번 말하지만 나는 중독과 사망 위험 가능성 때문에 펜타닐 패치나 옥시콘틴을 절대 처방하지 않는다. 다른 아편제는 갑자기 통증이 심해질 때 단기적으로는 괜찮지만, 지속적으로 사용하게 되면 위험이 이익보다 커질 것이다. 장기적인 아편제 또는 비스테로이드 소염제 사용과 같은 함정을 피하면 만성 허리 통증에 대한 보상이 증가하면서 위험은 줄어들 것이다.

9. 의학적 시술

앞서 소개한 은퇴한 초등학교 교사 카렌을 기억할 것이다. 그녀는 나를 찾아오고 난 뒤 약 2년 반 동안 뼈 대사를 증진시키기 위해 D_3와 시너지 효과를 내는 커큐민 및 비타민K_2와 함께 비타민D_3를 계속 섭취한 결과, 통증이 사라졌다. 그러나 70세가 되었을 때, 오른쪽 L4~5 후관절에 더 많은 관절염이 생기면서 통증이 다시 발생했다. 비스테로이드 소염제를 가끔 사용해보고 3개월 동안 물리 치료도 받아보았으나 통증은 줄어들지 않았다. 우리는 상황을 반전시켜야 했다. 나는 고주파 탈 신경RFD('고주파 신경 절제술'이라고도 한다)이라고 알려진 최소침습 시술이 카렌에게 도움이 될 것이라고 생각했다. 이는 적합한 환자에게 시행하면 성공률이 높은, 간단하면서도 상대적으로 통증이 없는 시술이다.

나는 카렌이 그 기준에 맞는지 확실하게 확인하기 위해 특정 후관절에 연결된 작은 내측 신경 주변에 마취제를 주입하는, 내측분지 신경 차단술로 알려진 진단 검사를 했다. RFD 같은 치료는 환자가 긍정적인 반응을 보이는 경우, 즉 상당한 통증 완화를 얻는 경우, 그와 비슷한 효과가 있으면서 몇 년 동안 통증을 없앨 수 있다.

다행히 카렌은 진단 검사로 거의 100%의 통증 완화를 얻어 RFD를 시행하기로 결정했다. 의사는 이 시술을 할 때 투시경을 사용해 통증이 있는 후관절로부터 뇌로 통증 감각을 전달하는 신경에 바늘을 위치시키고, 그 신경을 마비시키기 위해 국소 마취제를 주입한다. 그런 다음 바늘에 열을 가해 신경 일부를 녹여 뇌로 통증 신호를 보내지 못하게 한다. 카렌은 15~30분 정도 걸리는 이 외래 시술로 계속 골프를 칠 수 있게 되었고, 그동안 즐겼던 모든 것들을 다시 할 수 있게 되었다.

나는 1,000명 이상의 환자에게 이와 같은 시술을 시행했다. 환자들이 비접촉 스포츠만 한다면 합병증이 발생할 확률은 극히 적었다. 나는 후관절 관절염이 심해지는 것을 원치 않는다면 RFD 후에 신체 접촉이 있는 스포츠를 하지 않아야 한다고 말한다. 하지

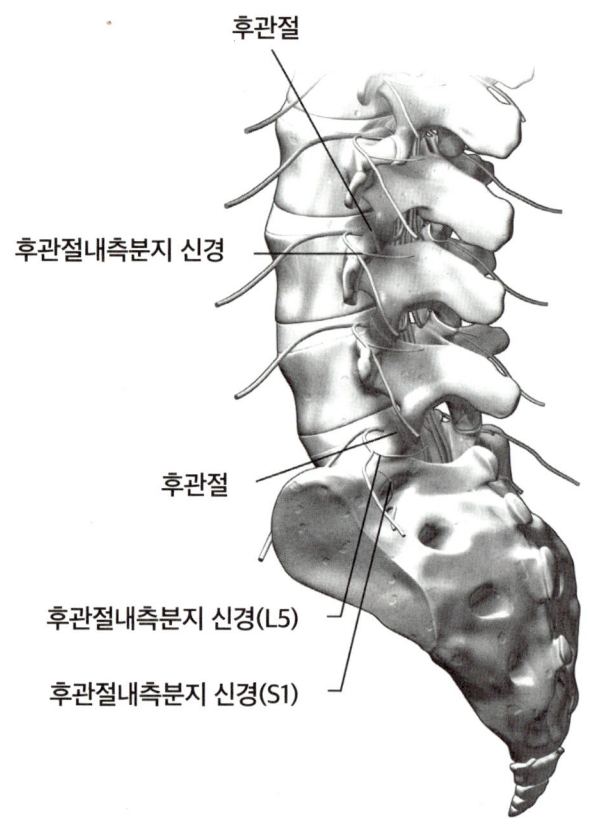

후관절과 내측 신경

만 이러한 유형의 시술은 그 시술이 전체적인 치료 계획의 일부인 경우에만 효과적이다. 카렌의 경우 골퍼들을 위해 만들어진 속옷인 Jox를 착용했고, 골프를 치고 난 후 허리에 얼음찜질을 했으며, 비타민D_3 2,000IU 및 Vonacor 의료 식품을 섭취하면서 꾸준히 레그 플러터를 했다. 또한 갑상선을 안정된 상태로 유지하기 위해 내분비 내과 전문의가 처방한 생체동일 갑상선 치료도 지속해나갔다.

유발점, 유도 경막외 및 후관절 주사, 고주파 탈 신경

약 80%의 허리 통증은 열과 얼음, 압박 및 심호흡을 포함한 자기 관리 방법, 소염제와 근육 이완제, 규칙적인 Back Rx 운동의 조합으로 치료할 수 있다. 통증이 지속될 때는 통합 치료 옵션인 카이로프랙틱, 정골 의학, 침술, 지압, 마사지 치료 및 수중 치료 중 한 가지 이상을 해볼 수 있다.

그러나 나이가 들면서 허리 통증 치료를 복잡하게 만드는 요인 중 하나는 탈출한 디스크, 그 디스크 위나 아래에 있는 척추뼈 또는 후관절과 천장관절의 한 군데 이상에서 통증이 발생하는 것이다. 이제 의사에게는 투시법 X-ray(유도)을 이용해 통증의 주요 원인을 확인할 수 있는 더 나은 방법이 있다. 장시간 앉아 있을 때 심해지는 허리와 다리 통증은 주로 디스크에서 발생하는 통증인 반면, 서 있거나 걸을 때 나타나는 통증은 후관절과 천장관절, 특히 '척추관협착증'이라고 알려진 디스크 사이 공간이 좁아지는 것에서 발생할 확률이 높다.

추간판성 통증이 갑자기 심해질 때가 있으나 통증이 다리를 타고 내려가지는 않는 그런 만성 허리 통증을 앓고 있다면, 리도카인과 생리식염수를 사용하는 통증 유발점 주사는 갑자기 통증이 심해질 때 통증 지속 시간을 줄이는 데 매우 효과적이다. 다리로 내려가지 않는 만성 허리 통증은 대부분 자가 치료와 통합 치료에 반응하지 않는 탈출한 디스크 때문에 발생하는 통증이다.

하루는 정오쯤에 매우 유명한 팝 스타가 나를 찾아왔다. 만성 추간판성 허리 통증이 갑자기 심해지면서 발생한 오른쪽 등의 근육 경련 때문에 거의 움직이지 못하는 상태였다. 그녀는 그날 저녁 매디슨 스퀘어 가든 Madison Square Garden의 헤드라인을 장식할 예정이었으나 통증 때문에 몸이 반으로 접힌 상태로 보디가드의 부축을 받으며 걸었다. 몇 시간 동안 공연을 하는 건 고사하고 사운드 체크조차 할 수 없었고, 공연을 취소해야 하는지 고민하고 있었다.

우리는 척추 양쪽 부척추근에 리도카인과 생리식염수 통증 유발점 주사를 몇 차례 맞아야 한다는 결정을 내렸다. 리도카인은 단순 마취제이며, 생리식염수의 역사는 인류 역사가 시작되기 이전으로 거슬러 올라간다. 생명은 본질적으로 소금물인 바다에서 나왔고, 몸은 여전히 50~75%의 물로 이루어져 있으며, 그중 작은 부분이 염화나트

류이다. (나는 간단한 통증 유발점 주사에는 스테로이드의 한 종류인 코르티손을 사용하지 않지만, 좌골신경통 통증을 위하여 경추간공 경막외 주사가 가능할 경우를 대비해 코르티손을 남겨 놓는다.) 생리식염수는 그 자체로 치료 효과가 매우 크다. 4시가 되자 그녀의 몸에서 경련이 사라졌고, 매디슨 스퀘어 가든에 리허설을 하러 갈 수 있었다. 그리고 그날 밤 그녀는 공연을 완벽하게 마쳤다.

우리가 말하는 척수신경근통, 즉 디스크 팽윤이나 척추관협착증에 의해 발생하는 다리 통증을 주로 겪는 환자들은 코르티손이 들어 있는 경추간공 경막외 주사에 적합하다. 이 주사는 일반적으로 효과적이다. 코르티손(또는 코르티코스테로이드)은 진통제가 아닌 염증을 줄여주는 약물이어서 통증 감소로 이어질 수 있다. 경추간공은 특별한 형태의 경막외 주사로, 정확한 양의 리도카인과 코르티코스테로이드를 통증의 원인인 염증이 있는 신경에 직접 전달한다. 주사가 신경이 디스크와 만나는 부분에 도달해 염증과 그에 수반되는 통증을 줄여준다. 이 시술은 약 20분 이내에 쉽게 할 수 있어 환자 혼자 힘으로 집에 돌아갈 수 있다.

2002년에 동료들과 내가 발표한 임상시험 자료에 따르면 이러한 주사는 적절한 운동법이 함께 수반될 때 장기간에 걸쳐 상당한 양의 통증을 감소시키는 것으로 나타났다. 경막외 주사로 통증이 완화되지 않는다면, 많은 경우 디스크 일부를 제거하는 추간판절제술이 효과적일 수 있다. 2002년 내가 주도했던 연구에서 통증 유발점 주사를 맞은 그룹의 성공률이 48%였던 것에 비해 경추간공 경막외 스테로이드(코르티손) 주사를 맞은 그룹은 84%의 성공률을 나타냈다.

다리에는 통증이 없고 주로 허리에만 통증이 있으며 관절과 척추의 관절염에 의해 발생하는 축성 통증은 카렌이 받았던 고주파 탈 신경에 가장 잘 반응한다. 고주파 탈 신경 치료에 적합하다고 생각되는 환자들은 적합성을 확인하기 위해 내측분지 신경 차단술이라는 진단 검사를 통과해야 한다. 하지만 나는 카렌에게 했던 것처럼 환자들에게 체중 감량, 운동, 호르몬 최적화 및 비타민D_3 섭취를 포함한 자기 관리의 모든 측면을 먼저 시도해볼 것을 제안한다.

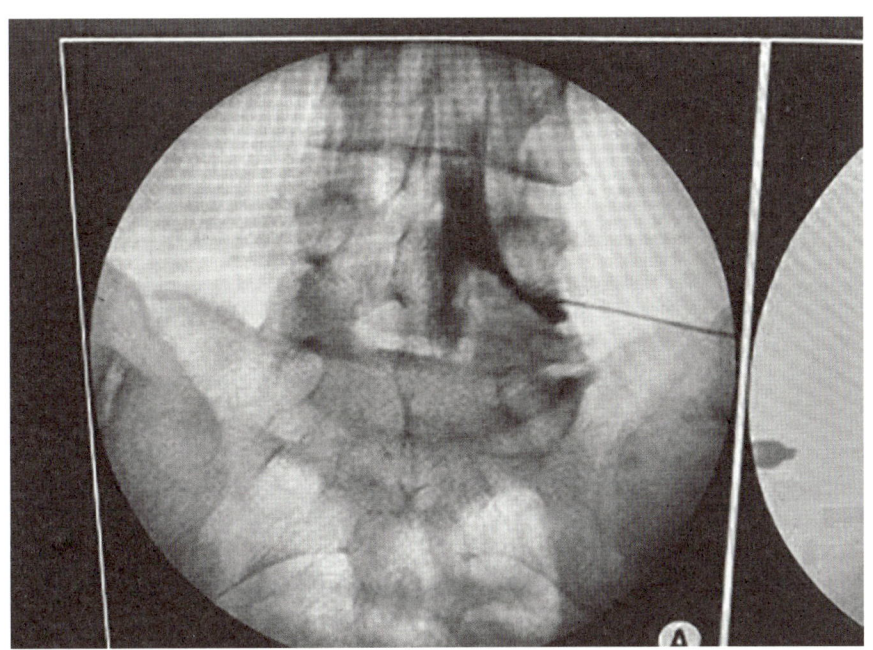

허리뼈(요추) 경추간공 스테로이드 주사

최소침습 중재술

디스크 파열로 심한 다리 통증 없이 주로 허리 통증을 겪는 환자의 경우, 허리 수술 성공률이 조금 낮아진다. 그리고 그러한 환자들은 수술을 받지 않는 것이 더 낫기 때문에 나는 그러한 환자들을 치료할 때 '먼저 해를 끼치지 않는다'라는 원칙을 고수한다. 그리고 추간판 내 열 치료^{IDET} 및 수핵성형술과 같이 가열 코일을 사용하는 최소침습 중재술은 위험과 합병증이 적었지만, 결과도 좋지 않았다. 다음 장에서 살펴보겠지만 줄기세포 같은 바이오의약품의 출현은 우리에게 희망을 준다.

주로 허리 통증을 겪는 환자들을 위한 척수 자극술이나 척추강 내 약물 주입 펌프 같은 다른 최소침습 중재술은 성공률이 50% 미만이다. 같은 그룹의 환자들에 대한 척추유합술 성공률은 50% 미만이다. 척추유합술은 골이식, 금속 막대 및 나사를 사용하여 2개 이상의 척추뼈를 하나로 연결해 척추 문제를 교정하려 하는 매우 침습적인 수술이다. 이 그룹의 환자들은 모든 외과적 중재술을 피할 것을 권장한다.

좌골신경통 통증 없이 허리 통증만 있는 환자의 경우 고주파 탈 신경 치료를 받은 후에 통증이 별로 완화되지 않더라도 외과적 중재술의 성공률이 너무 낮기 때문에 나는 계속해서 외과적 중재술을 멀리하라고 말한다. 개인적으로 척추유합술이 적합한 이상적인 사람은 전위가 있는 척추관협착증을 앓고 있으며, 주로 다리 통증이 있는 사람이라고 생각한다. 대체로 L4~5에서 마모로 발생할 수 있는 밀려난 척추뼈를 말하는 것이다. 일반적으로 더 젊은 연령층에게 발생하는 디스크 파열로 밀려난 디스크와 혼동하지 않길 바란다. (척추뼈는 뼈, 디스크는 충격 흡수제 역할을 하는 뼈 사이의 젤리 도넛이라는 점을 기억해라. 나이가 들면서 키가 약간 줄어드는 이유는 디스크가 건조해지고 쪼그라들면서 우리도 그렇게 쪼그라들기 때문이다.)

당신에게 필요한 시술이 무엇이든 통증을 줄이고 오피오이드 의존도를 줄이기 위해 Back Rx 치료법을 지속해나가야 한다. 그러니 수술을 선택했다면, 최고의 식단, 운동, 마음챙김 수행 및 식이보충제에 대한 나의 조언을 따르기 바란다.

응급 수술

다른 모든 옵션이 실패할 때까지 대부분의 침습적이며 외과적인 시술은 피해야 한다고 생각하지만, 몇 가지 응급 상황에서는 수술이 유일한 방법이다. 점점 더 쇠약해지게 만드는 진행성 신경 손상을 앓고 있는 환자가 참을 수 없는 고통을 겪거나, 소변을 볼 수 없거나, 척추의 가장 아랫부분에 있는 허리뼈(요추) 추간판 탈출증에 의해 주로 생기는 말총증후군이 발생했다면, 일반적으로 추간판절제술이나 척추후궁절제술 같은 응급 수술이 필요하다. 가장 가까운 병원이 어디인지 외에는 생각할 것이 없다.

그런 중대한 상황을 제외하고 침습적 또는 외과적 시술로 이익을 얻을 수 있는 상태는 얼마 되지 않는다. 모든 의료 시술에는 더 심한 통증으로 이어질 수 있는 합병증의 위험이 따르고, 성공 가능성은 상태에 따라 다르다. 우리가 '잘 선별됐다'라고 이야기하는, 즉 당신이 그 해당 시술에 대한 기준을 충족하는 환자 그룹에 속한다면 성공 가능성은 올라간다.

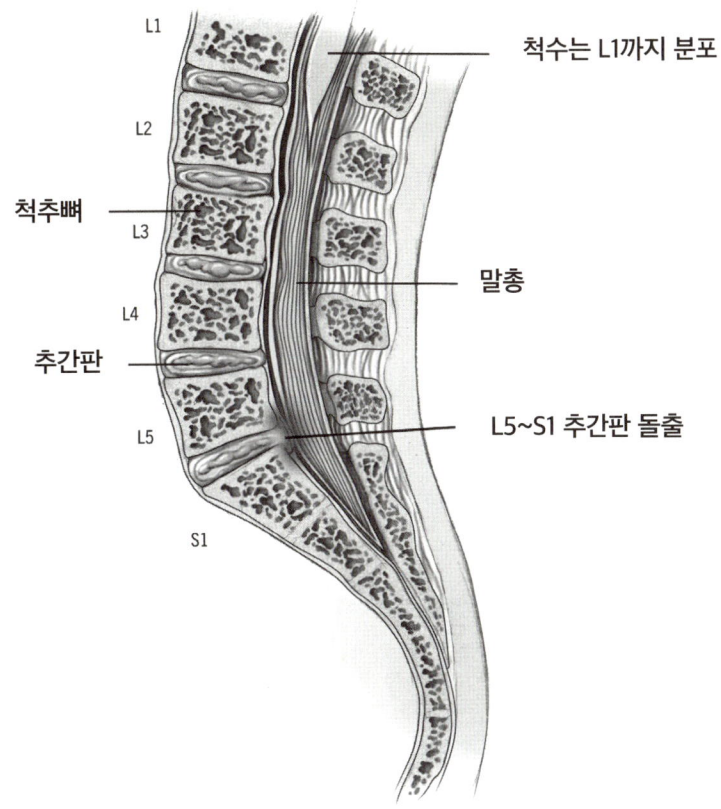

말총 근처의 디스크 탈출

추간판절제술, 척추후궁절제술, 요추유합술 그리고 디스크 치환술

허리 통증과 좌골신경통은 복잡한 외과적 문제다. 추간판절제술, 척추후궁절제술 또는 요추유합술은 다리 통증이 대부분인 잘 선별된 환자들에게서만 좋은 결과를 만들어낸다. 주로 허리 통증이 있는 환자들의 경우 수술 결과가 좋지 않고, 때로 '척추 수술 실패 증후군failed back syndrome'이라 불리는 문제로 이어져 심한 만성 허리 통증이 발생할 수 있다. 이러한 경우에는 일반적으로 '척추 수술'에 대해 이야기하는 것보다 주로 두 번째나 세 번째 수술로 이어지는 첫 번째 척추 수술에 대해 이야기하는 것이 더욱 적합하다.

반대로 예를 들어 인공 고관절 치환술은 현재 시행되고 있는 가장 성공적인 정형외과 시술이다. 95% 이상의 말기 고관절염 환자가 탁월한 통증 완화가 있다고 보고한다. 인공 무릎 관절 치환술은 결과가 그만큼 좋지 않다. 85%의 환자가 통증이 완화되었다고 보고하지만 약 15%는 여전히 통증이 남아 있거나 움직일 수 없다고 호소한다. 어쨌든 이러한 숫자는 대부분의 주요한 허리 수술 결과보다 더 낫다. 선택적 허리 수술의 또 다른 단점은 나중에 추간판절제술 수술 부위에, 요추유합술의 경우에는 유합 위치 윗부분이나 아랫부분에 관절염이 생길 위험을 증가시킨다는 것이다. 그래도 몇 안 되는 소수의 경우에는 이러한 수술이 최선의 옵션일 수 있다.

대부분 다리 통증을 호소하는 일반적인 추간판 탈출증의 경우 경추간공 경막외 스테로이드 주사가 매우 효과적이며, 외과적 중재술이 필요하지 않다. 하지만 일부 통증의 경우에는 최소침습 시술에 잘 반응하지 않아 사례에 따라 이러한 외과적 중재술을 살펴봐야 한다. 예를 들어 경막외 주사는 주로 L5~S1 추간판 탈출 때문에 추간판이 측면 및 아래로 내려가 S1 외측 함요부*까지 미치는 큰 추간판 탈출증에만 제한적인 효과가 있을 것이다. 이러한 상황, 특히 환자의 다리 힘이 상당히 약해지면서 발뒤꿈치를 들 수 없는 상황에서는 수술이 필요한 경우가 많다. 척추관까지 미치는 L5~S1의 큰 추간판 탈출이 있다면 통증, 쇠약 혹은 마비를 일으키는 두 척추뼈 사이의 디스크 일부를 제거하는 추간판절제술이 필요할 것이다.

다리 통증이 대부분인 척추관협착증을 앓고 있고, 경추간공 경막외 주사와 적절한 재활로 통증이 완화되지 않는다면 척추후궁절제술이 필요할 수 있다. 외과 의사는 이 수술을 통해 '후궁'이라고 하는 척추뼈 일부를 잘라내 공간을 더 크게 만들어 상당한 통증 완화 효과를 얻는다. 그러나 주로 다리 통증이 있는 협착증에다 척추전방전위증 혹은 뼈 전위가 있다면 척추후궁절제술로 척추가 불안정해질 수 있다. 이러한 경우 경추

---

* 후면은 상관절 돌기, 내측은 경막, 외측은 척추경, 전방은 뼈 및 추간판으로 둘러싸인 공간. 이 공간에서 신경근이 나오기 시작한다.

간공 경막외 주사로 통증 완화를 얻지 못한다면 전위가 있는 부분에 요추유합술이 적합할 수 있다.

허리와 다리에 모두 통증이 있는 환자는 이러한 외과적 시술에서 일반적으로 85%의 성공률을 경험한다. 하지만 축성 허리 통증만 있는 경우에는 성공률이 훨씬 낮고, 그러한 환자들은 외과적 중재술을 피해야 한다. 게다가 흉터 조직이 쉽게 생기는 사람은 이러한 두 종료의 외과적 시술 후 신경 주변에 발생하는 수술 후 상흔이 지속적인 통증을 발생시켜 수술 결과를 악화시킬 수 있다. 따라서 추간판절제술이나 척추후궁절제술을 받기 전에는 의사에게 반드시 이야기해야 한다.

앞서 언급했듯 나는 허리 통증이 대부분이며 다리 통증이 거의 없거나 아예 없는 환자에게는 모든 외과적 중재술을 하지 말라고 말한다. 그러나 최근 인공 디스크 치환술이 점점 높은 가능성을 보여주고 있고, 적합한 환자들의 경우 일반적으로 유합술보다 효과가 좋다. L5~S1 위치에서는 인공 관절에 의한 전위 가능성이 있어 인공 디스크 치환술을 권장하지 않는다. 하지만 L4~5 또는 L3~4 위치에서는 특히 디스크가 심하게 마모되었으며 척추전방전위증이 보이지 않는 환자의 경우 성공률이 높다.

이쯤 되면 모든 형태의 허리 수술을 선택하는 것이 위험할 수 있으며, 의사 및 수술팀과의 긴밀한 협력이 필요하다는 사실이 명확해졌기를 바란다. 나는 정형외과 전문 병원 HSS의 실력 있는 척추 외과 전문의 그룹과 함께 일하게 되어 행운이다. 이곳에서 우리는 척추 수술에 가장 적합한 환자들을 함께 결정하고, 그 과정은 대부분 좋은 결과로 이어진다. 만일 척추 수술을 계획하고 있다면, 또 다른 외과 의사가 아닌 스포츠 의학이나 통증 의학을 분과 전문으로 하는 정신과 전문의에게 2차 소견을 받아볼 것을 권한다. 이러한 정신과 전문의는 당신이 수술에 적합한지 결정하는 과정에서 중립적인 심판 역할을 해줄 것이다.

10. 허리 통증 완화의 미래

앞으로 10년 동안 허리 통증을 겪고 있는 사람들에게 큰 변화가 있을 것이다. 현재의 기술, 바이오의약품, 의료 식품 및 라이프스타일 제품의 빠른 발전은 만성 통증 치료의 패러다임을 바꿀 것이다. 오피오이드가 널리 퍼진 현상에 긍정적인 부분이 있다면, 그것은 인간의 생명에 누적되는 비용, 생산성 손실, 치료 비용이 너무 많아 오피오이드 남용을 퇴치하기 위한 새로운 기술을 고안해내도록 한다는 점일 것이다. 우리는 그 진통제가 근본적인 상태를 치유하는 데 아무런 도움이 되지 않는 설상가상의 상황을 만들어낸다는 것을 배웠다.

미래에는 다른 해를 주지 않으면서 통증의 원인만을 겨냥하는 기술을 보게 될 것이다. 서양 과학 분야는 신체가 스스로 치유하는 가능성을 활용하기 위해 아유르베다 의학의 동양적 지혜와 결합하고 있다. 이 장에서 설명하고 있는 통증 완화 방법 중 일부는 이미 사용되고 있지만, 더 많은 방법이 가까이에 있다. 예를 들어 줄기세포와 같은 생물학적 치료에 관한 우리의 지식이 기하급수적으로 늘어나면서 최소침습적이면서 회복하느라 쉬어야 하는 시간이 거의 또는 전혀 필요하지 않은 차세대 치료법을 보게 될 것이다. 오피오이드를 사용하지 않는 이 다양한 치료법은 우리가 이제 막 보기 시작한 방식으로 많은 환자에게 삶을 변화시키는 광범위한 혜택을 제공할 것이다.

CBD

우리는 미래를 이야기할 때 로봇이 모든 일을 하면서 〈잭슨 가족〉에 나오는 캐릭터처럼 반중력 장치의 힘으로 빠르게 이동하는 세상을 꿈꾸곤 한다. 하지만 나는 통증 완화 관점에서는 이미 익숙한 영역에서 주요한 개선 사항이 나타날 것이라고 생각한다. 연구 과학자들은 단 몇 년 만에 허리 통증을 치료하고 불안을 완화하기 위해 CBD를 더 많이 침투시키는 새로운 전달 시스템뿐 아니라 대마 식물의 가장 치료 효과가 높은 화학물질 중 하나인 CBD의 치유력 연구에서 큰 성과를 얻었다.

앞서 살펴보았듯 CBD 오일은 유용한 소염제이자 진통제다. 그러나 CBD 오일에는 THC가 들어 있지 않아 연방의 규제를 받지 않는다. 그래서 온라인에서 구매할 수 있는 제품이나 허가받은 약국에서 구매할 수 있는 제품의 질이 천차만별이다. 또한 인간의 몸은 대략 50~75%의 물로 이루어져 있어 CBD 수용성 용액은 당연히 더 쉽게 흡수될 수 있을 것이다. 나는 동료들과 함께 흡수력이 좋은 바르는 크림 및 수용성 캡슐뿐 아니라 수용성 액체인 순수 CBD 오일을 위한 발전된 전달 시스템을 개발하고 있다.

각각의 이러한 형식은 흡수율, 효율성 및 지속 시간이 달라 상황에 따라 사용하기 더 좋다. 바르는 크림은 두세 시간, 패치는 12시간 지속되는 반면, 캡슐은 빠르게 작용하지만 그만큼 오래 지속되지 않는다. 나는 만성 허리 통증이 있는 NFL 선수들의 아편제 의존성을 줄이는 데 도움을 줄 수 있는 특허받은 CBD 제형을 사용하는 방법을 연구하기 위해 전직 NFL 선수와도 함께 일하고 있다. CBD 오일은 운동선수만이 아닌 만성 통증을 겪고 있는 모두를 위한 것이다. CBD 오일은 높은 흡수율과 오래 지속되는 특성 덕분에 만성 허리 통증과 오피오이드 의존성을 줄여줄 가능성이 크다.

필드 최적화 치료

흉부외과 전문의 압 분스왕 Ab Boonswang 은 나와 연락을 자주 주고받는 흥미로운 연구원이다. 그는 스스로 '항염증성, 진통 및 치유 효과를 가진 식물, 허브, 뿌리, 씨앗, 과일에서 나오는 공진 주파수'라고 부르는 것을 연구해왔다. 주파수는 에너지 진동이라고 생각하면 된다. 이 주파수는 강황, 우엉 뿌리, 쯔란, 라벤더, 알로에 베라 등을 포함하여 치유력이 있는 식물의 본질을 나타낸다. 분스왕은 이렇게 말했다.

"살아 있는 모든 것에는 공진 주파수가 있습니다. 그리고 저는 물질에서 주파수를 얻어 제가 만든 제품에 넣는 방법을 알아냈습니다."

이 치료의 목표는 손상된 조직을 둘러싸고 있는 최적의 필드를 회복시켜 염증과 통증을 줄이는 것이다. 아직 필드 최적화 치료를 테스트하는 초기 단계에 있다.

뇌 심부 자극술 및 말초신경 자극술

신경병증성 통증은 탈출한 추간판이나 척추 관절염에 의한 신경 또는 척수의 압박을 포함하여 다양한 원인으로 발생할 수 있다. 앞서 언급했듯 만성 신경병증성 통증 치료의 난제 중 하나는 만성 통증이 신체적 통증을 느끼는 뇌 영역뿐 아니라 우울 및 불안과 관련된 뇌 영역도 활성화한다는 것이다. 만성 신경병증성 통증이 있는 환자는 그냥 아프기만 한 것이 아니라 심한 고통도 겪는다. 완전한 통증 완화를 위해서는 고통과 우울뿐 아니라 통증의 신체적 측면도 치료해야 한다.

뇌 심부 자극술은 수십 년 동안 파킨슨병 같은 신경계 질환의 쇠약 증상뿐 아니라 난치성 통증 치료에도 사용되었다. 뇌 심부 자극술은 뇌의 이해 구성 요소인 배측전방대상피질에 전기 신호를 보낸다. 배측전방대상피질은 감정을 조절하는 대뇌변연계와 인지 기능을 통제하는 전전두피질에 연결되어 있다. 뇌 심부 자극술 기술은 인공 심장박동기와 약간 비슷하게 작용한다. 뇌에 심은 전극은 비정상적인 자극 또는 뇌 내부의 특정 세포 및 화학물질을 조절하는 전기 자극을 만들어내고, 가슴 위쪽 피부밑에 심어진 인공 심장박동기 같은 장치로 제어된다. 피부밑의 전선은 이 장치를 전극과 연결하고, 이 과정은 특정 대상 부위에 지속적인 전기 신호를 보내 신경계 이상과 그에 수반되는 통증을 유발하는 자극을 차단함으로써 통증 완화에 도움을 준다. 이 외래 시술은 30분 정도 걸리며, 충전식 자극 발생기는 9년 정도 사용할 수 있다.

옥스퍼드 대학교에서 2014년에 발표한 한 연구는 뇌 심부 자극술이 신경 손상으로 발생하며 진통제에 내성이 있는 만성 신경병증 통증을 완화할 수 있다는 결론을 내렸다. 이 수술은 비용이 많이 들지만, 일반적으로 보험 처리가 된다.

이 분야는 계속해서 확장되고 있다. 2018년 FDA는 클리블랜드Cleveland에 있는 SPR Therapeutics가 만든 신제품을 승인했다. 통증 치료를 위한 이 회사의 SPRINT PNS(말초신경 자극) 시스템은 사용 허가를 받은 첫 번째 장치다. 의사는 이 플랫폼을 통해 외래 시술로 단일 웨어러블 자극 발생기에 연결된 하나 또는 2개의 전극 리드를 피부밑에 심을 수 있고, 만성 및 급성 통증에 최대 60일 동안 사용할 수 있다. 이 장치와 전극 리드는 제거할 수 있다.

캐롤라이나 통증 연구소에서 일하고 있는 크리스 길모어Chris Gilmore 박사는 "SPRINT

PNS 시스템은 오피오이드를 사용하지 않는 치료 대안이 되고, 통증에 시달리는 많은 환자에게 성공적으로 사용되고 있습니다. 제 경험상 대부분의 환자는 통증 치료에 있어 가능하다면 비영구적, 비파괴적 및 비수술 옵션을 선호합니다"라고 말했다. 그리고 이렇게 덧붙였다.

"SPRINT 시스템의 최소침습적 특성 덕분에 허리 통증이 있는 선별된 환자에게 이 치료를 사용하는 것을 포함하여 연속적인 치료 과정 초기에 말초신경 자극 치료를 할 수 있습니다."

뇌 심부 자극술은 유합술이 실패해 척추 수술 실패 증후군을 앓고 있으며 여전히 통증을 겪는 환자들에게 매우 효과적일 수 있다. 미래에는 외과적 중재술 없이도 같은 정도의 통증 완화 효과를 얻을 수 있는, 귀 뒤쪽 피부 표면에 붙이는 간단한 전극을 보게 될지도 모른다.

라이프스타일 혁신

인체공학적으로 디자인된 가구는 한때 사치라고 여겨졌다. 그러나 지금은 집은 물론 사무실에서도 흔히 볼 수 있다. 흡연과 간접흡연의 치명적인 영향에 대한 과학적 증거가 사실상 모든 공공장소에서의 흡연을 금지하는 법으로 이어졌듯, 오래 앉아 있는 것이 건강에 위험하다는 인식이 증가함에 따라 사무실에서 인체공학적으로 최적화된 의자, 스탠딩 데스크, 심지어 러닝머신 데스크까지 더 많이 사용하게 될 것이다.

테크 기자인 넬리 보울스Nellie Bowles는 2018년 〈뉴욕타임스〉에 몸매를 유지하는 동시에 스마트폰과 태블릿을 사용하고, 이야기하고, 자판을 두드리면서 느린 속도로 걸을 수 있게 해주는 책상 아래의 러닝머신을 극찬하는 기사를 실었다. 보울스는 이렇게 말했다.

"러닝머신을 하는 동안에는 마음이 별로 흔들리지 않아요. 기분도 너무 좋아요."

인체공학의 과학은 가구 시장을 넘어 항공기와 자동차 좌석의 더 나은 디자인으로 확대되고 있다. 최신 비행기에는 단순히 좌석의 인체공학을 다시 디자인하는 것 이상의 발전이 있다. 이러한 좌석은 이코노미석이나 비즈니스석을 타는 사람 대부분에게 여전히 매우 끔찍하다. 새로운 보잉Boeing 787 같은 비행기들은 더 낮은 기내 압력, 더 높은 습도, 발전된 방식으로 공기를 걸러내 더 깨끗한 공기가 계속 순환된다는 것이 기타 개선된 부분이다. 허리와 다리에 염증을 유발해 통증을 발생시킬 수 있는 기내 압력의 심한 변화를 줄이는 데 도움이 될 수 있다. (이제 이코노미석 공간만 더 넓어진다면!)

기능성 의류

오늘날 누군가가 당신에게 "똑똑해 보이는 스웨터네요"라고 말한다면, 그냥 멋져 보인다는 뜻이 아닐 수도 있다. 아직은 초기 단계이지만, 종종 '스마트 의류'라 불리는, 건강을 위한 기능성 의류 시장이 많은 사람의 관심을 받고 있다.

2011년 나는 수년 동안 허리 통증으로 고생을 한 아마추어 골퍼이자 사업가인 지미 아스놀트 Jimmy Arsenault 와 함께 운동선수를 위해 특별히 디자인한 속옷을 개발했다. 지미는 허리를 받쳐주고, 코어를 압박해주고, 온찜질과 냉찜질을 위한 특수 주머니가 있는 속옷을 머릿속에 그렸다. 그리고 그 결과, 우리 두 사람은 Jox 코어 서포트 쇼츠 Core Support Shorts 를 만들어냈다. 특허를 받은 Jox의 코어 서포트 시스템 Core Support System 은 복부와 코어 전체를 받쳐준다. 쇼츠 뒤쪽에는 Jox 핫 팩스 Hot Pax 와 콜드 팩스 Cold Pax 를 넣을 수 있는 주머니가 있어 신체 활동을 하는 동안 가장 스트레스를 받는 허리 부분에 직접 온찜질과 냉찜질을 할 수 있다. 골퍼 및 기타 운동선수들을 위해 개발했지만, 허리 통증이 있는 일반인에게도 도움이 된다.

우리는 지난 10년 동안 아이팟 나노, 나이키플러스, 가민 Garmin 포러너 Forerunner, 핏빗 Fitbit 과 같은 개인 정보를 추적하는 스마트 워치 및 기타 장치가 건강을 관리하는 방식에 어떤 영향을 미치는지 직접 확인했다. 그러나 손목이나 머리에 차도록 만들어진 이런 장치는 우리의 웰빙을 관리하는 데 도움을 주는 첫 번째 라이프스타일 제품에 불과했다. 이제 이러한 장치는 일상복과 더 유사한 웨어러블에 의해 더욱 좋아지고 있다.

전자 섬유 e-textiles 로 만든 새로운 라인의 옷은 병원에 입원해 있는 동안 환자를 더 편안하게 만들어줄 뿐만 아니라 만성 질환 및 통증 상태도 추적할 수 있다. 전자 섬유는 생체의학 센서, 광섬유 및 웨어러블 안테나와 같은 전자 부품과 함께 전도성 섬유를 일반적인 섬유 소재에 직조한 스마트 섬유다. 이 모든 기술을 사용하여 소재를 개발하는 사전 프로젝트가 현재 진행 중이다. 궁극적인 목표는 만성 허리 통증을 완화하는 티셔츠처럼 우리가 쉽게 사서 입을 수 있는 옷을 개발하는 것이다.

의료진과 의료 기기 제조업체들은 향후 5년 동안 스마트 의류가 업계의 대세가 될 수 있다고 말하며, 스마트 의류 사전 연구를 모니터링하고 있다. 시장조사 기관 IDTechEx에서 기술 분석가로 일하고 있는 제임스 헤이워드James Hayward는 의료진이 스마트 의류를 사용하여 비용 절감을 실험할 가능성이 크다고 이야기했다.

"전자 섬유가 계속해서 성공을 거둔다면, 대중화되기 전에 고급 럭셔리 기능으로 시작될 겁니다. 이런 건 시간이 걸리죠. 일반 의료 기기의 생산 시간이 약간 줄어들고 있지만, 5년 안에 전자 섬유 일부를, 10년 안에는 더 많은 전자 섬유를 보게 될 것으로 예상됩니다. 하지만 전자 섬유는 지속적인 가치가 있어 점차 의료계에 도입될 것이라고 생각합니다."

이러한 스마트 기술은 허리폄근lower back extensor muscles의 활동도 줄여줄 수 있어 허리의 스트레스와 그 스트레스 때문에 발생하는 통증도 완화할 수 있다. 2017년 밴더빌트 대학교의 기계공학과 조교수인 칼 젤릭Karl Zelik은 앞으로의 목표와 함께 그 목표를 향해 달려나가겠다는 포부를 밝혔다.

"저는 토니 스타크Tony Stark와 브루스 웨인Bruce Wayne만이 슈퍼 슈트를 가져야 한다고 생각하지 않습니다. 대중은 자신만의 슈트를 원합니다. 그들과의 차이점은 저는 범죄에 맞서 싸우는 게 아니라는 거죠. 저는 이번 주에 제 두 살짜리 아이를 안아주다 허리를 삐끗할 확률에 맞서 싸우고 있어요."

파워 슈트

모니카 조시Monica Joshi는 20년 넘게 나와 함께 즐겁게 일하고 있는 재능 있는 물리치료사다. 조시는 척추를 전문으로 하고 있으며, 나는 틀에서 벗어나 생각하는 그녀의 능력을 좋아한다. 조시가 소유 및 운영하고 있는 Back In the Game Therapy에서는 반소매 상의와 바지로 이루어진, 잠수복과 약간 비슷하게 생긴 'VisionBody PowerSuit'라 불리는 특수 트레이닝 장치를 이용해 환자들을 치료한다. 'VisionBody Power Driven

Training'이라 불리는 치료법은 일반 트레이닝 방식보다 더 효과적인 운동을 전달하는 기술을 제공한다. 이 시스템은 전기 근육 활성화EMA와 함께 전기 근육 자극요법EMS을 사용하는데, 이것이 다른 EMS 브랜드와 차별화된 점이다.

EMS는 저주파 전기 자극을 사용하여 근육을 자극해 근육을 수축시킴과 동시에 단련하고 강화하는 과정이다. 외부 전기 자극은 일반적인 트레이닝으로 활성화하기 어려울 수 있는 깊은 근육층에 도달한다. 중주파 EMA는 EMS보다 깊이 침투해 이러한 근섬유를 직접 자극하여 근육이 이미 수축 상태에 있다는 신경병증 메시지를 뇌에 즉시 전달한다.

블루투스 기술로 전극이 필요하지 않게 되어 이전 시스템보다 움직임이 더 자유롭다. 조시는 다양한 물리 치료 환자들에게 이 슈트를 사용한다. 예를 들어 파킨슨병을 앓고 있는 환자의 경우 자세, 보행 및 균형 장애를 개선하는 데 유용한 도구가 될 수 있다. 조시는 허리 통증 완화에 도움이 될 가능성도 엄청나다고 본다. 그녀는 이렇게 말했다.

"많은 경우 근육 불균형 때문에 허리 통증이 지속됩니다. 이 슈트는 바이오피드백으로 잠자고 있는 근육을 인식하게 만들고, 전류를 사용해 이 근육을 움직여 잠재적으로 허리 통증을 완화합니다. 저도 사용해보았는데, 제 왼쪽 빗근oblique muscle에 별로 자극이 없다는 것을 알게 되었어요."

슈트는 그 근육을 자극하고 운동을 하는 동안 그 부분에 집중하도록 도와주었다. 그녀는 이렇게 덧붙였다.

"더욱 안정적이고 강해진 느낌이에요. 이전보다 자전거를 더 빨리 탈 수 있고 지구력도 좋아졌어요. 그 결과 통증이 덜합니다. 스핀 수업 때 통증 없이 더 빠르게 탈 수 있어요."

조시는 인도에서는 2012년부터 이 슈트가 사용되고 있지만, 미국에서는 근육을 전기로 자극하는 것이 의료 행위로 간주되어 FDA 승인이 필요한 탓에 이제야 알게 된 것이라고 말했다. 그리고 마지막으로 이 기술이 엄청난 가능성이 있다 해도 운동은 꼭 해야 한다고 이야기했다.

바이오의약품: 줄기세포 치료와 그 너머

나는 허리 L4~5 디스크 파열과 디스크 왼쪽 돌출로 고통받던 사이버 보안 전문가 존의 사례로 이 책을 시작했다. 존은 아내의 도움으로 옥시콘틴 중독에서 벗어났고, 기본적인 자기 관리 요법을 유지하면서 통증 없이 살고 있었다. 하지만 몇 년 후 그는 운동과 식이요법을 중단했고, 허리 통증이 재발했다.

그 당시는 줄기세포 치료의 이점을 연구하는 초기 단계였다. 나는 이미 네 번의 추간판 내 줄기세포 치료를 했지만, 모두 최상의 상태였던 프로 운동선수를 대상으로 한 것이었다. 반대로 존은 온종일 책상 앞에 앉아 있었고 여전히 과체중이었다. 나는 존에게 줄기세포 치료에 적합한 대상자이지만 신체 상태 때문에 좋은 대상자는 아니라고 말했다. 하지만 집에서 하는 자기 관리 요법이 통증을 완전히 완화하지 못하니 이 시술을 해볼 만하다는 생각이 들었다. 존은 "선생님을 믿어요. 확률이 얼마나 되는지 말해주세요"라고 말했다. 그의 물음에 나는 이렇게 대답했다.

"효과가 있을지는 잘 모르겠어요. 하지만 다른 곳과 연관이 없는 L4~5 디스크 파열 하나만 있고 대부분 앉아 있을 때 통증이 발생해요. 여기저기에 통증이 있는 것보다는 좋은 상황이에요."

존은 다시 한 번 나를 믿는다고 말했고, 줄기세포 치료로 얻을 수 있는 잠재적인 이점이 위험을 정당화한다고 생각했다. 그래서 존의 옆구리 살 지방 조직에서 줄기세포를 추출했다. 그리고 디스크의 바깥층인 섬유륜에 1cc를, 디스크 중심부에 있는 수핵에 1cc를 주입했다.

줄기세포 주사와 함께 혈소판 풍부 혈장 PRP, Platelet-Rich Plasma 시술을 통해 줄기세포에 섬유륜 파열을 복구하라는 신호를 주었다. PRP 치료에서는 의사가 환자의 혈액을 채취하고 원심분리기를 이용해 혈액에서 적혈구를 제거하게 된다. 그렇게 얻은 혈소판 농축물을 문제가 있는 부위에 주사한다. 이 혈소판 농축물에는 조직 재생에 중요한 역할을 하는 여러 성장인자가 풍부하게 들어 있다. 본질적으로 신체가 스스로 치유하는 가능성을 활용하는 것이다.

또한 존에게 디스크에 가해지는 압력을 줄여주는 허리 보호대를 착용하게 했고, 일주일에 두 차례 걷는 것을 다시 시작하게 했다. 두 달째 되었을 때 존은 다시 수중 치료를 시작했다. 석 달째 되었을 때는 전에 그만두었던 Back Rx 재활 운동을 추가했다. 옥시콘틴을 다시 사용하지 않도록 메타돈methadone 재활 프로그램을 계속했고, 그 후 텍사스로 이사해 완전한 삶을 살고 있다. 옥시콘틴 없이 더 규칙적으로 잠을 자고, 내가 추천한 식이요법을 따르면서 체중을 감량했으며, 아편제에서 벗어났다. 존은 여전히 고군분투하고 있지만, 처음보다 훨씬 나아진 모습이다. 지금은 Back Rx 운동과 일주일에 세 차례 30분씩 걷기를 같이 하고 있으며, 적절하게 먹는 간단한 플랜을 고수하고 있다. 가장 중요한 것은 존이 교훈을 얻었다는 점이다. 그는 이제 경험을 통해 통증은 재발할 수 있고, 계속해서 노력하지 않으면 더 큰 고통을 초래할 수도 있다는 사실을 잘 알고 있다.

이제 잘 선별된 환자들에게 줄기세포 치료가 가능해졌으니 존은 정말 운이 좋다. 연구원들은 1990년대 초기부터 인간 신체를 복구하고 회복하기 위한 줄기세포의 활용에 관해 추측해왔다. 대중의 관심은 줄기세포를 사용한 알츠하이머, 파킨슨 및 심장질환 같은 질병 치료에 집중되어 있었지만, 최근 몇 년 동안 더 많은 연구원들은 디스크 문제 및 관절염의 만성 통증을 완화하기 위한 줄기세포 사용을 연구하기 시작했다. 나는 1~2년 내에 동료 크리스토퍼 토파Christopher Topar 박사와 함께 추간판 내 줄기세포 치료 임상시험을 준비할 것이다.

정의에 따르면 줄기세포는 특정 기능을 수행하도록 변형되지 않은 기본 세포다. 줄기세포는 이론적으로 뼈, 연골, 근육, 지방 세포를 포함한 여러 세포 유형으로 분화할 수 있다. 이러한 특징 덕분에 실험실에서 세포의 유전적 결함의 원인을 연구하는 것뿐만 아니라 인간의 손상된 장기나 조직을 대체하거나 고치기 위해 새로운 세포를 배양하는 데도 이상적이다.

하지만 배아줄기세포에 관한 논란으로 그 엄청난 가능성이 다소 불분명해졌다. 처음에 연구원들은 수정 후 4~5일 된 초기 단계의 배아에서 추출한 세포를 이용하기로 했다. 이 줄기세포는 인간의 몸을 구성하는 모든 특수 조직을 만들 수 있기 때문이었다. 하지만 일부 종교 및 윤리 단체들이 모든 배아는 인간이 될 수 있으며, 줄기세포를 추출하기 위해 배아를 해치는 것은 살인과 같다고 주장했다. 과학자들은 이 주장을 거부한다. 게다가 최근 연구가 배아줄기세포는 이식 대상자에게 암을 유발할 수 있다고 주장하면서 배아줄기세포 사용이 더욱더 불투명해지고 있다.

다행히 이제 연구원들은 지방 조직 및 세포, 혈액, 뼈세포를 포함해 발달한 인체의 여러 부분에서 줄기세포를 추출하고 있다. 이러한 성체줄기세포는 특정 요구를 수용할 수 있는 알맞은 환경에 놓이면 원하는 유형으로 변형될 수 있다. 예를 들어 손상된 디스크에 줄기세포를 주입하면 줄기세포가 연골 세포로 변해 디스크를 재생시켜 디스크에서 발생하는 허리 통증을 완화할 수 있다. 연구는 계속해서 확장되면서 여러 가지 통증 상태, 특히 허리 통증 치료를 위한 줄기세포의 가능성을 발견하고 있다.

매우 유망한 유형의 성체줄기세포는 중간엽 줄기세포라고 한다. 이 줄기세포는 '다분화성'이라는 특성을 가지고 있다. 즉, 이 세포는 신체에서 뼈, 근육, 연골, 지방 세포를 포함하는 한 가지 이상의 특수 세포 유형으로 발전할 수 있다. 2016년 나는 중간엽 줄기세포 치료에 대해 다음과 같이 요약했다.

> 계속해서 안전하고 효과적이라는 사실이 입증된다면, 중간엽 줄기세포 기반의 치료는 허리 통증이 있는 환자들을 위한 보다 강력한 비수술적 치료로 패러다임이 전환될 수 있다.

존의 중앙부에 있는 지방 조직에서 추출한 줄기세포는 디스크에서 발생한 통증과 디스크 퇴행 치료에 엄청난 가능성을 보여준 존 자신의 중간엽 줄기세포였다. 중간엽 줄기세포 치료는 특히 혈소판 풍부 혈장에 존재하는 성장인자와 합해지면, 손상된 관절이나 척추에 연골을 복구하라는 신호를 전달한다.

나는 지금 동료이자 멕시코 시티의 국립 재활 연구소^{National Rehabilitation Institute} 소장인 클레멘테 이바라^{Clemente Ibarra} 박사와 함께 연골 복구 가능성이 가장 큰 특정 성체줄기세포를 연구하고 있다. 아마 배아줄기세포보다 가능성이 클 것이다. 또한 우리는 줄기세포가 내보내는 단백질 신호인 엑소좀을 연구하면서 어떤 신호가 연골 복구 가능성을 가장 높이는지도 평가하고 있다. 나는 특정 유형의 성체줄기세포와 엑소좀이 매우 안전하며, 배아줄기세포가 가진 위험성 없이 허리 통증을 효과적으로 치료하는 데 가장 큰 가능성이 있다고 믿는다.

통증 반응에 관여하는 단백질인 신경 성장인자에 대한 비 오피오이드 단일 클론 항체 주사제인 타네주맙Tanezumab은 제3상 임상시험에서 만성 허리 통증 치료에 어느 정도 가능성을 보였다. 그러나 가장 큰 단점은 화이자Pfizer와 릴리Lilly가 보유한 기술이라 가격이 너무 비싸다는 점이다. 내가 허리 통증을 위한 저렴하고도 효과적인 간단한 해결책을 찾고 있는 또 다른 이유가 바로 이것이다.

의료 식품

미국에서 의료 식품이라는 개념은 수십 년 동안 존재했지만, 그 기술이 끊임없이 확장되면서 강황 및 커큐민 같은 허브에 들어 있는 중요한 영양소를 전달하는 방법을 개선할 수 있었다. 현재 구매할 수 있는 몇 가지 의료 식품에 대해 이미 설명했지만, 연구가 확장됨에 따라 그 수가 엄청나게 증가할 것이라고 예상한다. 골관절염과 허리 통증을 위해 강황을 섭취할 수 있도록 내가 개발한 Vonacor가 잘 전달될 수 있는 방법을 계속해서 연구하고 있다. 또한 미래에는 비타민D_3 주사제 용량도 최대 100,000IU만큼 증가하여 사람들이 비타민D_3 결핍으로 고통받지 않고 허리 통증을 관리할 수 있게 될 것이다.

Back Rx 앱

이러한 엄청난 기술들이 있지만 허리 통증 치료의 핵심은 바로 운동이다. 허리 통증을 줄이고 재발을 막고 싶다면 끊임없이 노력해야 한다. 양치질과 치실을 할 때 허리를 건강한 자세로 유지하도록 주의를 기울여야 한다. 60세가 되었을 때 이를 잃고 싶지 않다면 양치질을 한 뒤 반드시 치실을 해야 한다. 허리도 마찬가지다. 노력한 만큼 얻는다. 그러나 최고의 운동선수도 최적의 상태를 유지하기 위해 코치가 필요하다는 사실을 기억하자.

그래서 나는 동료인 조츠나 카스투리Jyotsna Kasturi 박사와 함께 허리 통증 환자들이 스마트폰 기술을 통해 Back Rx 운동 영상을 볼 수 있도록 비용 효율적인 해결책으로

Back Rx 앱을 개발했다. 컴퓨터 공학자이자 통계학자이자 계산 생물학자인 카스투리는 사용자가 자신이 꾸준히 잘하고 있는지 관찰할 수 있도록 앱을 구성했다. 허리 통증에 의한 신체장애를 스스로 등급을 매겨 평가하도록 설계된 표준화된 롤랜드 모리스 Roland Morris 척도를 적용해 각 사용자가 장기적으로 어떻게 지내고 있는지 추적한다.

자기 계발은 사람들과 함께하는 것을 좋아한다. 그래서 이 앱은 사용자들이 안전한 환경에서 다른 허리 통증 환자들과 경험을 공유할 수 있도록 공동체 의식을 만들어줄 페이스북 비공개 그룹을 통해 소셜 미디어로 대화를 할 수 있게 해준다. 동시에 진통제 의존성을 줄이는 것을 목표로 아편제와 소염제를 포함한 약물 사용과 휴직 시간도 추적할 수 있다. 개인 맞춤형 가상 코치는 응원과 동지애를 통해 사용자가 운동을 규칙적으로 계속해나가고, 긍정적인 마음을 유지할 수 있도록 영감을 주며, 동기를 부여하는 데 도움을 준다. 사용자들은 자신의 진행 상황과 통증이 개선되는 것을 확인할 수 있고, 다른 유사한 사용자들과 비교해볼 수도 있다.

카스투리가 이 앱을 만드는 것에 관심을 갖게 된 데는 개인적인 이유가 있다. 그녀는 자동차 사고로 8년 동안 급성 및 만성 허리 통증을 겪었다. 그녀는 이렇게 말했다.

"치유법을 찾아 여러 다른 유형의 서양 및 동양 의학을 연구했어요. Back Rx 운동은 제가 회복하는 데 상당히 중요한 역할을 했어요."

지난 2년 동안 통증 없이 지낸 카스투리가 Back Rx 앱을 만들면서 세운 가장 큰 목표는 서로의 고통을 이해하는 사람들이 서로를 응원하는 커뮤니티를 형성하는 것이었다. 그녀는 마지막으로 이렇게 말했다.

"제가 수년 동안 고통을 겪을 때 있으면 좋겠다고 생각했던 거였어요."

기하급수적 낙관주의

나는 2017년 유엔 글로벌 콤팩트 정상 회의에 참석했을 때 기하급수적 낙관주의 개념을 떠올렸다. 그 공간 안에는 지금 이 세상을 더 나은 곳으로 변화시킬 잠재력을 가진 진지한 혁신가들이 모여 있었다. 한 과학자는 밤새 공기를 물로 바꾸는 태양열 기계를 발명했다. 또 다른 과학자는 태양에너지로 충전되며 오토바이와 스쿠터, 심지어 버스와 자동차에도 전력을 공급해 화석 연료 의존도를 현저하게 줄일 수 있는 차세대 배터리 개발에 한발 더 다가가 있었다. 또 한 과학자는 탄소 발자국을 80% 이상 줄일 수 있는 육류 생산 방법을 연구하고 있었다.

그 순간 나는 그것이 교통수단을 위한 혁신이든, 암이나 허리 통증을 위한 혁신이든 우리에게 더 밝은 내일을 가져다줄 수 있는 뛰어난 발명가들이 오늘도 열심히 일을 하고 있다는 사실을 깨달았다. 또한 미래에 대한 낙관주의를 널리 퍼트려야만 그렇게 할 수 있다는 것도 깨달았다. 나 자신과의 협업을 통해서든, 허리 통증을 위한 간단한 해결책을 제시하는 다른 연구원을 통해서든 곧 도달할 수 있을 것이라고 생각한다.

그러나 결국 자신의 허리 통증을 다루는 가장 중요한 열쇠를 쥐고 있는 사람은 환자 본인이다. 긍정적인 사고와 힘, 끝까지 하겠다는 의지만 있다면 통증을 물리치고, 그 상태를 오래도록 유지할 수 있을 것이다. 이 장에서 강조한 발전된 비 오피오이드 방법이 목표 달성에 필요한 지지를 해주겠지만, 보다 완벽한 성공을 원한다면 자신의 노력과 시간, 인내는 필수다. 분명 노력할 만한 가치가 있다.

이제 우리는 두 차례의 Back Rx 임상시험을 통해 일주일에 세 차례, 15가지의 간단하고 강력한 자세를 호흡 운동과 함께하면 허리 통증뿐 아니라 허리 통증 재발 및 아편제 의존성이 줄어들 것이라는 사실을 잘 알고 있다. 건강하고 생산적이며 통증 없는 삶을 유지하기 위해서는 허리에 시간을 할애하여 합당한 운동을 할 필요가 있다.

나는 신체 활동을 유지하기 위한 간단한 방법을 계속해서 개발할 것이다. 그때까지 이 책이 통증 없이 최적의 삶을 살아가는 데 조금이나마 도움을 주는 도구가 되기를 진심으로 바란다.

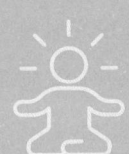

PART 3.
허리 운동 처방전

허리 통증을 완화하는 요가와 필라테스 기반의 하루 15분 프로그램

37세에 미디어 세계에서 성공적인 경력을 쌓고 있던 사라(Sarah)는 모든 면에서 벅찬 여행 스케줄을 소화하고 있었다. 고객을 만나기 위해 매주 월요일에 비행기를 타고 이동해 목요일에 비행기를 타고 집으로 돌아왔다. 그녀는 대학교 때 농구를 하면서 이미 추간판 탈출증을 겪었는데, 하루는 집에서 계단을 내려오다 발을 헛디뎌 넘어지면서 디스크 문제가 심하게 악화되어 수술을 받아야 했다. 추간판절제술을 통해 L3~4 척추뼈 사이에 돌출된 디스크 일부를 뼈 일부와 함께 제거했다.

사라가 나를 찾아온 건 지속적인 통증이 재발한 지 약 1년이 지났을 때였다. 내 목표는 통증을 없애고 또 다른 수술이 필요하지 않도록 하는 것이었다. 앞서 이야기했듯 허리 수술은 한 번으로 끝나는 경우가 거의 없으며, 반복적인 중재술은 척추 수술 실패 증후군 및 평생 지속되는 통증으로 이어질 수 있다. 그래서 나는 사라에게 Back Rx 치료법 첫 단계인 시리즈 A를 일주일에 세 차례 하게 했고, 5일 혹은 6일 동안 30분씩 걷기를 병행하게 했다. 현재 사라는 트레이너와 함께 일주일에 2~3일 운동하면서 엉덩이 유연성과 힘을 기르고 있다. 사라는 시리즈 A로 시작해서 시리즈 B로 넘어갔다. 나중에 사라가 필요하다고 느끼면 시리즈 C로 넘어갈 수도 있지만, 지금 상황으로는 시리즈 B면 충분하다.

사라는 4~5년 전 나를 찾아오기 전에는 유타에 있는 자이언 국립공원에서 약 6.5km 하이킹을 끝까지 하기가 힘들었다고 이야기했다. 그런데 지금은 비슷한 거리의 하이킹을 통증 없이 더욱 즐길 수 있게 되었다. 그녀는 이렇게 말했다.

"그냥 매일 걷기만 했는데 엄청난 지구력이 생겼어요. 신체 활동을 다시 할 수 있게 되어 너무나 행복해요. 30대 초반에 허리가 아프다는 건 정말 우울한 일이에요!"

그리고 이렇게 덧붙였다.

"많은 사람이 30분씩 걷는 것만으로는 큰 변화가 없을 것이라고 생각하는데, 저는 변화를 직접 경험했어요. 이 치료법은 제가 하는 일과 제가 하고 싶은 여가 활동을 계속 해나갈 수 있게 도와주었어요. 계속해나가기도 너무 쉬워요. Back Rx 20분, 걷기 30분이면 끝이에요."

사라는 비타민D_3와 함께 커큐민, 피시 오일도 섭취하고 있지만, Back Rx와 걷기를 합친 치료법이 가장 큰 차이를 만들었다고 생각한다. 나는 이 치료법이 당신의 삶에도 엄청난 차이를 만들어낼 수 있을 것이라고 굳게 믿는다.

11. Back Rx 프로그램

시리즈 A, B, C는 모두 물리 치료와 재활, 요가 및 필라테스의 요소를 이용해 유연성, 힘, 지구력을 길러준다. 그러나 시리즈별로 특히 강조하는 부분과 처방이 서로 다르다. 구성은 다음과 같다.

물리 치료	재활	요가	필라테스
시리즈 A	50%	30%	20%
시리즈 B	30%	20%	20%
시리즈 C	20%	30%	50%

시리즈 A는 물리 치료에서 파생된 등척성 운동(근육이 수축 중에 관절 각과 근육 길이가 변하지 않는 근골격계 운동)을 강조해 코어 근육 유연성의 기초를 다지며 신체가 근력 및 지구력 훈련으로 높아진 스트레스에 대비하게 한다. 앞서 코어 운동의 중요성을 설명했고, 코어 운동을 시작하는 데 이보다 더 좋은 방법은 없다.

시리즈 B는 코어 근육의 등척성 부하를 강화하며 다양한 수축을 통해 힘을 더 키우기 위해 역동적인 근육 움직임이 많은 요가 기반의 운동이 많으며, 치유에 더욱 중점을 둔다. 동심성 수축은 바이셉 컬(상완이두근을 발달시키는 운동)을 할 때처럼 관절 사이 거리를 좁혀 근육이 짧아지는 동안 긴장하게 만든다. 근육을 늘리면서 긴장시킬 수도 있는데, 이를 '편심성 수축'이라고 한다. 이는 예를 들어 걸을 때 발생하는데, 허벅지의 대퇴사두근은 무릎이 구부러지면서 발뒤꿈치가 바닥에 닿은 직후에 활성화된다. 마지막으로 플라이오메트릭 수축은 힘을 증가시키기 위해 고안된 운동으로, 빠르게 반복적으로 근육을 늘리고 수축시키는 운동 형태다. 나는 시리즈 B에 세 가지 형태의 수축을 모두 집어넣었다.

시리즈 C는 신체의 코어 근육을 빠르게 반복적으로 늘리고 수축시키는, 연속적인 플라이오메트릭 운동을 루틴으로 하는 필라테스 구성 요소를 많이 넣어 지구력 훈련을 최대로 한다.

나는 요가와 필라테스가 허리 건강을 가장 좋게 하는 최고의 방법이라고 생각하지만, 요가와 필라테스에는 허리에 무리가 갈 수 있는 자세 및 동작이 포함되어 있다. 나는 그러한 부담을 없애기 위해 Back Rx의 요가 및 필라테스 기반의 요소들을 수정하여 요가와 필라테스의 특징인 적절한 호흡 조절과 타깃 근육 운동의 조합만 남겼다.

고대 요가 수행자들은 마음과 호흡이 서로 어떻게 영향을 미치는지 주의 깊게 관찰했다. 우리는 흥분하면 호흡이 빨라지고 얕아진다. 평온할 때는 호흡이 느려지고 깊어진다. 여기에서부터 시작해 명상과 신체 발달을 위한 다양한 자세는 호흡을 보다 편안하게 하고, 호흡의 이점을 몸 전체로 전달할 수 있게 진화했다. 자세와 호흡 조절이 근육, 인대, 힘줄 및 기타 조직에 영양을 공급하기 위해 정확한 방식으로 높은 농도의 산소를 전달한다는 것이 요가의 효능에 대한 과학적 근거다. 서양 세계에서 가장 친숙한 요가 신체 훈련인 하타 요가^{Hatha yoga}는 강력한 호흡 수련으로 잘 알려져 있다.

필라테스도 마찬가지다. 필라테스 운동은 통합적인 움직임과 신체 수련으로 독립성을 갖지만, 조셉 필라테스^{Joseph Pilates}는 자신이 요가에서 영감과 통찰을 얻었다는 사실을 감추려 하지 않았다. 조셉은 요가 자세와 호흡 조절로 시작해 유연성, 힘, 지구력을 기르는 각 자세의 능력을 증가시키기 위해 역동적인 플라이오메트릭 근육 운동을 추가했다. 비의료적 요가와 필라테스에 관심이 있다면, Back Rx의 의료적 요가와 필라테스는 비의료적 요가와 필라테스로 이익을 얻을 수 있도록 당신을 건강해지게 만들어줄 것이다. 시리즈 B를 아무 통증 없이 할 수 있을 때 본격적인 요가나 필라테스로 넘어갈 준비가 된 것이다.

모든 운동 프로그램을 실행할 때와 마찬가지로 Back Rx를 시작하기 전에도 의사에게 괜찮을지 확인해야 한다. 의사가 괜찮다고 하면 원하는 속도로 시리즈 A, B, C를 순서대로 마음껏 하면 된다. 단, 순서를 건너뛰어서는 안 된다. 시리즈 A를 아무 통증 없이 할 수 있을 때까지는 시리즈 B를 시도해서는 안 되고, 시리즈 B를 아무 통증 없이 할 수 있을 때까지는 시리즈 C를 시도해서는 안 된다. 하지만 시리즈 A만 해도 Back Rx 프로그램을 끝마칠 수 있고, 완전하며 지속적인 회복을 얻을 수 있다는 점을 기억해라. 통증 없이 다시 움직일 수 있도록 첫 번째 시리즈를 만들었으며, 많은 사람이 시리즈 A를 꾸준히 하면서 허리 건강을 유지하고 있다. 하지만 시리즈 B나 C로 올라가게 되면 훨씬 더 높은 수준의 허리 건강을 얻게 될 것이다.

한 가지 더 명심해야 하는 것은 허리 통증은 절대 참으면 안 된다는 점이다. 언제든 날카로운 통증이 느껴지면 적당한 휴식을 취한 뒤 그 동작을 더 정확하고 조심스럽게 해보아라. 스트레칭을 할 수 있는 만큼 최대한 할 때 약간의 불편함이 있을 수 있고 참아야 하지만 그 이상은 안 된다. 아무리 조심스럽게 움직여도 날카로운 통증이 지속된다면 운동을 멈추고 자격을 갖춘 의사와 상담을 해야 한다.

다음은 기준이 될 일반적인 스케줄이다. Back Rx를 하는 것이 익숙해지면 각자의 필요와 회복 속도에 맞게 스케줄을 조정해라.

1주차

- 급성 부상에서 회복 중이라면 처음 이틀이나 사흘은 적당히 안정을 취해라. 그러나 계속 누워만 있으면 역효과가 날 수도 있으니 주의해야 한다. 침대에 누워 있는 동안 매일 1%씩 근육량이 줄어들 것이다. 두세 시간마다 일어나 조금씩 걸어 다니고 몸을 뒤로 젖혀라. 무릎을 한쪽씩 가슴으로 당겨 가볍게 스트레칭하는 것도 좋다. 근육이 심하게 당기기 시작할 때까지만 스트레칭하고 거기서 멈춘 후에 두세 번 천천히 조절하며 호흡해라. 이 스트레칭은 밤에 잠을 잘 수 없을 때도 안전한 방법이다. 허리 부상을 당한 지 얼마 되지 않았다면 밤에 잠에서 깨는 일이 많을 것이다.
- 가능하다면 가장 편안한 자세로 하루 대부분을 조용히 휴식을 취하며 보내는 것이 좋다. 대부분의 사람에게 가장 효과가 있는 자세는 옆으로 누워 태아 자세를 취한 뒤 무릎 사이에 베개를 끼우거나 무릎 뒤에 베개를 놓고 등을 대고 똑바로 눕는 자세다. 두 번째 자세는 중력의 부담을 덜어주기 때문에 허리 근육 이완에 도움이 된다. 이 자세들은 밤에 잠을 잘 때 가장 좋은 자세다. 앉아 있을 때는 반

드시 15~20분마다 자리에서 일어나 등을 펴고 뒤로 약간 젖혀야 한다. 그리고 웬만해서는 무거운 물건을 들지 않는 것이 좋다. 아이를 안아줄 때는 앉은 자세에서 안아주는 것이 현명한 방법이다.

- 중간에 하루씩 쉬어가면서 격일로 시리즈 A를 실행해라. 허리가 아프면 1~9번 동작까지만 해라('힙 하이커' 전까지만). 처음 여덟 가지 운동은 모두 등을 바닥에 대고 실행하므로 손상된 근육과 디스크에 가해지는 압력을 최소화한다.
- 자세를 바꿀 때는 조심스럽게 움직여라. 갑자기 빠르게 움직이면 기존 부상이 악화되거나 또 다른 부상이 생길 수도 있다.
- 하루 중 언제 운동할지는 자신이 선택하면 된다. 아침형 인간이라면 아침에 운동해라. 하루를 기분 좋게 시작하게 될 것이다. 물론 저녁에 해도 상관없다. 저녁에 Back Rx 운동을 하면 하루 동안 가해졌던 압력을 덜어낼 수 있어 밤에 좋은 휴식을 취할 수 있다.
- 모든 Back Rx 운동의 이점을 최대로 얻으려면 운동하기 전에 최대 30분 동안 샤워나 온열 패드로 습한 열을 가하고, 운동을 마친 후에는 15분 동안 얼음찜질을 하는 것이 좋다.

2~3주차

- 중간에 하루씩 쉬어가면서 격일로 시리즈 A를 계속해라. 처음 여덟 가지 운동만 하는 것으로 시작했다면, 시리즈 A 전체를 하는 것으로 점차 늘려나가라.

3~4주차

- 시리즈 A를 이틀 연속으로 하고 그다음 날 하루 쉬는 것으로 운동 빈도를 늘려나가기 시작해라.
- 시리즈 A 전체를 매일 15분씩 하는 것으로 점차 늘려나가라.

5주차

- 중간에 하루씩 쉬어가면서 격일로 시리즈 B를 시작해라.

- 아니면 시리즈 A를 계속해라.

6~8주차
- 시리즈 B를 매일 하는 것으로 점차 늘려나가라.
- 아니면 시리즈 A를 계속해라.

9주차 이후
- 회복을 유지하고 통증 재발을 최소화하기 위해 시리즈 A나 시리즈 B를 일주일에 적어도 세 번씩 규칙적으로 해나가라.
- 아니면 중간에 하루씩 쉬어가면서 격일로 시리즈 C를 시작해라. 시리즈 C 전체를 매일 15분씩 하는 것으로 점차 늘려나가라. 시리즈 C를 매일 하는 것이 익숙해지면, 원하는 경우 빈도를 주 3회로 줄여도 새롭게 얻은 체력 수준을 유지할 수 있다.

많은 사람이 음악을 들으면서 운동하는 것을 좋아한다. 하지만 나는 호흡에 집중하고 적절하게 호흡을 조절하는 방법을 배울 수 있도록 처음에는 음악 없이 Back Rx 운동을 할 것을 제안한다. 자신만의 건강한 호흡 소리를 포함하여 자기 몸의 신호에 집중하기 위해서는 고요함이 필요하다.

그러다 Back Rx 운동이 익숙해지면, 원하는 경우 운동 리듬을 맞춰주는 음악을 들어라. 열정적으로 몸을 흔들기 전에는 몸과 마음을 위해 부드럽고 멋진 삼바를 들어보아라. 가이드 이미지가 도움이 된다면, 음악이 그러한 이미지의 사운드트랙이 되어 치유 효과를 높여줄 것이다.

Back Rx 프로그램을 시작한 뒤에는 매주 경과를 기록하는 것이 좋다. 1부터 10까지의 숫자를 사용해 느낌이 어땠는지, 움직임이 어땠는지 잠시 평가하는 시간을 가져라. 1은 통증이 심한 것을 의미하고 10은 매우 좋다는 것을 의미한다. 단, 이전 주의 점수는 참고하지 말고 매주 새롭게 평가하도록 해라.

프로그램을 시작하면 처음 몇 주 동안은 증상이 조금 심해질 수도 있다. 자연스러운 현상이니 그것 때문에 운동을 멈추어서는 안 된다. 증상이 일시적으로 약간 심해지는 것을 최소화하기 위해 운동 전에 열을 가하고 운동 후에 얼음을 대라.

 Back Rx 프로그램을 충실히 따른다면, 매주 평가 점수가 올라가는 것을 확인하게 될 것이다. 숫자를 통해 나아지고 있는 것을 확인하면 그 프로그램을 계속해나갈 힘을 얻을 수 있고, 완전한 회복을 얻을 수 있다. 또한 시정 조치를 취하고 더 심각한 문제를 방지하는 데 도움을 주는 조기 경보 시스템 역할도 한다. 이는 Back Rx 프로그램을 다시 시작하거나 당신이 지금 하고 있는 노력을 도와줄 수 있는 전문가에게 도움을 구하는 것을 의미할 수도 있다.

 그러나 대부분은 Back Rx만 있으면 통증 없이 움직이는 기쁨을 다시 맛볼 수 있게 될 것이다. 단, Back Rx는 의사와 상의한 후에 진행하는 것이 좋다. 갑자기 통증이 심해지거나 Back Rx를 8주 동안 하고 난 후에도 통증이 나아지지 않으면 의사에게 조언을 구해야 한다. 자, 그럼 지금부터 각 시리즈의 운동 방법을 자세히 알아보자.

12. Back Rx 시리즈 A: 다시 움직이기

시리즈 A는 당신이 통증 없이 다시 움직일 수 있도록 도와줄 것이다. 완전한 호흡을 다섯 번 하는 동안 각 자세를 유지해라.

누워서 하는 태양 경배 자세

이는 요가 수행자들이 수천 년 동안 하루를 맞이하면서 해온 '서서 하는 태양 경배 자세'의 변형 동작이다. 가장 중요한 변형은 등을 바닥에 대고 누워서 하는 동작이라는 점이다. 시리즈 A 전반부는 허리 및 허리뼈(요추) 디스크를 가장 잘 지탱하고 가해지는 압력을 최소화하기 위해 같은 자세에서 실행한다.

- 바닥에 등을 대고 누운 뒤 다리를 곧게 펴고 팔은 쭉 펴서 몸통 옆에 둔다. 목과 등이 일직선을 이루도록 천장을 바라본다.

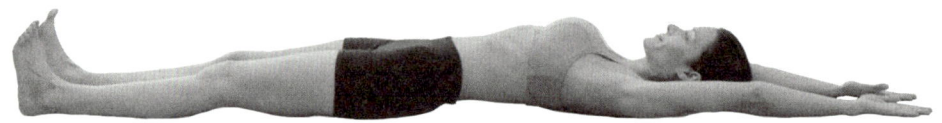

- 팔을 바닥에 댄 상태로 옆으로 뻗어 머리 위까지 올리면서 숨을 들이마신다. 목과 척추 라인이 더욱 길어지고 곧아지는 것을 상상한다.

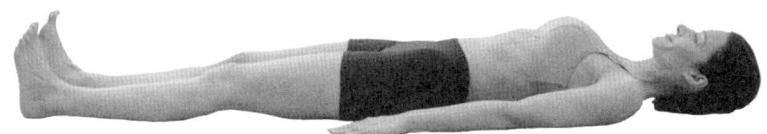

- 팔을 쭉 편 상태에서 천장을 향해 머리 위쪽으로 팔을 올리고 천천히 중력을 느끼며 손바닥이 바닥에 닿도록 팔을 몸통 옆으로 내려놓는다. 이 동작을 하면서 숨을 천천히 완전히 내쉰다.

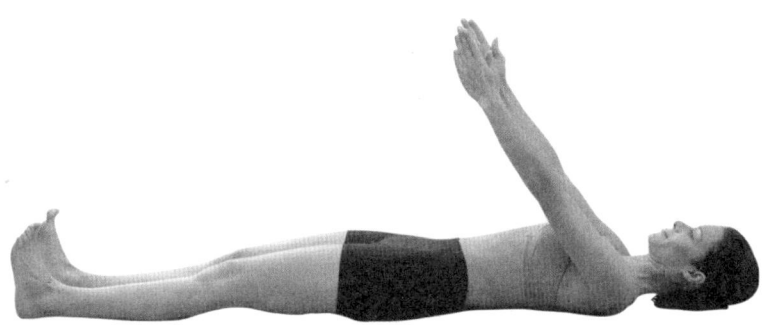

'누워서 하는 태양 경배 자세'는 신체 활동을 준비하고, 시리즈 A의 모든 동작을 위한 호흡 박자를 맞추는 준비 스트레칭이다. 원한다면 호흡이 규칙적인 박자로 안정될 때까지 반복해도 된다. 호흡이 어느 정도 안정되면 본격적으로 시리즈 A를 할 준비가 된 것이다.

브릿지

- 한 번에 한쪽씩 무릎을 천천히 올리고 발바닥을 바닥에 붙여 무릎을 굽힌 자세를 만든다. 발이 똑바로 앞을 향하게 하거나 약간 안쪽을 향하게 한다. 브릿지는 하복부와 허리 쪽에 효과가 있으며, 고관절 굴곡근을 열어주고 늘려준다. 발을 약간 안쪽을 향하게 두면 복부에 더 자극이 갈 것이고, 발을 정면을 향해 똑바로 두면 엉덩이와 허벅지 안쪽 근육에 조금 더 많은 압력이 가해질 것이다. 무릎에 과도한 부담을 줄 수 있으니 발가락이 바깥쪽을 향하게 해서는 안 된다.

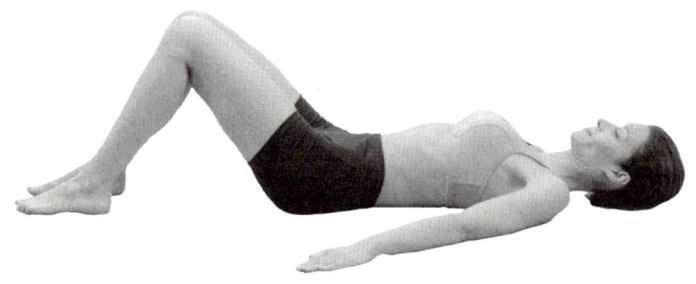

- 숨을 천천히 깊게 들이마신 뒤 엉덩이를 조이고 복부 근육을 당겨 엉덩이가 위로 들리게 한다. 엉덩이를 바닥에서 들어 올리면서 천천히 숨을 내쉰다. 처음 시작할 때는 엉덩이를 매우 높게 들어 올리는 것이 중요하지 않다. 엉덩이를 바닥에서 들어 올리기만 해도 충분하다. 이 동작이 익숙해지면 엉덩이를 점점 더 높이 들어 올릴 수 있다.

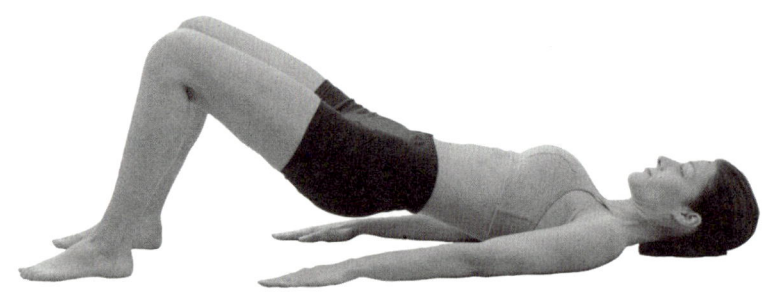

- 심호흡을 다섯 번 하는 동안 자세를 유지해라. 다섯 번 숨을 완전히 들이마시고 다섯 번 완전히 내쉰다는 의미다. 폐활량에 따라 15초 정도 걸린다. 이때 시계를 볼 필요는 없다. '태양 경배 자세'에서 맞춰놓은 것과 같은 느리고 규칙적인 박자로 호흡하는 데 집중해라. 자세를 유지하되 절대 숨을 참지 마라. 계속해서 들이마시고 내쉬는 호흡은 운동의 타깃 신체 부위에 산소를 공급한다.

- 여섯 번째 호흡을 하면서 긴장을 풀고 엉덩이를 부드럽게 바닥으로 내린다. 이때 엉덩이를 갑자기 떨어뜨려서는 안 된다. 몸이 물이나 젤리로 가득 찬 풀에 천천히 가라앉고 있는 것처럼 조절하면서 내려야 한다.

- 몸을 완전히 이완하고 다시 규칙적인 호흡 박자를 맞추기 위해 '누워서 하는 태양 경배 자세'를 한 번 더 실행한다.

복부 크런치

- 등을 바닥에 대고 누운 뒤 팔은 양옆으로 내리고 손바닥은 바닥에 붙인다. 그런 다음 한 번에 한쪽씩 무릎을 천천히 올리고 발바닥을 바닥에 붙여 무릎을 굽힌 자세를 만든다.

- 어깨를 바닥에서 들어 올리고 복부에 힘을 주면서 숨을 완전히 들이마신다. 이때 고개를 먼저 들어서는 안 된다. 그 대신 목을 똑바로 유지하면서 머리가 어깨와 함께 바닥에서 들리도록 해라. 목을 앞으로 숙일 만큼 머리를 높이 들면 복부운동이 적게 될 뿐만 아니라 호흡이 약간 줄어들고 목 근육이 뭉칠 수도 있다.

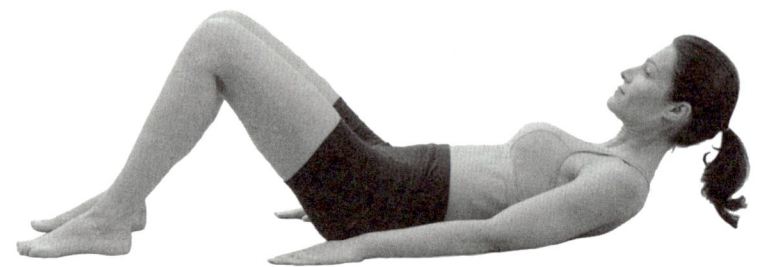

- 천천히 숨을 내쉰 다음, 숨을 더 들이쉬고 내쉬면서 자세를 유지한다.

- 자세를 유지하는 동안 손바닥, 팔 안쪽, 팔꿈치를 바닥에 계속 대고 있어라. 그러면 빗근과 상복부 근육을 등척성으로 수축시키고 고관절 굴곡근을 풀어주는 것에 집중할 수 있다.

- 여섯 번째 호흡을 하면서 긴장을 풀고 처음 자세로 돌아간다.

- 무릎을 굽힌 자세에서 다리를 한쪽씩 편 다음, '누워서 하는 태양 경배 자세'를 한 번 더 실행한다.

누워서 무릎 당기기

이 운동은 복부 근육에 가해지는 자극을 증가시키며 복부 근육을 동적으로 그리고 등척성으로 늘리기 시작한다.

- 등을 바닥에 대고 누워 팔을 양옆으로 내려놓은 뒤 무릎은 굽히고 발바닥은 바닥에 붙인다. 발가락은 앞을 향하게 두거나 약간 안쪽으로 두어 서로 마주 보게 한다.

- 맞잡은 두 손을 굽힌 한쪽 무릎 뒤쪽에 놓은 뒤 무릎을 부드럽게 가슴 쪽으로 당긴다. 무릎을 당길 수 있는 만큼 최대한 당기면서 천천히 숨을 완전히 들이마시고, 고관절 굴곡근을 여는 데 도움이 되도록 어깨를 바닥에서 살짝 들어 올린다. 들어 올린 발의 발가락이 천장을 향하게 하고, 정강이 위에 찻잔을 놓고 균형을 잡는다고 생각하면서 들어 올린 다리를 바닥과 평행하게 유지한다.

- 천천히 숨을 내쉰 다음, 네 번 더 숨을 들이쉬고 내쉬면서 자세를 유지한다.

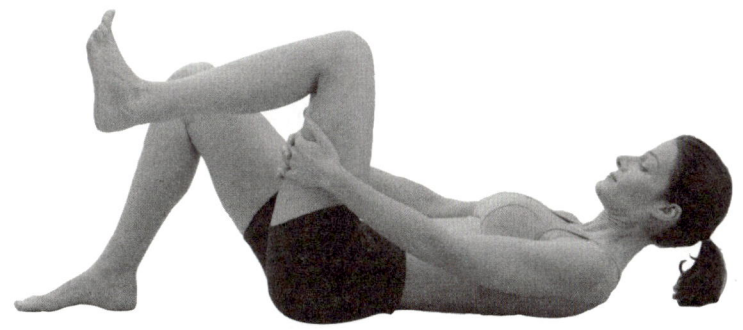

- 여섯 번째 호흡을 하면서 긴장을 풀고 처음 자세로 돌아간다.

- 반대쪽 무릎을 가슴 쪽으로 잡아당기면서 동작을 반복한다.

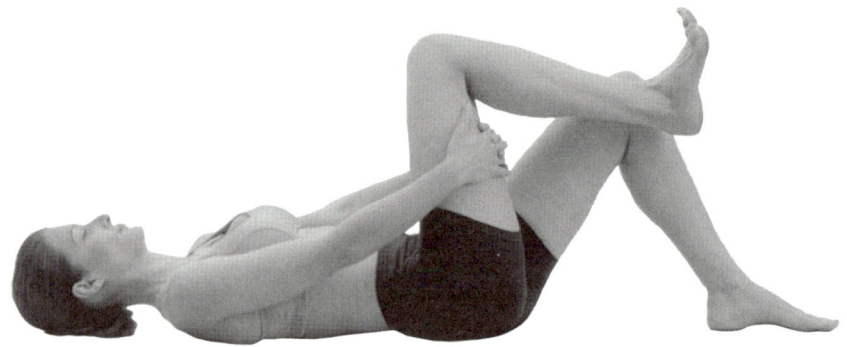

- '누워서 하는 태양 경배 자세'를 한 번 더 실행한다.

다리 굽힌 채 복부 크런치

- 등을 바닥에 대고 누운 뒤 팔은 양옆에 두고 손바닥은 바닥에 댄다. 한쪽 다리를 부드럽게 올려 무릎을 굽히고, 반대쪽 다리는 계속 뻗은 상태를 유지하면서 뻗은 다리의 발가락이 천장을 향하게 한다.

- 숨을 완전히 들이마시면서 어깨를 바닥에서 뗀 뒤 가슴을 부드럽게 들어 올린다. 호흡을 쉽게 할 수 있도록 목은 쭉 편 상태를 유지하고, 머리와 어깨를 동시에 들어 올리거나 머리를 어깨보다 조금 늦게 들어 올린다.

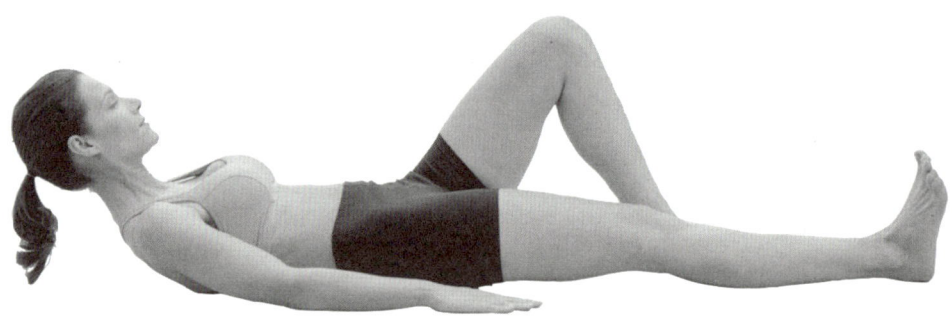

- 천천히 숨을 내쉰 다음, 네 번 더 숨을 들이쉬고 내쉬면서 자세를 유지한다.

- 여섯 번째 호흡을 하면서 어깨를 부드럽게 바닥으로 내리며 긴장을 풀고 처음 자세로 돌아간다.

- 반대쪽 무릎을 굽혀 동작을 반복한 다음, '누워서 하는 태양 경배 자세'를 한 번 더 실행한다.

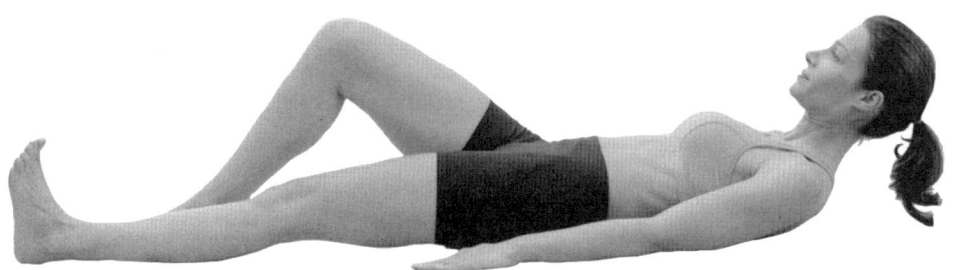

나무 자세

나무 자세를 하면 고관절 굴곡근, 외전근, 외회전근 및 신전근을 포함하여 엉덩이 전체 근육을 운동하게 된다. 물리 치료에서는 일반적인 FABERE(flexion[굴곡], abduction[외전], external rotation[외회전], extension[신전]) 스트레칭으로 알려져 있다. 이 스트레칭에 Back Rx가 추가한 지속적인 호흡은 엉덩이와 골반 부위에 더 많은 산소를 전달하여 이 스트레칭의 이점을 최대로 한다.

- 등을 바닥에 대고 누운 뒤 팔은 양옆에 두고 손바닥은 바닥을 향하게 한다.

- 천천히 깊게 숨을 들이마시면서 한쪽 다리를 굽히고 굽힌 쪽 발바닥을 반대쪽 무릎 안쪽에 댄다. 발바닥을 무릎 높이까지 편하게 올릴 수 없는 경우에는 발바닥을 종아리 안쪽에 둔다.

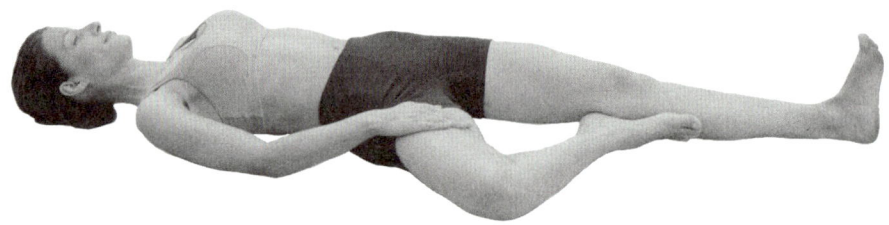

- 천천히 숨을 내쉰 다음, 네 번 더 숨을 들이쉬고 내쉬면서 자세를 유지한다.

- 천장을 똑바로 바라보면서 척추와 목이 일직선으로 길어지는 것을 상상한다.

- 여섯 번째 호흡을 하면서 긴장을 풀고 처음 자세로 돌아간다.

- 반대쪽 다리를 굽혀 동작을 반복한 다음, '누워서 하는 태양 경배 자세'를 한 번 더 실행한다.

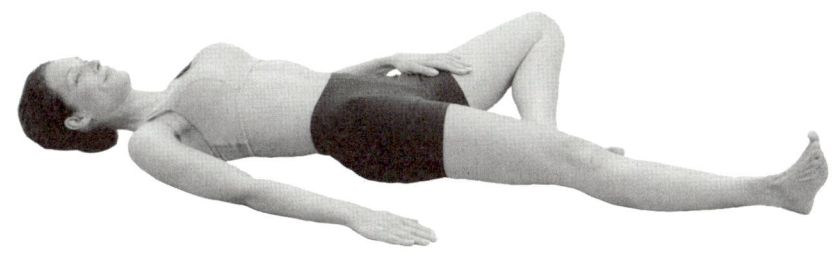

바운드 각도 자세

이는 양쪽 엉덩이를 동시에 운동할 수 있는 FABERE 스트레칭이다.

- 등을 바닥에 대고 누운 뒤 팔은 양옆에 두고 손바닥은 바닥을 향하게 한다.

- 천천히 숨을 들이마시면서 발뒤꿈치끼리는 서로 닿되, 발가락은 닿지 않도록 한 번에 한쪽 발씩 사타구니 쪽으로 잡아당긴다.

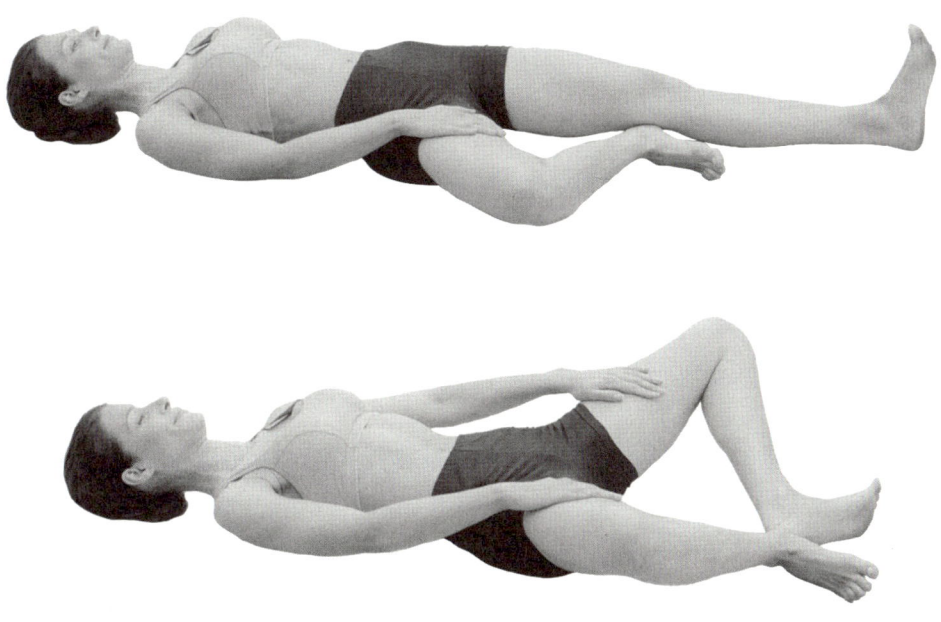

- 천천히 숨을 내쉬면서 중력이 무릎을 바닥으로 끌어당기는 것을 느끼는 데 집중한다. 양쪽 무릎이 동양의 부채가 펼쳐지듯 서로 벌어지는 것을 상상한다. 발뒤꿈치를 계속 붙이고 발로 V자를 만들면 무릎과 서로 영향을 주고받으면서 고관절을 열어주는 역할을 한다.

- 네 번 더 숨을 들이쉬고 내쉬면서 자세를 유지한다.

- 여섯 번째 호흡을 하면서 한 번에 한쪽씩 다리를 천천히 펴고 긴장을 풀며 처음 자세로 돌아간다.

- '누워서 하는 태양 경배 자세'를 한 번 더 실행한다.

양쪽 무릎 굽히고 허리 회전

이는 복부 빗근 운동으로, 엉덩이와 허벅지 바깥쪽을 따라 뻗어 있는 장경인대IT band를 늘려준다. 장경인대는 유연성에 중요하며, 장경인대가 뭉치면 좌골신경통 증상을 유발할 수 있다. 이 동작은 척추 양쪽에 위아래로 길게 뻗어 있는 부척추근도 늘려준다. 시리즈 A의 동작을 하나하나 진행해나가면 허리 유연성, 힘, 지구력을 위한 부위들이 점점 단련이 된다.

- 무릎을 굽히고 발바닥은 바닥에 댄 상태로 등을 바닥에 대고 눕는다.

- 손바닥이 바닥을 향하게 한 상태로 팔을 어깨 옆으로 쭉 편다.

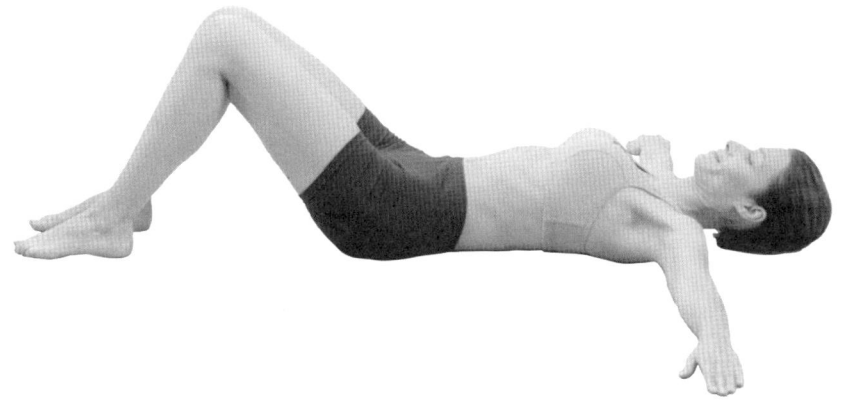

- 숨을 완전히 들이마시고, 어깨는 바닥에 댄 상태를 유지하면서 무릎을 천천히 한쪽으로 내린다. 이때 힘이 아닌 중력에 의해 무릎이 내려가게 해야 한다.

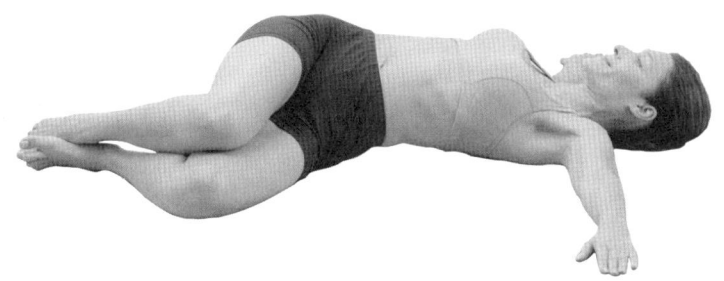

- 숨을 내쉰 다음, 네 번 더 숨을 들이쉬고 내쉬면서 자세를 유지한다.

- 여섯 번째 호흡을 하면서 무릎을 처음 자세로 들어 올린다.

- 무릎을 반대쪽으로 내리면서 동작을 반복한다.

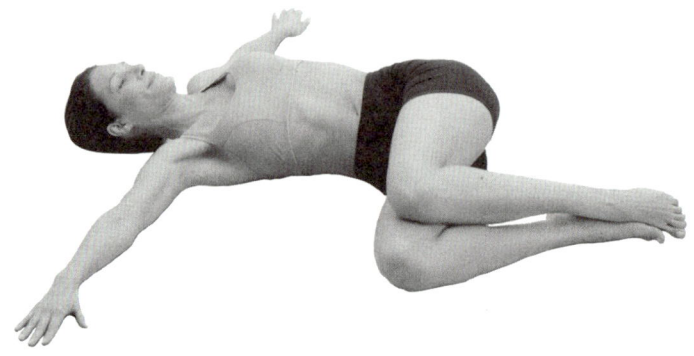

- '누워서 하는 태양 경배 자세'를 한 번 더 실행한다.

한쪽 무릎 굽히고 허리 회전

이 운동은 장경인대 및 부척추근을 더 많이 늘려준다.

- '누워서 하는 태양 경배 자세'를 마친 뒤 천천히 옆으로 누워 머리를 한 손으로 받친다. 반대쪽 손은 손바닥을 아래로 향하게 하여 가슴 앞쪽에 놓고 살짝 몸을 기대어 받쳐준다.

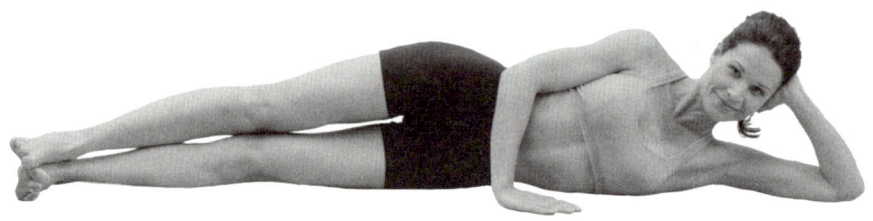

- 숨을 완전히 들이마신 뒤 위쪽 다리를 아래쪽 다리 위로 교차해 허리 정도 높이에서 앞쪽 바닥에 굽힌 무릎이 닿게 하고, 발은 쭉 편 아래쪽 다리 무릎 앞 바닥에 놓는다.

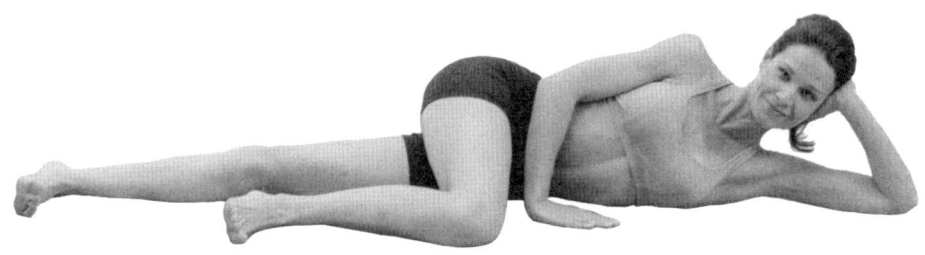

- 숨을 내쉰 다음, 네 번 더 숨을 들이쉬고 내쉬면서 자세를 유지한다.

- 여섯 번째 호흡을 하면서 자세를 풀고 조심스럽게 등을 대고 눕는다.

- 반대쪽으로 돌아누워 동작을 반복한 다음, '누워서 하는 태양 경배 자세'를 한 번 더 실행한다.

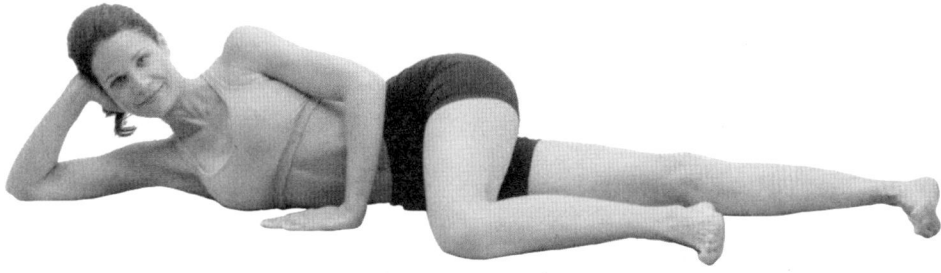

힙 하이커

이는 시리즈 A 중에서 가장 힘든 FABERE 스트레칭으로, 전체 운동 중 누워서 하는 마지막 준비 운동이다. 나머지 운동은 강도가 조금 더 높을 것이다. 고관절 가동 범위를 최대로 하는 데 도움이 된다.

- '한쪽 무릎 굽히고 허리 회전'을 할 때와 똑같은 시작 자세를 취한다. 한쪽으로 누워 머리를 한 손으로 받치고 반대쪽 손은 가슴 앞쪽에 놓고 몸 전체를 받쳐준다. 몸이 바닥 쪽으로 약간 기울어져야 한다.

- 양쪽 다리 모두 쭉 편 상태를 유지하고 숨을 완전히 들이마시면서 천천히 한쪽 다리를 들어 올린다.

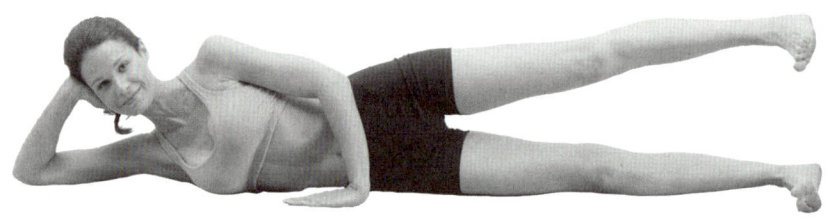

- 숨을 내쉰 다음, 네 번 더 숨을 들이쉬고 내쉬면서 자세를 유지한다. 이때 엉덩이와 허벅지가 늘어나는 것을 느끼면서 호흡한다.

- 여섯 번째 호흡을 하면서 다리를 조심스럽게 내린다.

- 반대쪽으로 돌아누워 동작을 반복한 다음, '누워서 하는 태양 경배 자세'를 한 번 더 실행한다.

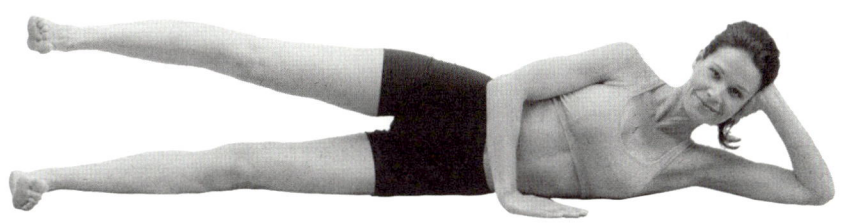

막대 자세

이 자세는 부척추근을 더 많이 늘려주고, 가슴, 흉근 및 어깨를 열어주며, 햄스트링과 사두근을 수축시킨다.

- '누워서 하는 태양 경배 자세'를 마친 뒤 천천히 부드럽게 움직여 바닥에 앉는다. 다리는 앞으로 쭉 뻗고, 발가락은 천장을 향하게 하고, 손은 손바닥을 바닥에 댄 채 엉덩이 약간 뒤쪽에 두어 몸을 받쳐준다. 다리를 쭉 펴고 있기 어렵다면 약간 구부려도 괜찮다.

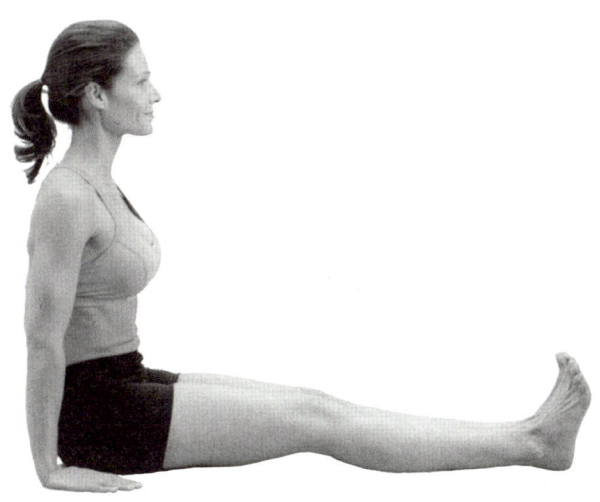

- 목과 등을 최대한 곧게 펴 일직선을 이룬 상태로 다섯 번 숨을 들이쉬고 내쉬면서 호흡한다. 허리를 약간 뒤로 젖히면 디스크에 가해지는 압력이 더 줄어든다. 그게 더 편하게 느껴지면 그렇게 해라.

- 여섯 번째 호흡을 하면서 긴장을 푼다.

무릎 꿇고 태양 경배 자세
- 조심스럽게 무릎을 꿇은 뒤 어깨, 엉덩이, 허벅지가 일직선상에 놓이게 하고, 손은 편하게 양옆으로 떨어뜨린다.

- 숨을 완전히 들이마시면서 쭉 뻗은 팔을 양옆으로 들어 올려 머리 위 천장을 향하게 한다. 등과 목은 일직선을 유지하고, 시선은 멀리 수평선이 있다고 생각하며 정면을 바라본다.

- 천천히 숨을 내쉬면서 쭉 뻗은 팔을 앞쪽으로 내려 몸 옆으로 오게 한다.

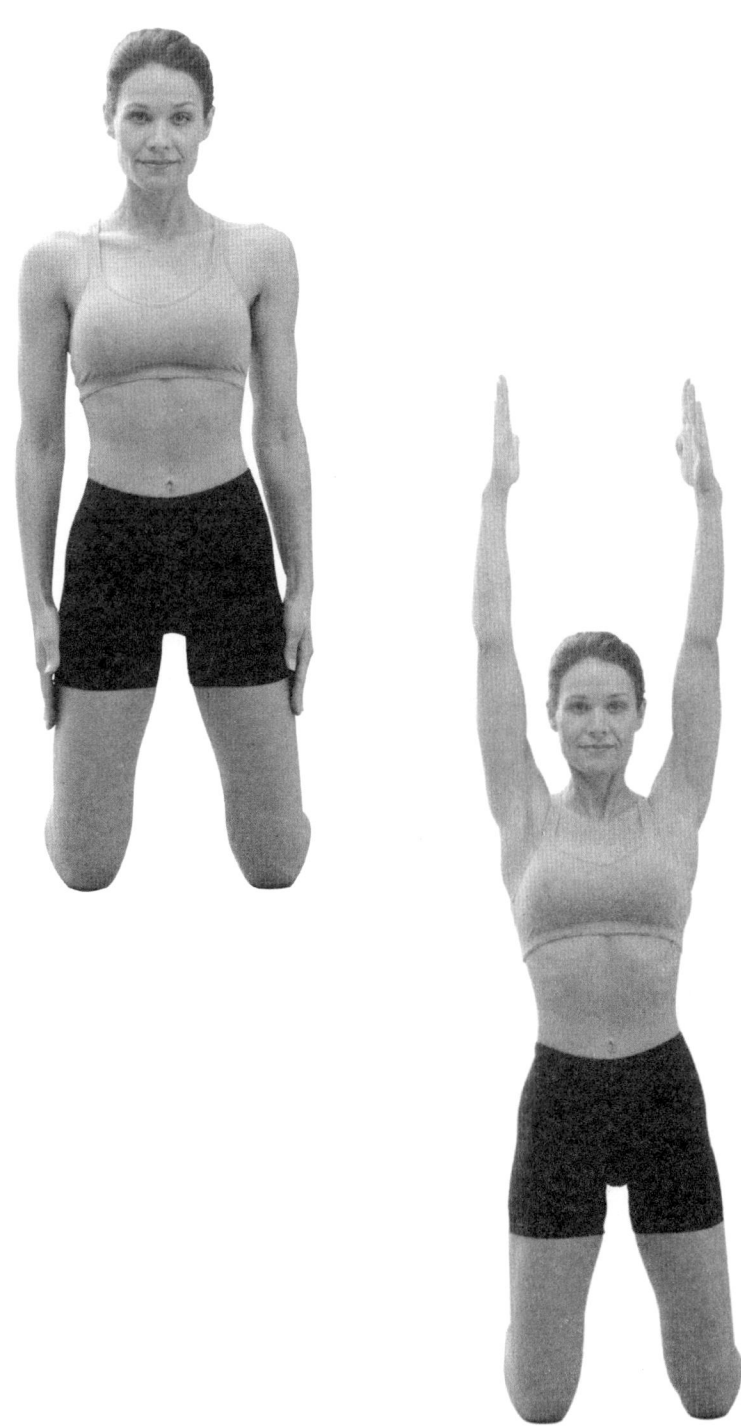

메뚜기 자세

이 자세는 부척추근 및 복부 근육에 효과적이다.

- 조심스럽게 배를 바닥에 대고 엎드린 뒤 팔을 길게 쭉 뻗어 양옆에 둔다.

- 무릎을 쭉 편 상태로 숨을 완전히 들이마시면서 한쪽 다리를 바닥에서 들어 올린다. 이때 엉덩이가 늘어나는 것이 느껴져야 한다. 다리를 쭉 편 상태를 유지한다. 무릎이 바닥에서 떨어지기만 한다면 다리를 얼마나 높이 올리는지는 중요하지 않다.

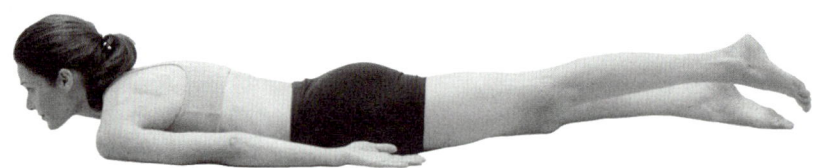

- 상체는 최대한 긴장을 풀고, 네 번 더 숨을 들이쉬고 내쉬면서 호흡하는 동안 자세를 유지한다.

- 여섯 번째 호흡을 하면서 긴장을 풀고 처음 자세로 돌아간다.

- 반대쪽 다리로 동작을 반복한 다음, '무릎 꿇고 태양 경배 자세'를 실행한다.

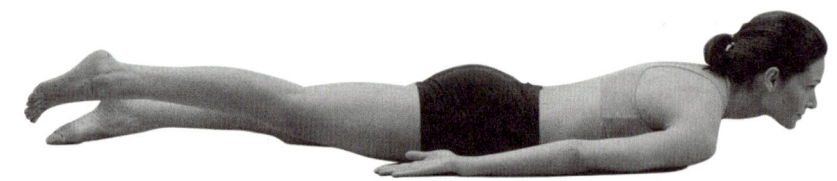

백 익스텐션

- '네발 기기 자세'를 취한다. 이때 양손과 무릎에 무게가 고르게 실려야 한다.

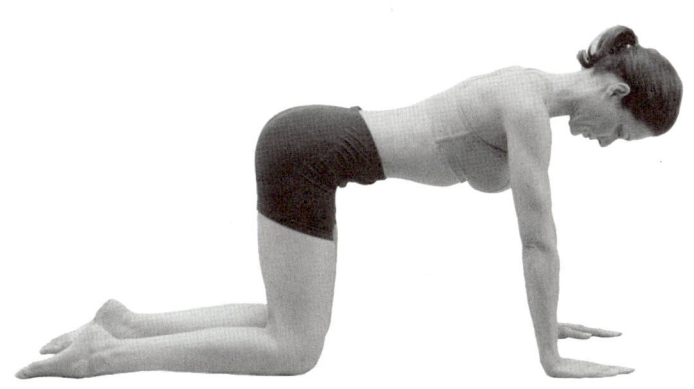

- 목과 등이 일직선상에 있도록 유지하면서 숨을 완전히 들이마시며 한쪽 다리를 들어 뒤로 쭉 뻗는다. 목과 등이 쭉 뻗은 다리와 일직선상에서 길어지는 것을 느껴보아라. 다리를 뻗은 쪽 엉덩이가 반대쪽 엉덩이와 평행하지 않게 기울어지거나 내려가지 않도록 주의한다. 만약 그렇게 되면 기울어진 쪽에 심하게 무리가 갈 수도 있다. 양쪽 엉덩이를 같은 높이로 유지하는 동작은 등 전체에 적당한 긴장감을 준다.

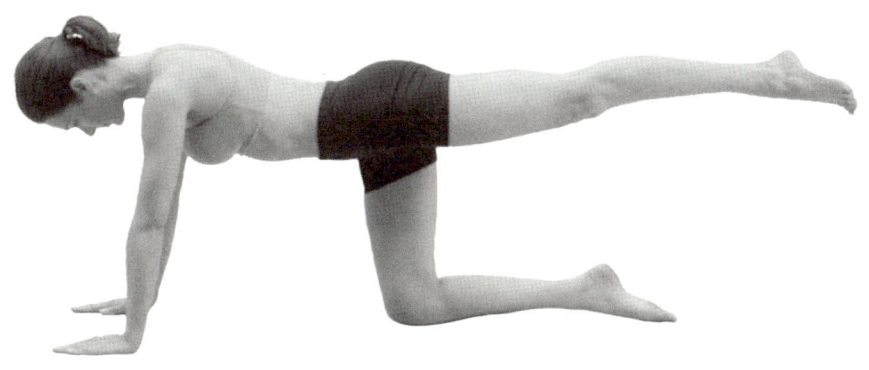

- 천천히 숨을 내쉰 다음, 네 번 더 숨을 들이쉬고 내쉬면서 자세를 유지한다.

- 여섯 번째 호흡을 하면서 긴장을 풀고 처음 자세로 돌아간다.

- 양손과 무릎에 무게가 고르게 실렸는지 다시 한 번 확인한 다음, 반대쪽 다리를 쭉 뻗으면서 동작을 반복한다.

- '무릎 꿇고 태양 경배 자세'를 실행한다.

고양이 자세

이 자세는 허리 스트레칭과 복부 수축 및 골반 움직임을 합친 것이다.

- '백 익스텐션'과 같은 시작 자세를 취한다. 이때 양손과 무릎에 무게가 고르게 실려야 한다.

- 숨을 들이마시면서 등 가운데 부분이 천장에 닿을 듯한 느낌으로 등을 굽힌다.

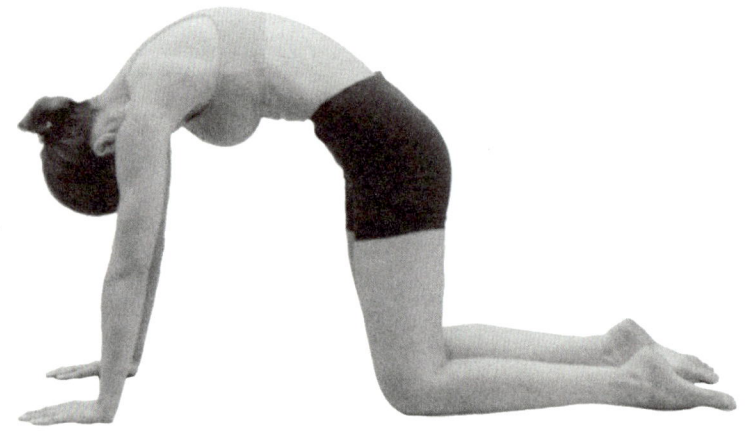

- 숨을 내쉰 다음, 네 번 더 숨을 들이쉬고 내쉬면서 호흡하는 동안 등을 굽힌 자세를 유지한다.

- 계속해서 천천히 고른 숨을 쉬면서 중력에 의해 배꼽이 바닥 쪽으로 내려오게 한다. 다섯 번 숨을 완전히 들이쉬고 내쉬는 동안 자세를 유지한다.

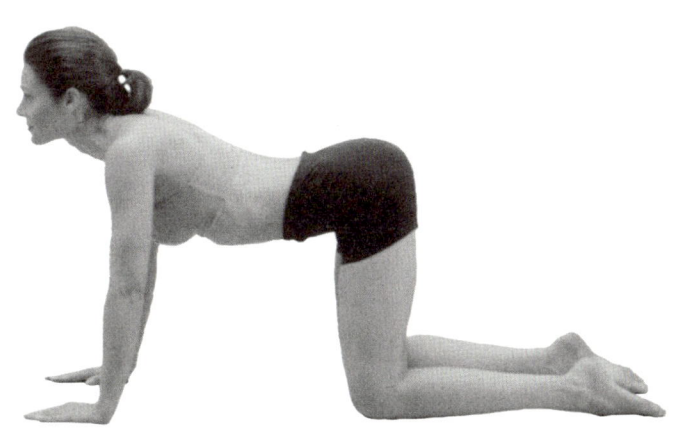

- 열한 번째 호흡을 하면서 긴장을 풀고 처음 자세로 돌아간다.

- '무릎 꿇고 태양 경배 자세'를 실행한다.

유연성 기도 자세

이는 고관절 회전 및 복부 빗근을 포함하여 부척추근의 체중 부하 스트레칭을 하는 동작이다.

- 조심스럽게 일어나 발을 어깨너비만큼 벌리고 선다. 팔은 양옆으로 늘어뜨리고 척추와 뒷목은 일직선이 되도록 한다.

- 기도할 때 손을 모으는 것처럼 손바닥을 모아 팔을 앞으로 뻗는다.

- 숨을 완전히 들이마시면서 몸을 천천히 한쪽으로 최대한 돌린다.

- 숨을 내쉰 다음, 네 번 더 숨을 들이쉬고 내쉬면서 자세를 유지한다.

- 천천히 정면을 향한다. 몸을 반대쪽으로 돌리고, 다섯 번 더 깊게 숨을 들이쉬고 내쉬면서 자세를 유지한다.

- 긴장을 풀고 팔을 양옆으로 내리면서 처음 자세로 돌아간다.

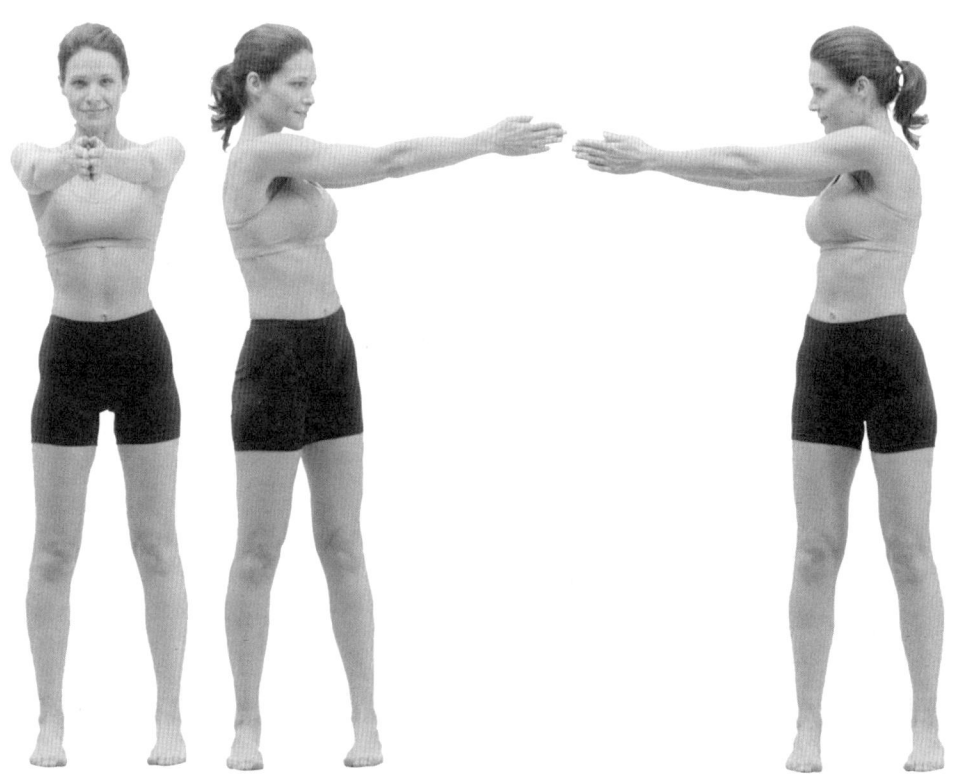

서서 하는 태양 경배 자세

- '유연성 기도 자세'와 같은 시작 자세를 취한다. 발을 어깨너비만큼 벌리고 똑바로 선다.

- 숨을 완전히 들이마시면서 팔을 양옆으로 해서 머리 위로 올린다.

- 천천히 숨을 내쉬면서 곧게 뻗은 팔을 앞으로 내려 양옆에 두는 자세로 돌아간다.

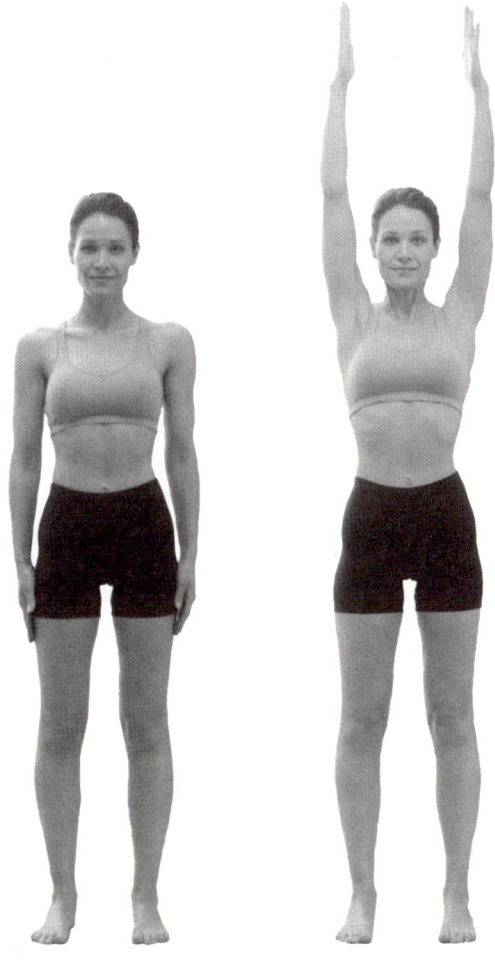

서서 하는 나무 자세

    이 자세는 모든 코어 근육을 적절한 순서로 자극한다. 처음에 할 때는 다섯 번 완전히 호흡하는 동안 자세를 유지하려고 애쓰지 말고 세 번의 호흡으로 시작해서 점차 늘려나가도록 하자.

- 발을 어깨너비만큼 벌리고 똑바로 선다. 정면을 바라보며 목을 곧게 유지한다.

- 한쪽 발뒤꿈치를 반대쪽 발목에 올려놓는다. 이때 발 앞쪽은 계속 바닥에 닿아 있게 한다.

- 두 팔을 들어 하늘을 향해 뻗으면서 천천히 숨을 들이마신다.

- 천천히 숨을 내쉬고, 두 번 더 깊게 숨을 들이쉬고 내쉬면서 호흡한다.

- 네 번째 호흡을 하면서 긴장을 풀고 처음 자세로 돌아간다.

- 반대쪽 발뒤꿈치를 들어 그 반대쪽 발목에 올려놓고 동작을 반복한다.

- '서서 하는 태양 경배 자세'를 실행한다.

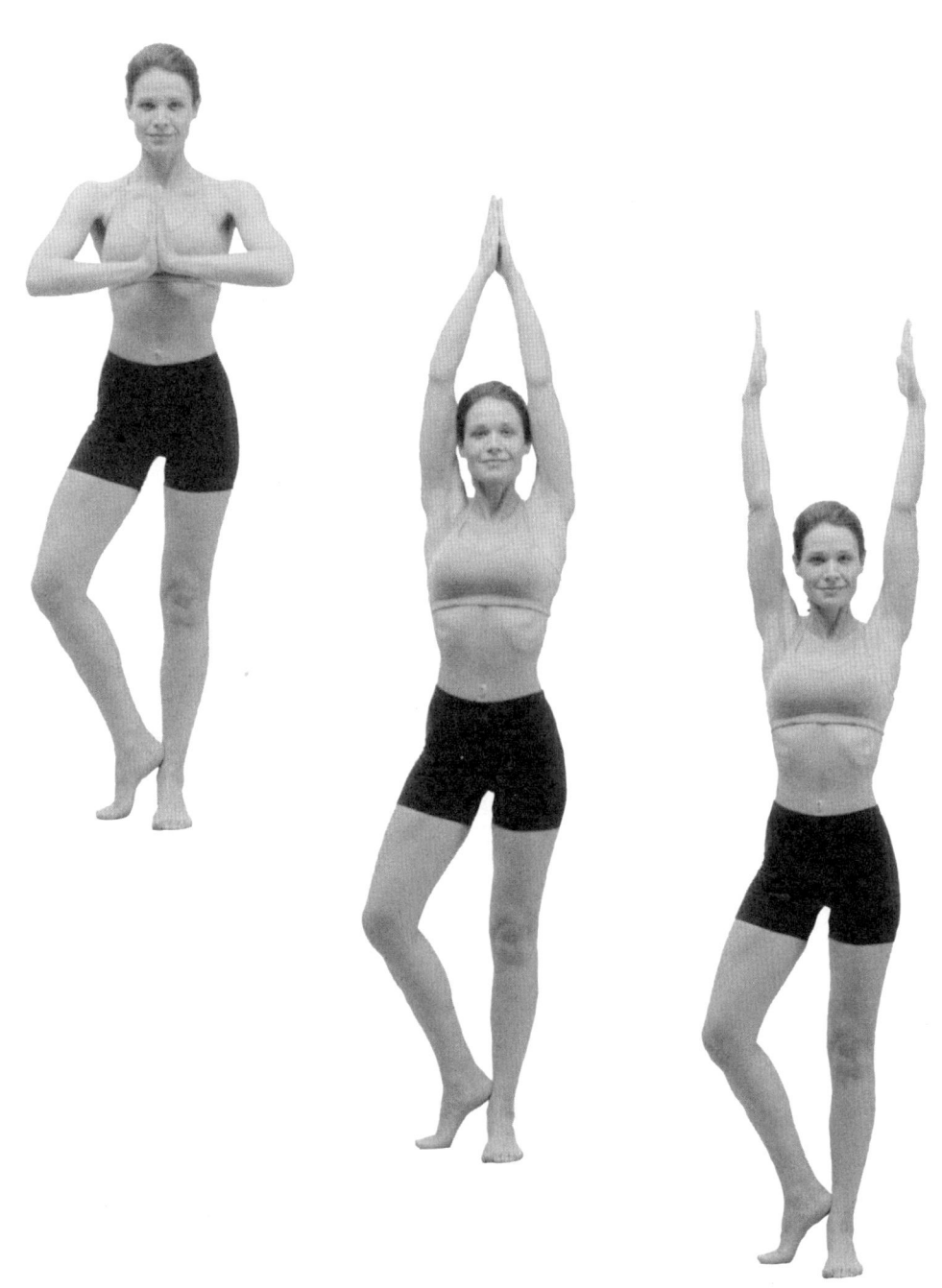

축하한다! 이제 시리즈 A를 마쳤다.

13. Back Rx 시리즈 B: 다시 완전히 움직이기

　시리즈 B는 회복을 마치고 활동적인 생활로 돌아갈 수 있게 도와줄 것이다. 시리즈 B는 두 가지 방식으로 시리즈 A에서 조금 더 발전한 형태다. 자세 자체도 약간 더 어렵고, 각 자세를 다섯 번이 아닌 일곱 번이나 완전한 호흡을 하는 동안 유지해야 한다.

누워서 하는 태양 경배 자세
- 바닥에 등을 대고 누워 다리를 곧게 펴고, 팔은 쭉 펴서 몸통 옆에 둔다. 목과 등이 일직선을 이루도록 천장을 바라본다.

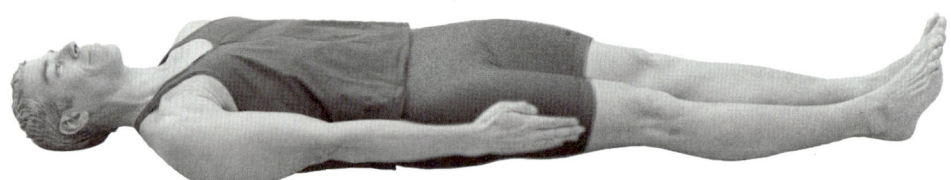

- 팔을 바닥에 댄 상태로 옆으로 뻗어 머리 위까지 올린다. 팔이 머리 위에 있을 때 폐가 완전히 채워지도록 동작을 하면서 숨을 들이마신다. 목과 척추 라인이 더욱 길어지고 곧아지는 것을 상상한다.

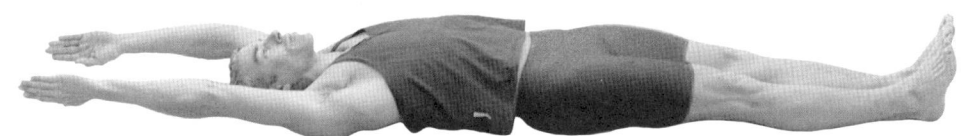

- 팔을 쭉 편 상태에서 천장을 향해 머리 위쪽으로 팔을 올리고 천천히 중력을 느끼며 손바닥이 바닥에 닿도록 팔을 몸통 옆으로 내려놓는다. 이 동작을 하면서 숨을 천천히 완전히 내쉰다.

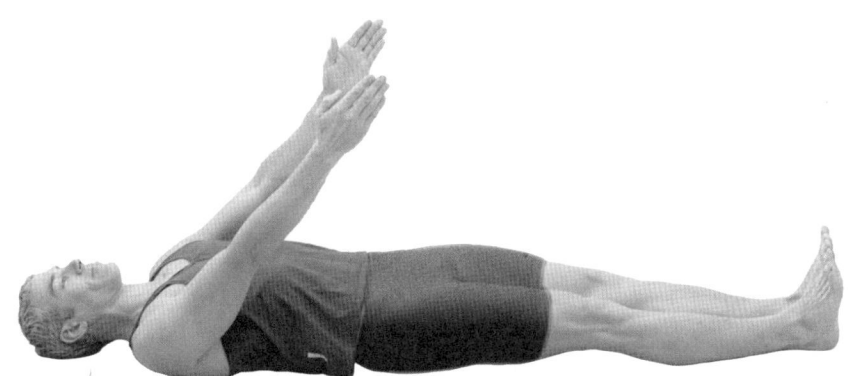

중급 브릿지

- 바닥에 등을 대고 누워 손바닥이 바닥을 향하도록 팔을 양옆에 둔다. 한 번에 한 쪽씩 무릎을 천천히 올리고 발바닥을 바닥에 붙여 무릎을 굽힌 자세를 만든다. 이때 발을 똑바로 앞을 향하게 하거나 약간 안쪽을 향하게 한다. 발을 정면을 향해 똑바로 두면 엉덩이와 허벅지 안쪽 근육에 조금 더 많은 압력이 가해질 것이고, 발을 약간 안쪽을 향하게 두면 복부에 자극이 더 가해질 것이다.

- 숨을 천천히 깊게 들이마신 다음, 엉덩이를 조이고 복부 근육을 당겨 엉덩이가 위로 들리게 한다. 엉덩이를 바닥에서 들어 올릴 때 숨을 천천히 완전히 내쉰다.

- 시리즈 A에서는 엉덩이만 바닥에서 들어 올리면 되었다. 시리즈 B는 조금 더 힘든데, 여기서 목표는 허벅지와 일직선이 되도록 엉덩이와 골반을 들어 올리는 것이다.

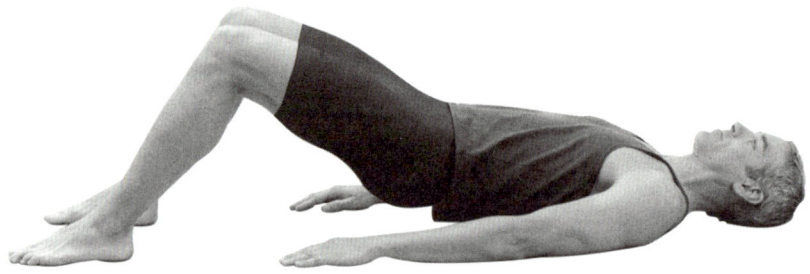

- 일곱 번 깊게 숨을 들이쉬고 내쉬면서 자세를 유지한다. 폐활량에 따라 20초 정도 걸린다. 이때 시계를 볼 필요는 없다. '태양 경배 자세'에서 맞춰놓은 것과 같은 느리고 규칙적인 박자로 호흡하는 데 집중해라. 자세를 유지하되 절대 숨을 참지 말아라. 계속해서 들이쉬고 내쉬는 호흡은 운동의 타깃 신체 부위에 산소를 공급한다.

- 여덟 번째 호흡을 하면서 긴장을 풀고 엉덩이를 부드럽게 바닥으로 내린다. 이때 엉덩이를 갑자기 떨어뜨려서는 안 된다. 몸이 물이나 젤리로 가득 찬 풀에 천천히 가라앉고 있는 것처럼 조절하면서 내려야 한다.

- 몸을 완전히 이완하고 다시 규칙적인 호흡 박자를 맞추기 위해 '누워서 하는 태양 경배 자세'를 한 번 더 실행한다.

중급 복부 크런치

이 자세와 바로 뒤에 나오는 자세들을 할 때는 팔을 몸통 옆 바닥에 두는 대신 팔짱을 끼고 가슴 위에 올려놓는다. 복부 근육이 자극되며 시리즈 A의 해당 자세보다 운동이 더 많이 될 것이다.

- 등을 바닥에 대고 누운 뒤 팔짱을 끼고 가슴 위에 올려놓는다. 한 번에 한쪽씩 무릎을 천천히 올리고 발바닥을 바닥에 붙여 무릎을 굽힌 자세를 만든다.

- 어깨를 바닥에서 들어 올리고 복부에 힘을 주면서 숨을 완전히 들이마신다. 이때 고개를 먼저 들어서는 안 된다. 그 대신 목을 똑바로 유지하면서 머리와 어깨가 함께 바닥에서 들리도록 해라.

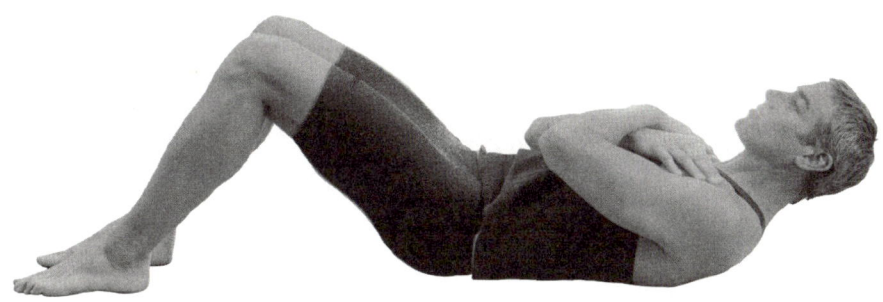

- 천천히 숨을 내쉰 다음, 여섯 번 더 숨을 들이쉬고 내쉬면서 자세를 유지한다.

- 여덟 번째 호흡을 하면서 긴장을 풀고 처음 자세로 돌아간다.

- 무릎을 굽힌 자세에서 다리를 한쪽씩 편 다음, '누워서 하는 태양 경배 자세'를 한 번 더 실행한다.

다리 펴고 무릎 당기기

- 등을 바닥에 대고 눕는다. 팔짱을 끼고 가슴 위에 올려놓은 뒤 다리를 쭉 편다. 발목을 굽혀 발가락이 천장을 향하게 한다.

- 한쪽 무릎을 들어 최대한 가슴 가까이 가져온다. 무릎을 최대한 당기면서 천천히 숨을 완전히 들이마시고, 고관절 굴곡근을 여는 데 도움이 되도록 어깨를 바닥에서 살짝 들어 올린다. 들어 올린 발의 발가락이 천장을 향하게 하고, 정강이 위에 찻잔을 놓고 균형을 잡는다고 생각하면서 들어 올린 다리를 바닥과 평행하게 유지한다.

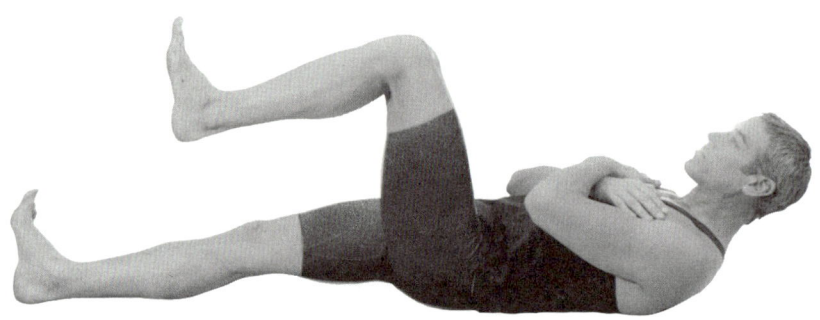

- 천천히 숨을 내쉰 다음, 여섯 번 더 숨을 들이쉬고 내쉬면서 자세를 유지한다.

- 여덟 번째 호흡을 하면서 긴장을 풀고 처음 자세로 돌아간다.

- 반대쪽 무릎을 가슴 쪽으로 당기면서 동작을 반복한다.

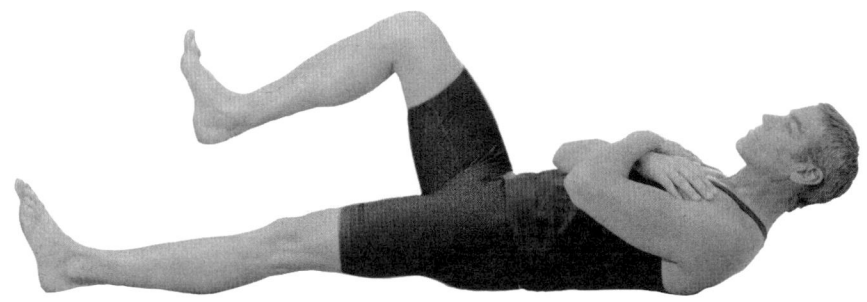

- '누워서 하는 태양 경배 자세'를 실행한다.

중급 다리 굽힌 채 복부 크런치

- 등을 바닥에 대고 누운 뒤 팔짱을 끼고 가슴 위에 올려놓는다. 한쪽 다리를 부드럽게 올려 무릎을 굽힌다. 반대쪽 다리는 쭉 뻗고 발목을 굽힌 상태를 유지하면서 양쪽 허벅지가 나란해질 때까지 들어 올린다.

- 숨을 완전히 들이마시면서 어깨를 바닥에서 뗀 뒤 가슴을 부드럽게 들어 올린다. 호흡을 쉽게 할 수 있도록 목은 쭉 편 상태를 유지하고, 머리와 어깨를 동시에 들어 올리거나 머리를 어깨보다 조금 늦게 들어 올린다.

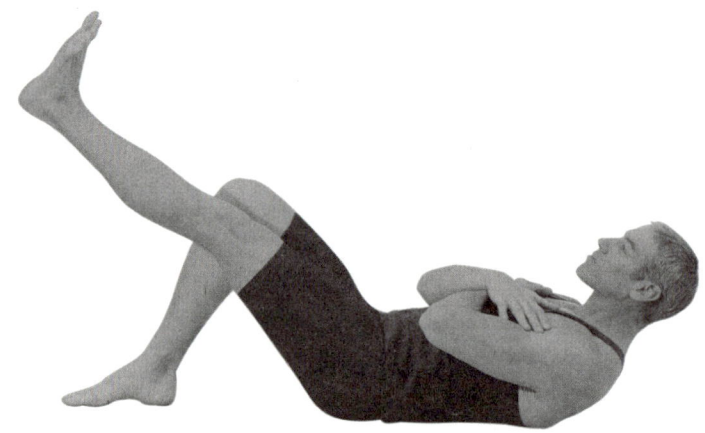

- 천천히 숨을 내쉰 다음, 여섯 번 더 숨을 들이쉬고 내쉬면서 자세를 유지한다.

- 여덟 번째 호흡을 하면서 어깨를 부드럽게 바닥으로 내리며 긴장을 풀고 처음 자세로 돌아간다.

- 반대쪽 무릎을 굽혀 동작을 반복한 다음, '누워서 하는 태양 경배 자세'를 한 번 더 실행한다.

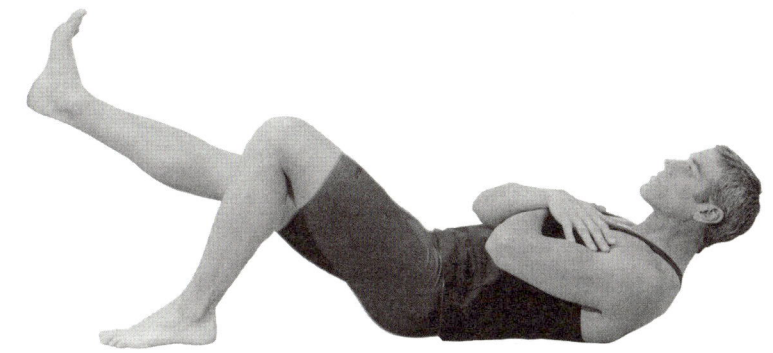

다리 꼬고 나무 자세

- 등을 바닥에 대고 누운 뒤 팔은 양옆에 두고 손바닥은 바닥을 향하게 한다.

- 천천히 깊게 숨을 들이마시면서 한쪽 다리를 굽히고 굽힌 쪽 발을 반대쪽 무릎 위에 올려놓는다. 이렇게 하면 고관절 굴곡근이 열리고, 중력의 작용으로 시리즈 A '나무 자세'보다 스트레칭이 더 많이 된다.

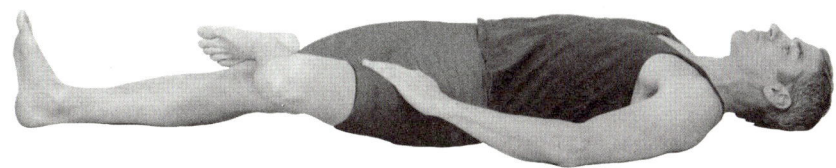

- 천천히 숨을 내쉰 다음, 여섯 번 더 숨을 들이쉬고 내쉬면서 자세를 유지한다.

- 천장을 똑바로 바라보면서 척추와 목이 일직선으로 길어지는 것을 상상한다.

- 여덟 번째 호흡을 하면서 긴장을 풀고 처음 자세로 돌아간다.

- 반대쪽 다리를 굽혀 동작을 반복한 다음, '누워서 하는 태양 경배 자세'를 한 번 더 실행한다.

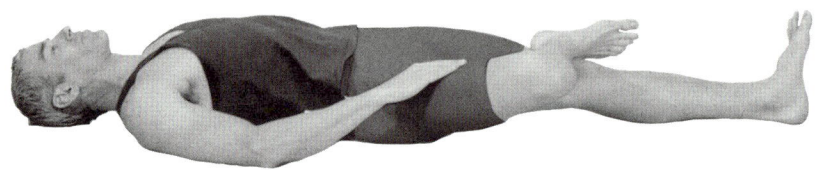

발 모으고 바운드 각도 자세

- 등을 바닥에 대고 누운 뒤 팔은 양옆에 두고 손바닥은 바닥을 향하게 한다.

- 천천히 숨을 들이마시면서 발바닥이 서로 닿도록 한 번에 한쪽 발씩 사타구니 쪽으로 잡아당긴다. 발바닥이 딱 달라붙어 있는 모습을 상상한다. 이렇게 하면 발로 V자를 만드는 시리즈 A '바운드 각도 자세'보다 고관절 굴곡근이 더 열린다.

- 천천히 숨을 내쉬면서 중력이 무릎을 바닥으로 끌어당기는 것을 느끼는 데 집중한다. 양쪽 무릎이 동양의 부채가 펼쳐지듯 서로 벌어지는 것을 상상한다.

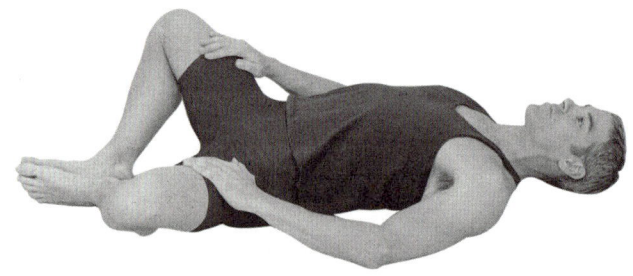

- 여섯 번 더 숨을 들이쉬고 내쉬면서 자세를 유지한다.

- 여덟 번째 호흡을 하면서 한 번에 한쪽씩 다리를 천천히 펴고 긴장을 풀며 처음 자세로 돌아간다.

- '누워서 하는 태양 경배 자세'를 한 번 더 실행한다.

다리 꼬고 허리 회전

- 다리를 쭉 펴고 등을 바닥에 대고 누운 뒤 손바닥이 바닥을 향하게 한 상태로 팔을 옆으로 쭉 뻗는다.

- 천천히 한쪽 다리를 올려 무릎을 굽히고, 발을 반대쪽 무릎 바깥쪽 바닥에 붙인다.

- 숨을 완전히 들이마시고, 굽힌 무릎이 쭉 뻗은 다리 바깥쪽 바닥으로 중력에 의해 내려가게 한다.

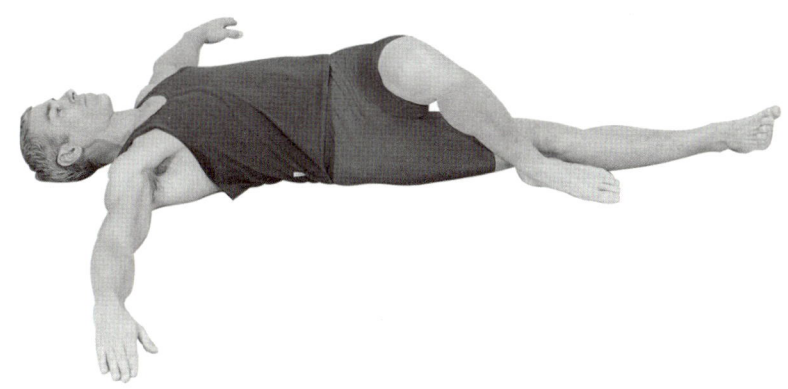

- 숨을 내쉰 다음, 여섯 번 더 숨을 깊게 들이 내쉬면서 자세를 유지한다.

- 여덟 번째 호흡을 하면서 긴장을 풀고 처음 자세로 돌아간다.

- 반대쪽 무릎을 올려 동작을 반복한 다음, '누워서 하는 태양 경배 자세'를 한 번 더 실행한다.

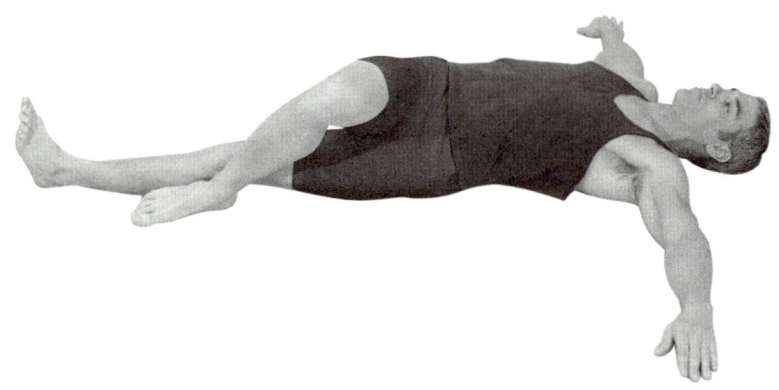

사이드 나무 자세

- 옆으로 누워 머리를 한 손으로 받친다. 반대쪽 손은 손바닥을 바닥에 붙여 가슴 앞쪽에 놓고 몸을 받쳐준다.

- 숨을 완전히 들이마시면서 위쪽에 있는 다리를 들어 무릎을 굽힌 자세를 만들고, 발바닥은 쭉 편 다리 무릎 앞쪽 바닥에 둔다.

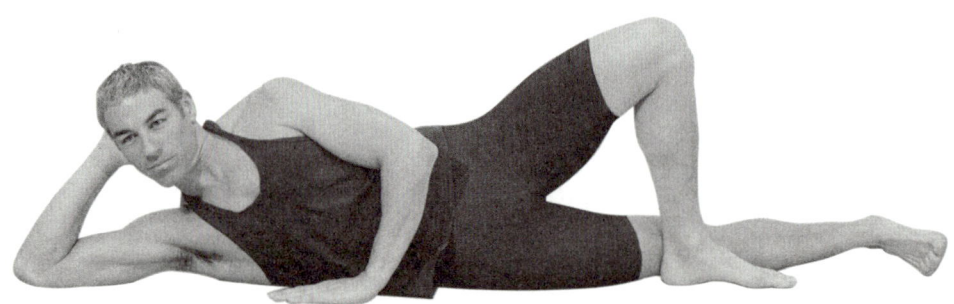

- 천천히 숨을 내쉰 다음, 여섯 번 더 숨을 들이쉬고 내쉬면서 자세를 유지한다.

- 여덟 번째 호흡을 하면서 긴장을 풀고 처음 자세로 돌아간다.

- 조심스럽게 반대쪽으로 돌아누워 반대쪽 다리로 동작을 반복한다.

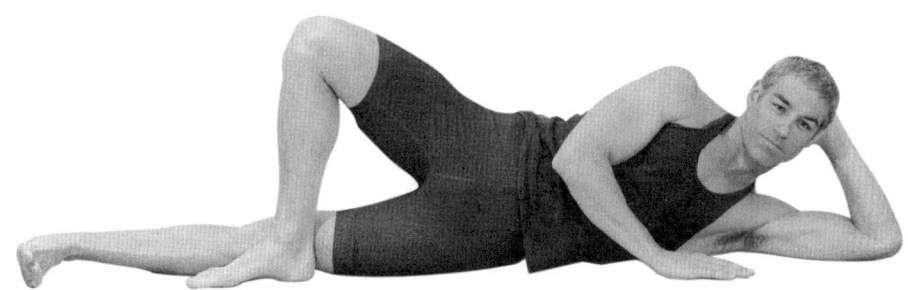

- '누워서 하는 태양 경배 자세'를 한 번 더 실행한다.

허벅지 당기기

- 옆으로 누워 머리를 한 손으로 받친다.

- 숨을 완전히 들이마시면서 반대쪽 손을 뒤로 뻗어 위에 있는 다리의 발목을 잡고, 발뒤꿈치를 엉덩이 쪽으로 당긴다.

- 발뒤꿈치가 엉덩이에 닿게 한다. 처음에는 그렇게 많이 스트레칭을 할 수 없다 해도 괜찮다. 점차 늘려나가면 된다. 몸 앞쪽을 일직선으로 유지하고 양쪽 허벅지를 서로 나란히 하는 데 집중한다.

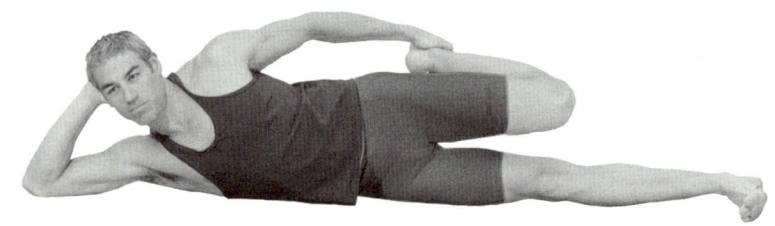

- 천천히 숨을 내쉰 다음, 여섯 번 더 숨을 들이쉬고 내쉬면서 자세를 유지한다.

- 여덟 번째 호흡을 하면서 긴장을 풀고 처음 자세로 돌아간다.

- 조심스럽게 반대쪽으로 돌아누워 반대쪽 다리로 동작을 반복한다.

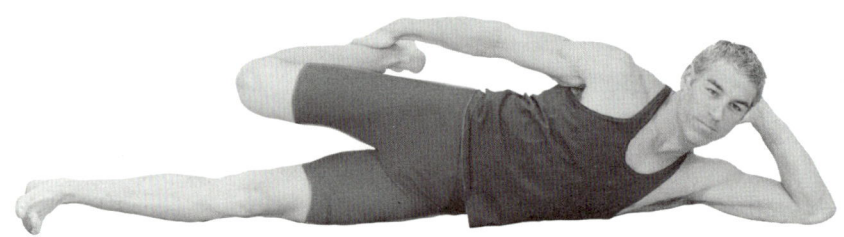

- '누워서 하는 태양 경배 자세'를 한 번 더 실행한다.

중급 막대 자세

- '누워서 하는 태양 경배 자세'를 마친 뒤 천천히 부드럽게 움직여 바닥에 앉는다. 다리는 앞으로 쭉 뻗고, 발가락은 천장을 향하게 하고, 손은 손바닥을 바닥에 댄 채 엉덩이 옆에 두어 몸을 받쳐준다. 다리를 쭉 펴고 있기 어렵다면 약간 구부려도 괜찮다. 시리즈 A에서처럼 손을 엉덩이 뒤가 아닌 엉덩이 옆에 두고 이 운동을 하면, 복부와 허리를 더욱 온전히 자극하는 수직 자세가 된다.

- 목과 등을 최대한 곧게 펴 일직선을 이룬 상태로 일곱 번 숨을 들이쉬고 내쉬면서 호흡한다. 허리를 약간 뒤로 젖히면 디스크에 가해지는 압력이 더 줄어든다. 그게 더 편하게 느껴지면 그렇게 해라.

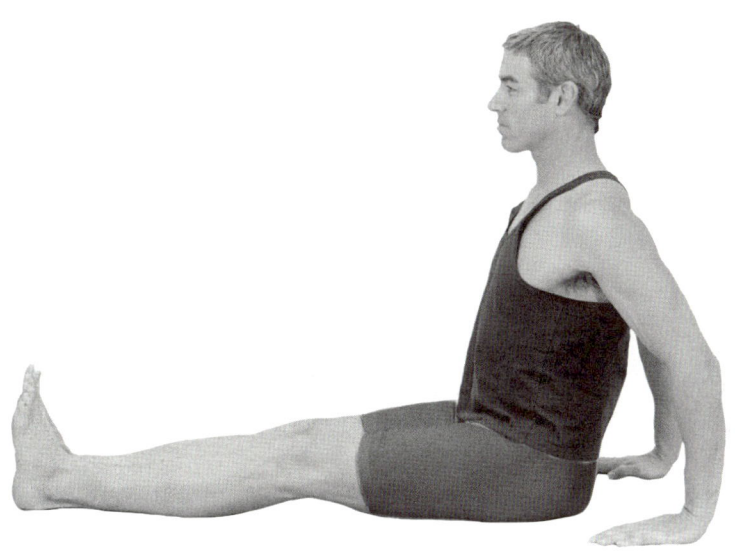

- 여덟 번째 호흡을 하면서 긴장을 푼다.

무릎 꿇고 태양 경배 자세

- 조심스럽게 무릎을 꿇은 뒤 어깨, 엉덩이, 허벅지가 일직선상에 놓이게 하고, 손은 편하게 양옆으로 떨어뜨린다.

- 숨을 완전히 들이마시면서 쭉 뻗은 팔을 양옆으로 들어 올려 머리 위 천장을 향하게 한다. 등과 목은 일직선을 유지하고, 시선은 멀리 수평선이 있다고 생각하며 정면을 바라본다.

- 천천히 숨을 내쉬면서 쭉 뻗은 팔을 앞쪽으로 내려 몸 옆으로 오게 한다.

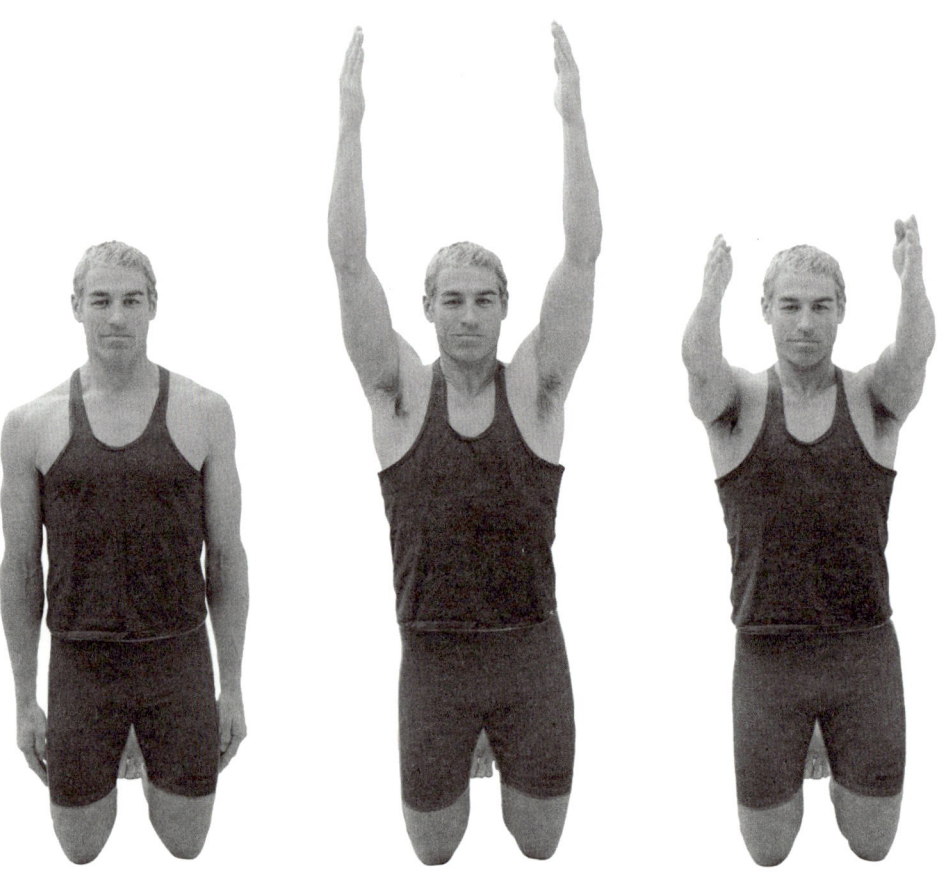

중급 메뚜기 자세

- 조심스럽게 배를 바닥에 대고 엎드린다. 다리는 쭉 뻗고 팔은 완전히 편다.

- 무릎을 쭉 편 상태로 숨을 완전히 들이마시면서 한쪽 다리와 반대쪽 팔을 바닥에서 들어 올린다. 다리와 팔을 편 상태를 유지한다. 무릎과 팔꿈치가 모두 바닥에서 떨어지기만 한다면 다리와 반대쪽 팔을 얼마나 높이 올리는지는 중요하지 않다. 반대쪽 팔과 다리를 함께 들어 올리면 시리즈 A 자세보다 복벽이 더욱 늘어난다. 또한 이 동작은 허리에만 집중하기보다 등 전체를 자극한다.

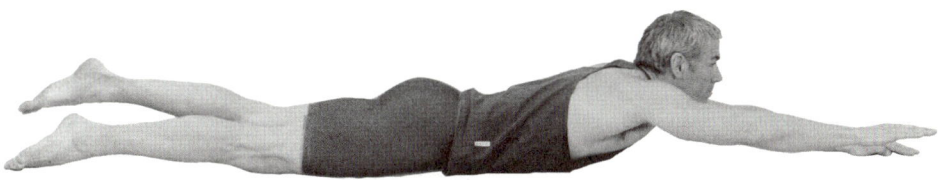

- 천천히 숨을 내쉰 다음, 여섯 번 더 숨을 들이쉬고 내쉬면서 자세를 유지한다.

- 여덟 번째 호흡을 하면서 긴장을 풀고 처음 자세로 돌아간다.

- 반대쪽 다리로 동작을 반복한 다음, '무릎 꿇고 태양 경배 자세'를 실행한다.

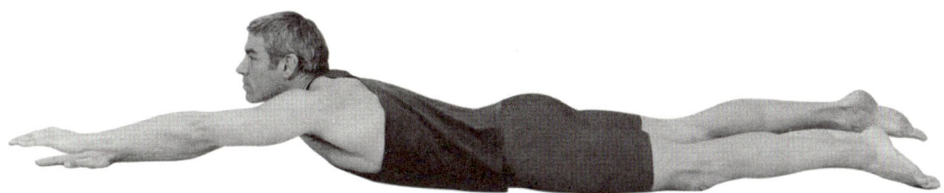

중급 백 익스텐션

- '네발 기기 자세'를 취한다. 이때 양손과 무릎에 무게가 고르게 실려야 한다.

- 목과 등이 일직선상에 있도록 유지한다. 숨을 완전히 들이마시면서 한쪽 다리를 들어 뒤로 쭉 뻗고, 반대쪽 팔을 들어 올려 앞으로 뻗는다. 목과 등이 쭉 뻗은 다리와 일직선상에서 길어지는 것을 느껴보아라. 다리를 뻗은 쪽 엉덩이가 반대쪽 엉덩이와 평행하지 않게 기울어지거나 내려가지 않도록 주의한다. 만약 그렇게 되면 기울어진 쪽에 심하게 무리가 갈 수도 있다.

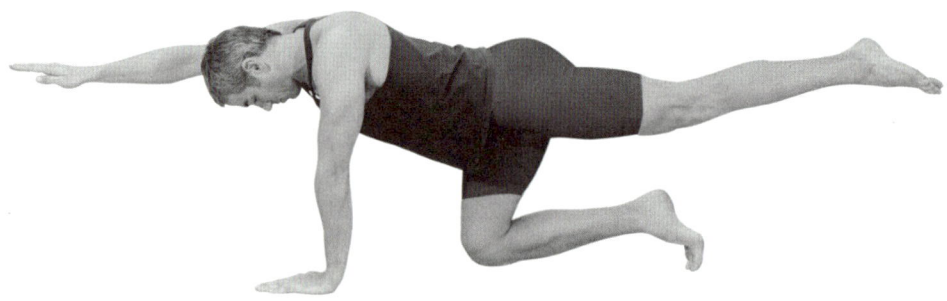

- 천천히 숨을 내쉰 다음, 여섯 번 더 숨을 들이쉬고 내쉬면서 자세를 유지한다.

- 여덟 번째 호흡을 하면서 긴장을 풀고 처음 자세로 돌아간다.

- 양손과 무릎에 무게가 고르게 실렸는지 다시 한 번 확인한 다음, 반대쪽 다리와 팔을 쭉 뻗으면서 동작을 반복한다.

- '무릎 꿇고 태양 경배 자세'를 실행한다.

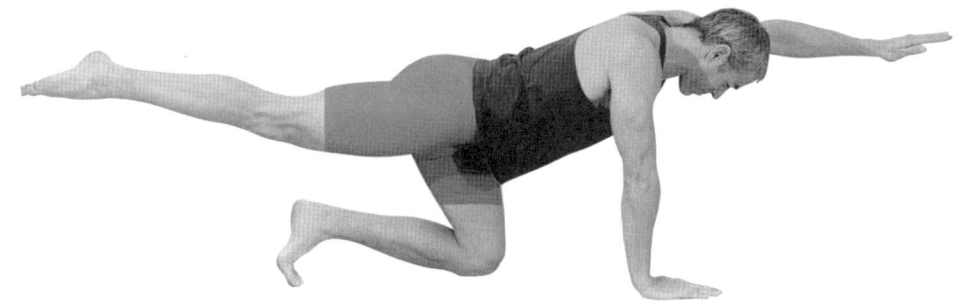

서서 하는 고양이 자세

서서 하는 고양이 자세는 허리(요부)뿐 아니라 등(흉부)과 목(경부)도 운동이 되면서 시리즈 A '고양이 자세'보다 더 광범위한 척추 스트레칭이 된다. 또한 폐활량을 늘리는 데 도움이 되는 더 깊은 호흡을 할 수 있다.

- 발을 어깨너비만큼 벌리고 똑바로 선다. 등과 목을 최대한 곧게 편 상태를 유지하면서 조심스럽게 몸을 앞으로 굽혀 무릎 위에 손을 올려놓는다.

- 등을 C자 모양으로 굽힌 다음, 일곱 번 숨을 완전히 들이쉬고 내쉰다.

- 배꼽이 발 앞쪽 바닥을 향하게 하면서 일곱 번 더 숨을 깊게 들이쉬고 내쉰다.

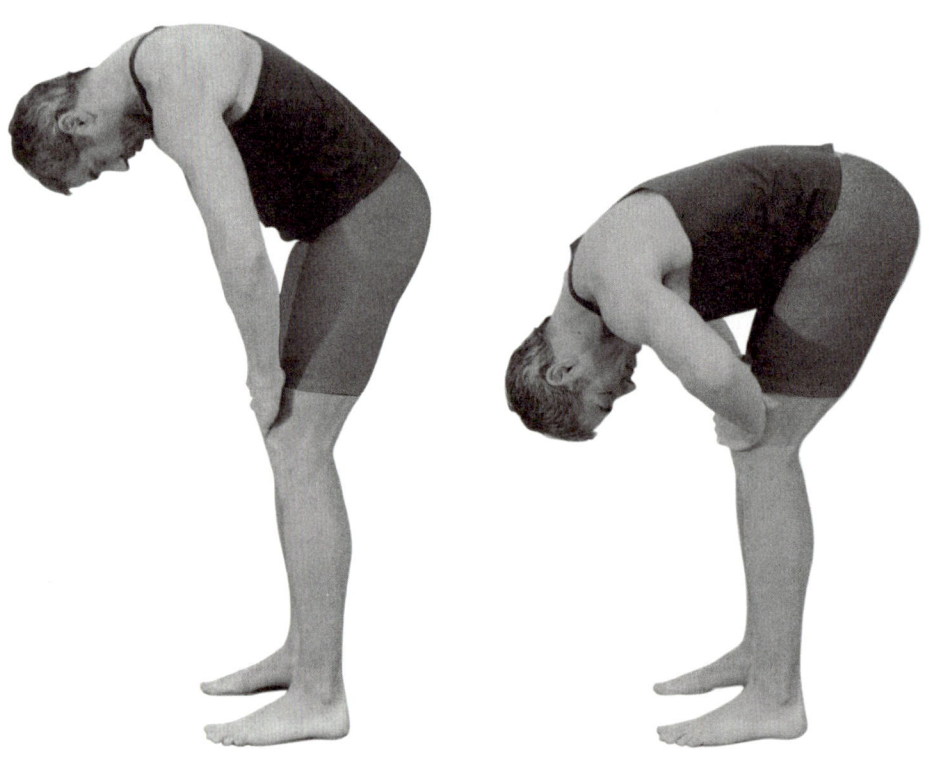

서서 하는 태양 경배 자세

- 발을 모으거나 어깨너비만큼 벌리고 똑바로 선다. 둘 중 더 편한 대로 하면 된다.

- 숨을 완전히 들이마시면서 팔을 양옆으로 해서 머리 위로 올린다.

- 천천히 숨을 내쉬면서 곧게 뻗은 팔을 앞으로 내려 팔을 양옆에 두는 자세로 돌아간다.

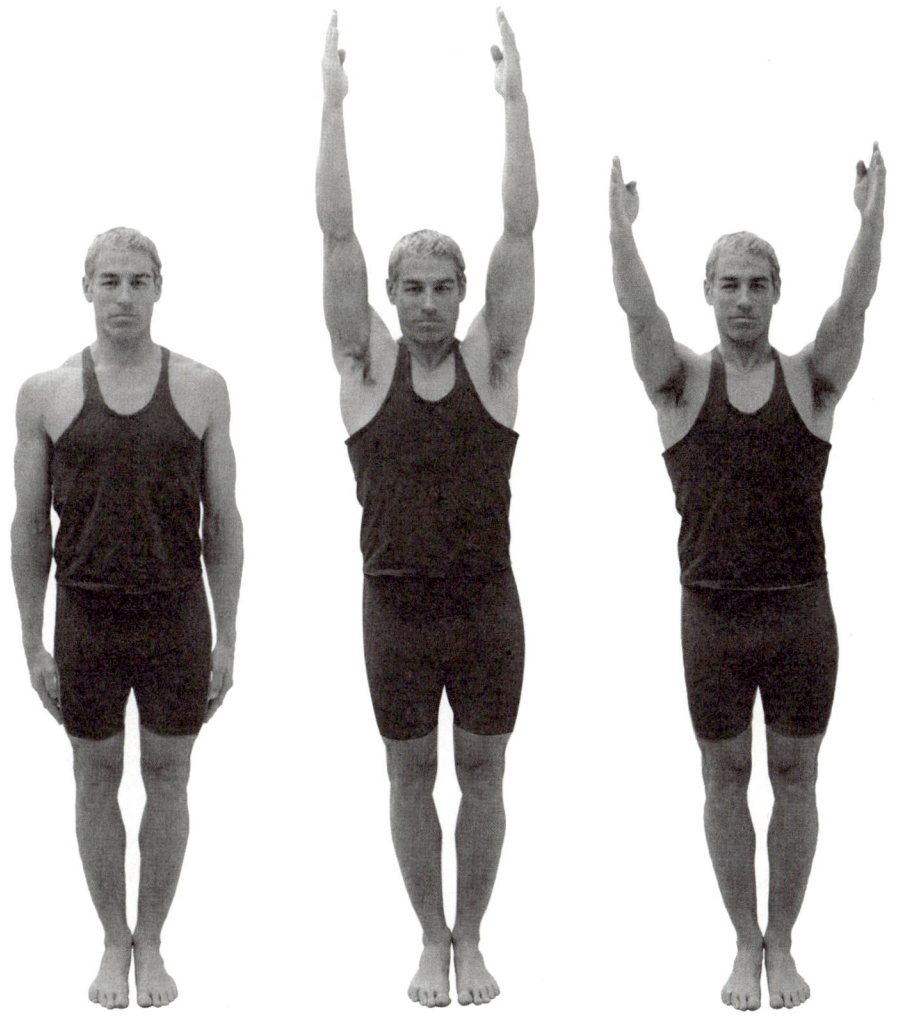

서서 몸통 돌리기

- 발을 어깨너비만큼 벌리고 똑바로 선 뒤 양손을 엉덩이 위에 올린다. 시리즈 A '유연성 기도 자세'와 비교하면, 이 자세는 어깨 회전을 제한하고 척추 회전을 증가시킨다.
- 숨을 완전히 들이마시면서 몸을 최대한 돌린다.
- 천천히 숨을 내쉰 다음, 여섯 번 더 숨을 들이쉬고 내쉬면서 자세를 유지한다.
- 여덟 번째 호흡을 하면서 긴장을 풀고 처음 자세로 돌아간다.
- 반대쪽으로 몸을 돌리고, 일곱 번 숨을 들이쉬고 내쉬면서 자세를 유지한다. 그런 다음, '서서 하는 태양 경배 자세'를 실행한다.

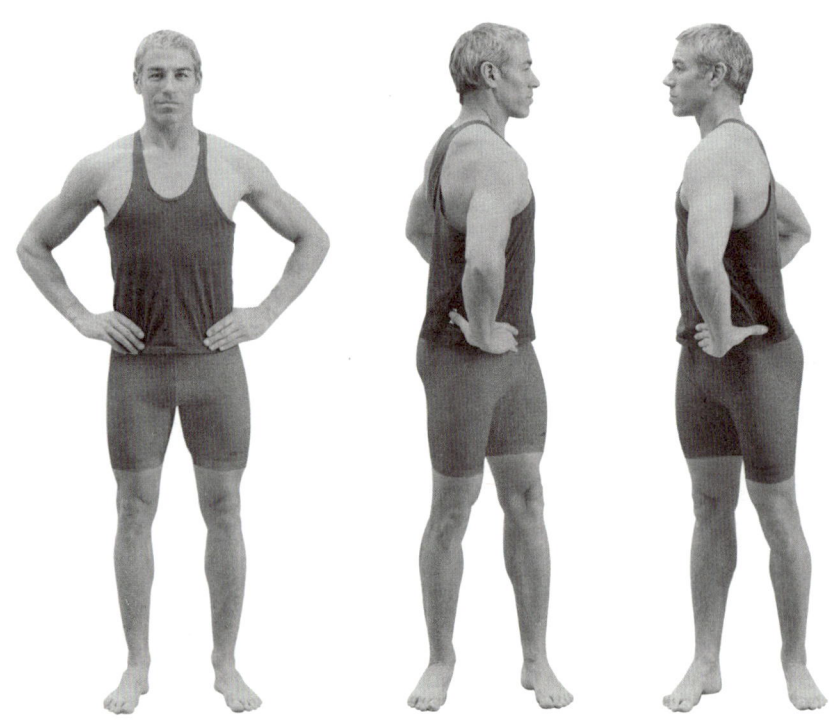

서서 하는 나무 자세

- 발을 어깨너비만큼 벌리고 똑바로 선다. 멀리 수평선이 있다고 생각하며 정면을 바라보고 목을 곧게 유지한다.

- 한쪽 발바닥을 들어 반대쪽 무릎에 올려놓는다.

- 두 팔을 들어 하늘을 향해 뻗으면서 천천히 숨을 들이마신다.

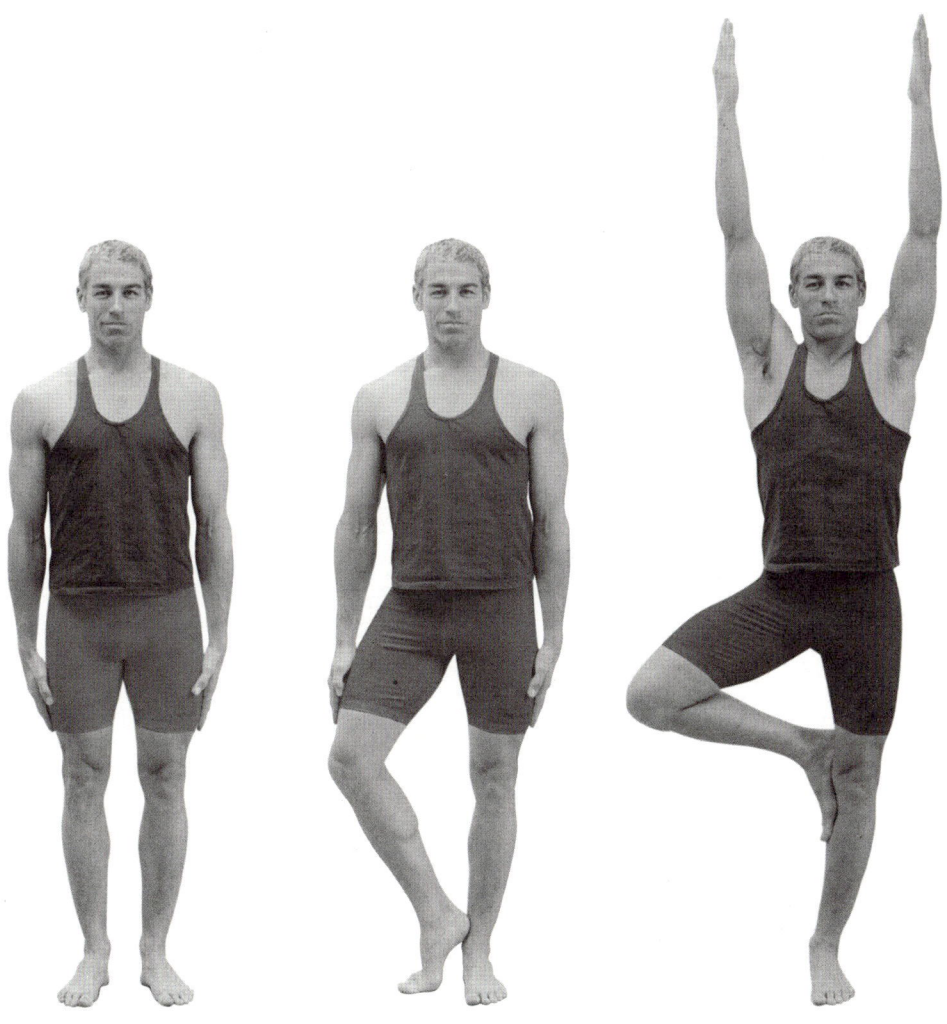

- 천천히 숨을 내쉬고, 여섯 번 더 숨을 깊게 들이쉬고 내쉰다. 고유 수용성 감각을 최대로 하려면 눈을 감고 이 동작을 해보아라.

- 여덟 번째 호흡을 하면서 긴장을 풀고 처음 자세로 돌아간다.

- 반대쪽 다리로 동작을 반복한다.

- '서서 하는 태양 경배 자세'를 실행한다.

이제 시리즈 B를 마쳤다. 시리즈 A를 아무 통증 없이 할 수 있다는 가정하에 이 운동을 매일 지속적으로 하면 2~4주 안에 몸의 움직임이 자유로워질 것이다. 또한 여가 스포츠를 포함하여 모든 정상적인 활동을 다시 할 수 있게 될 것이다.

14. Back Rx 시리즈 C: 짜릿하게

시리즈 C는 시리즈 B를 아무 통증 없이 할 수 있을 때만 시작해야 한다. 운동을 도와주는 호흡 박자를 설정하고 다시 조절하는 태양 경배 자세 없이 하기 때문에 유연성, 힘, 지구력뿐 아니라 고유 수용성 감각 및 심신 집중에 효과가 있다. 준비가 되었다면 엄청난 성취감을 느낄 수 있는 도전이다.

시리즈 C에서는 열 번 숨을 깊게 들이쉬고 내쉬는 동안 자세를 유지하거나 동작을 계속해야 한다. (시리즈 C에 필라테스 요소가 많다는 건 시리즈 A나 B보다 훨씬 더 동적인 근육 운동이라는 것을 의미한다.) 처음부터 열 번의 호흡을 완벽하게 할 수는 없다. 조금씩 조금씩 해나가면 되니 너무 부담을 갖지 않길 바란다. 열 번 호흡하는 동안 자세를 유지하거나 동작을 계속하는 것보다 더 어려운 것은 운동을 하는 내내 안정적인 호흡을 유지하는 것이다. 이 운동이 익숙해지면, 숨을 고르거나 호흡을 다시 조절하기 위해 멈출 필요 없이 점점 더 매끄럽게 다음 동작으로 넘어갈 수 있다. 시리즈 C는 건강에 매우 중요한 폐활량을 늘려줄 것이다.

전체 운동을 하기까지는 15~20분 정도 걸릴 것이다. 다시 한 번 말하지만 운동하는 도중에는 시계를 보지 말고 호흡에 집중하기 바란다.

헌드레드

- 바닥에 등을 대고 누운 뒤 무릎은 굽히고 발바닥은 바닥에 붙인다.

- 무릎을 향해 양손을 뻗는다. 어깨높이에서 손을 뻗고, 머리가 바닥에서 떨어지기 전에 어깨가 바닥에서 떨어져야 한다.

- 어깨높이에서 손을 뻗은 상태를 유지하면서 두 팔을 위아래로 나란히 휘젓는다. 열 번 숨을 들이쉬고 내쉬면서 강하고 일정한 박자를 유지한다.

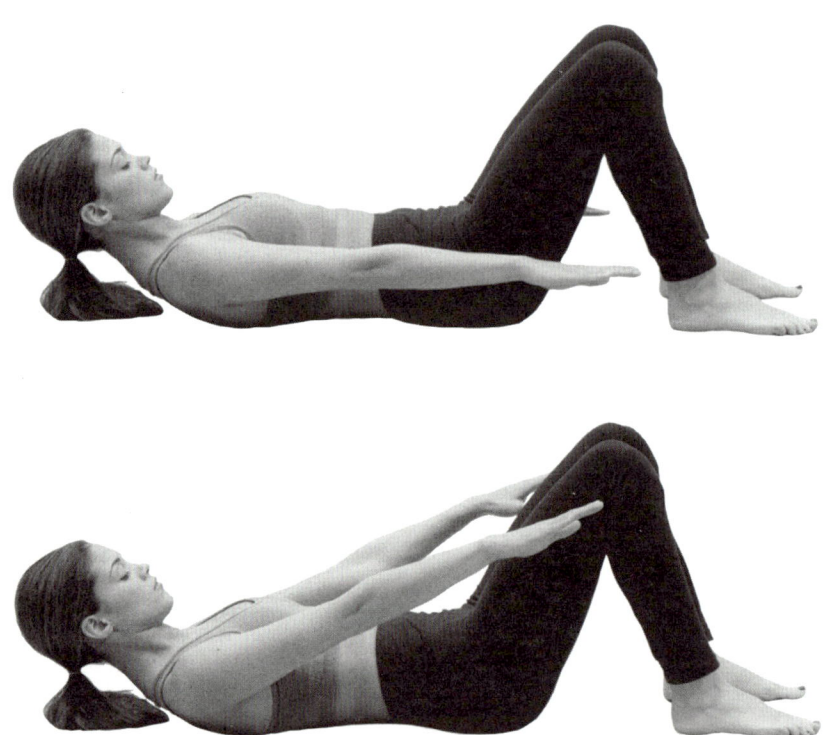

- 열한 번째 호흡을 하면서 긴장을 풀고 등을 바닥에 댄다.

상급 크런치

- 등을 바닥에 대고 누운 뒤 무릎은 굽히고 팔은 팔짱을 껴 가슴 위에 올려놓는다.

- 어깨를 바닥에서 들어 올린 뒤 한쪽 어깨를 조심스럽게 비틀어 반대쪽 무릎으로 향하게 한다. 열 번 호흡하는 동안 비튼 자세를 유지한다. 이 동작은 배속빗근과 배바깥빗근을 자극한다.

- 열한 번째 호흡을 하면서 긴장을 풀고 처음 자세로 돌아간다. 그런 다음, 다시 어깨를 바닥에서 들어 올리고 반대쪽으로 비트는 동작을 반복한다. 열 번 호흡하는 동안 반대쪽 비튼 자세를 유지한다. (열 번 호흡하는 동안 자세를 유지할 수 없다면, 양쪽에서 취하는 호흡 횟수를 일정하게 유지해라.)

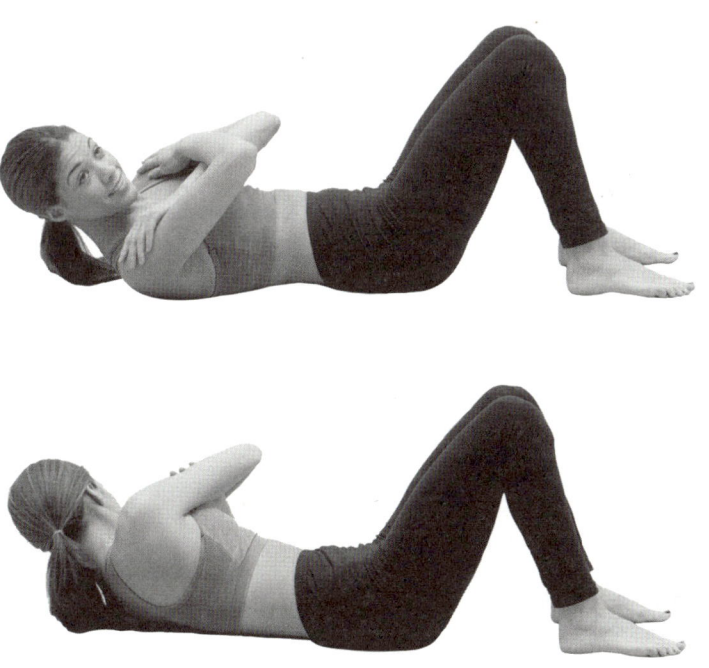

- 열한 번째 호흡을 하면서 긴장을 풀고 처음 자세로 돌아간다.

크리스 크로스

- 등을 바닥에 대고 눕는다. 무릎은 굽히고 손은 깍지를 껴 머리 아래에 둔다. 운동하는 내내 허리 가운데가 바닥에 딱 붙어 있어야 한다.

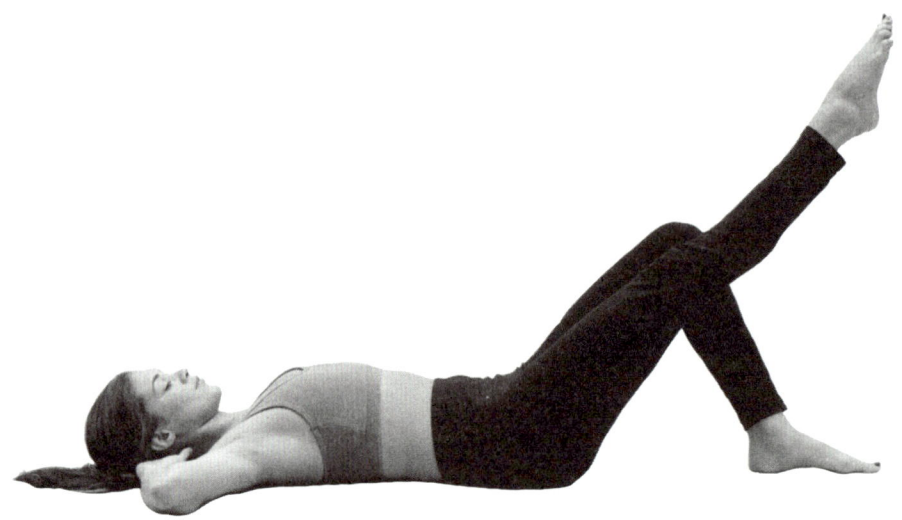

- 허벅지를 나란하게 유지하면서 한쪽 다리를 쭉 펴고 발가락은 2시 방향을 향하게 한다. 동작을 하는 동안 발가락을 모으고 힘을 주면 고관절 가동 범위가 더욱 넓어질 것이다.

- 다리로 자전거를 타는 동작을 한다. 2시 방향을 발가락 끝으로 터치하려는 것처럼 다리를 한쪽씩 번갈아가며 쭉 편다. 발을 쭉 폈을 때 엄지발가락 끝에서부터 허벅지 윗부분까지 일직선이 되어야 한다. 물방울이 발가락에 떨어져 라인을 따라 한 줄로 부드럽게 내려오는 것을 상상해라.

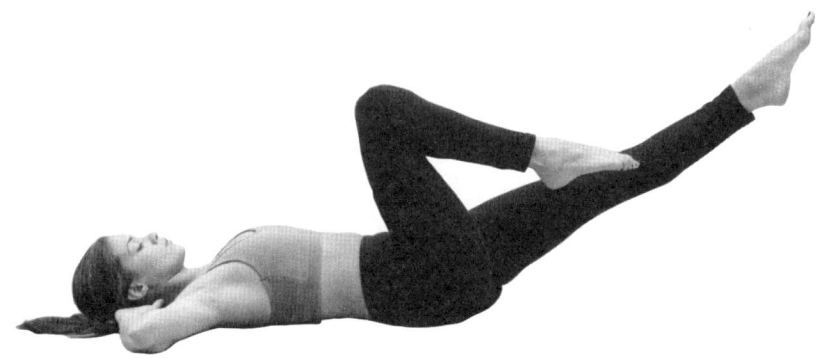

- 어깨를 곧게 유지하면서 양쪽을 번갈아가며 비튼다. 팔꿈치를 반대쪽 무릎 쪽으로 뻗어 상체를 움직인다. 나중에는 팔꿈치 끝이 무릎에 닿을 수 있어야 한다. 이때 팔꿈치가 안쪽으로 구부러지지 않게 해야 한다. 팔꿈치를 최대한 펴 유지하는 것이 중요하다. 팔꿈치는 귀와 같은 높이에 있어서 팔뚝이 어깨와 일직선이 되어야 한다.

- 열 번 숨을 깊게 쉬면서 양쪽을 번갈아가며 계속 움직인다.

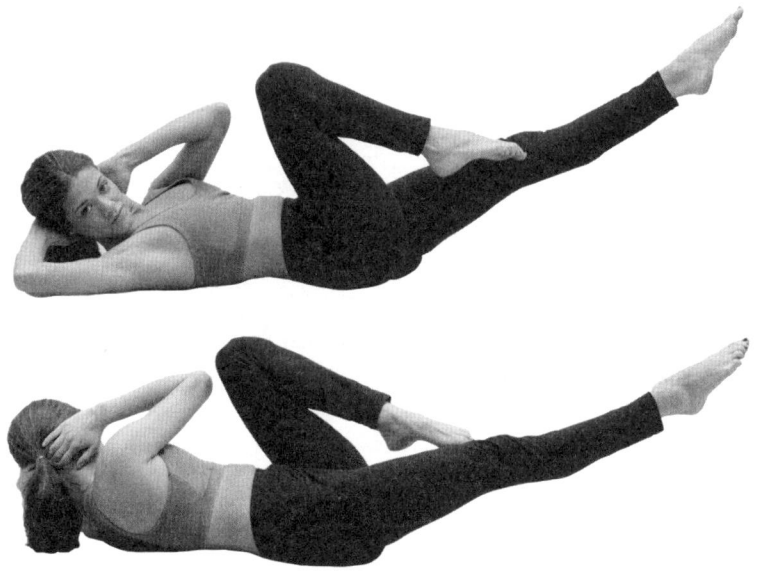

리버스 크런치

- 등을 바닥에 대고 눕는다. 팔은 쭉 펴서 몸통 옆에 두고 손바닥은 바닥에 댄다.

- 뒤로 공중제비를 도는 것처럼 무릎을 가슴 쪽으로 구부린다. 무릎이 가슴 위로 올 때 다리를 쭉 펴고 발바닥 앞쪽으로 천장을 터치한다.

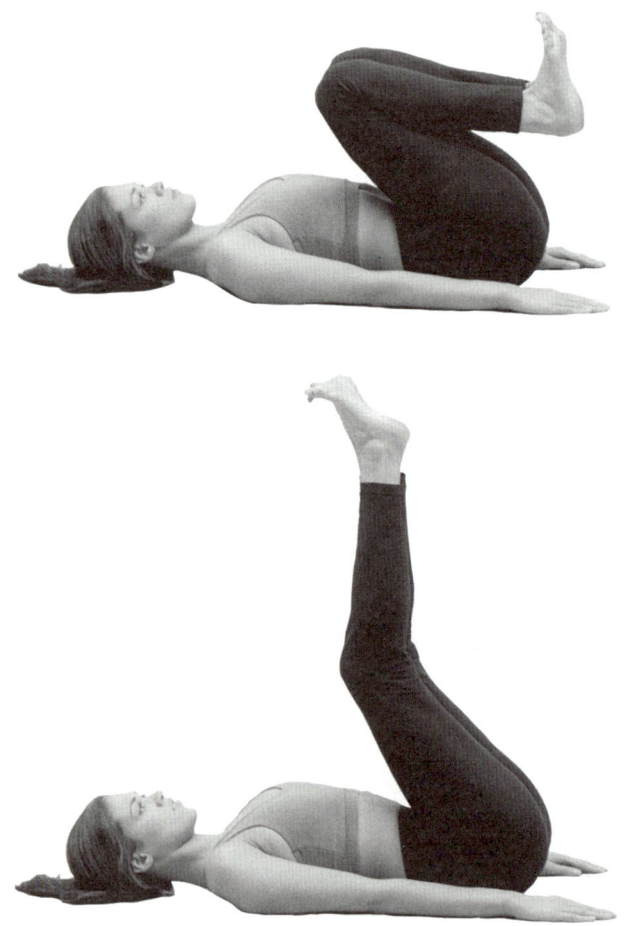

- 열 번 숨을 들이쉬고 내쉬는 동안 천장을 향해 발바닥 앞쪽을 뻗은 상태를 유지한다. 무릎은 계속 가슴 바로 위에 있어야 한다.

- 열한 번째 호흡을 하면서 무릎을 굽히고 발바닥을 바닥에 붙인 자세로 돌아간다.

원 그리기

- 등을 바닥에 대고 눕는다. 팔은 쭉 펴서 몸통 옆에 두고 손바닥은 바닥에 댄다. 다리를 최대한 쭉 편 뒤 발을 앞으로 굽히고 발가락을 모아 힘을 주어 앞을 향하게 한다. 한쪽 다리를 올려 무릎을 굽힌 자세를 만들고 발바닥은 바닥에 붙인다.

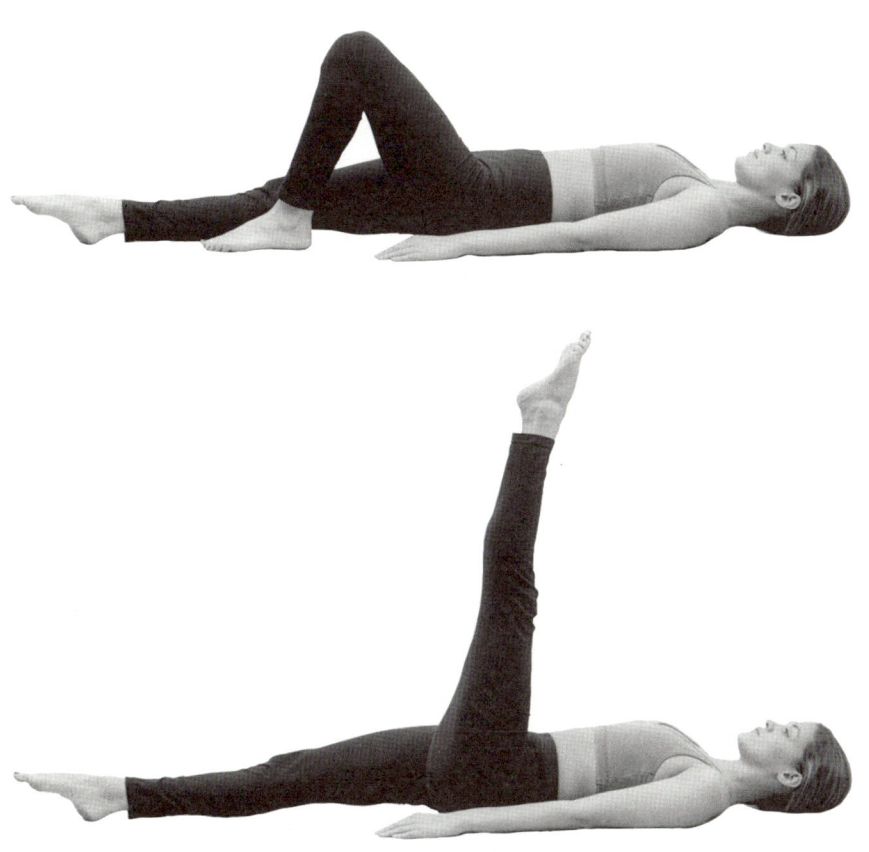

- 구부린 다리를 공중에서 움직여 최대한 크게 원을 그린다. 발을 구부리고 발가락을 모아 힘을 준다. 이 동작은 고관절 굴곡근을 최대로 늘려주어 고관절 가동 범위가 넓어지게 한다. 또한 하복부 근육 및 빗근에도 운동 효과가 있다.

- 열 번 숨을 들이쉬고 내쉬는 동안 계속해서 다리로 원을 그린다.

- 긴장을 풀고 처음 자세로 돌아간다.

- 열 번 숨을 들이쉬고 내쉬면서 반대쪽 다리로 동작을 반복한다.

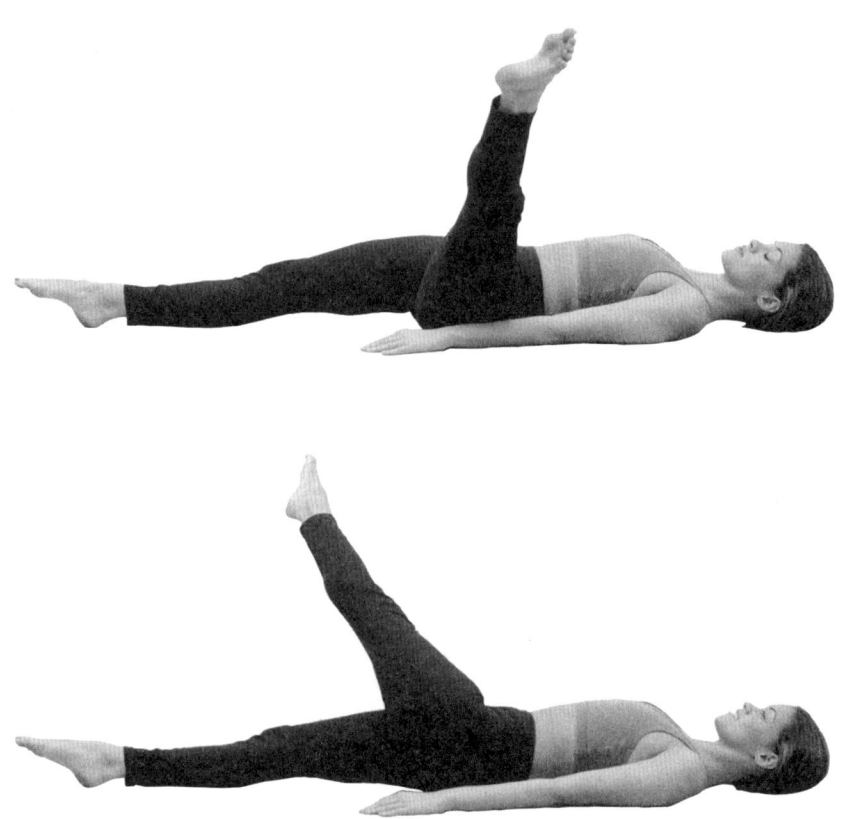

누워서 하는 햄스트링 스트레칭

- 등을 바닥에 대고 눕는다. 팔은 쭉 펴서 몸통 옆에 두고 손바닥은 바닥에 댄다. 두 무릎을 올려 굽힌 자세를 만들고 발바닥은 바닥에 붙인다.

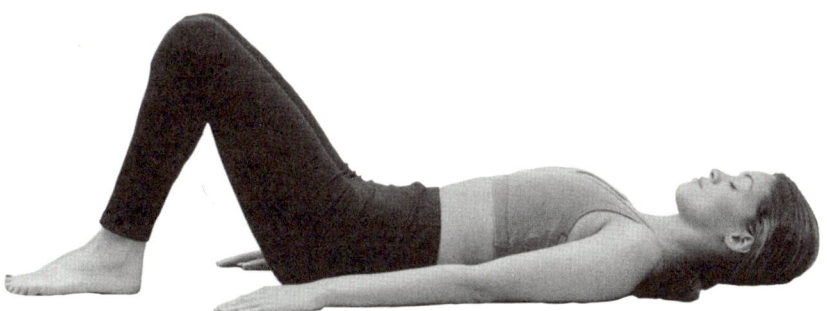

- 한쪽 다리를 들어 올리고, 손깍지를 껴 들어 올린 다리의 무릎 뒤쪽에 놓은 뒤 부드럽게 잡아당긴다.

- 이 동작에서는 발가락에 힘을 주어 천장을 향하게 하지 않는다. 그 대신 발뒤꿈치 바닥에 찻잔을 올려놓고 균형을 잡는 것처럼 발바닥이 바닥과 평행을 이루도록 유지한다. 어깨는 바닥에 딱 붙어 있어야 하고, 반대쪽 발도 발바닥을 땅에 붙인 채 확실하지만 부드럽게 고정해야 한다.

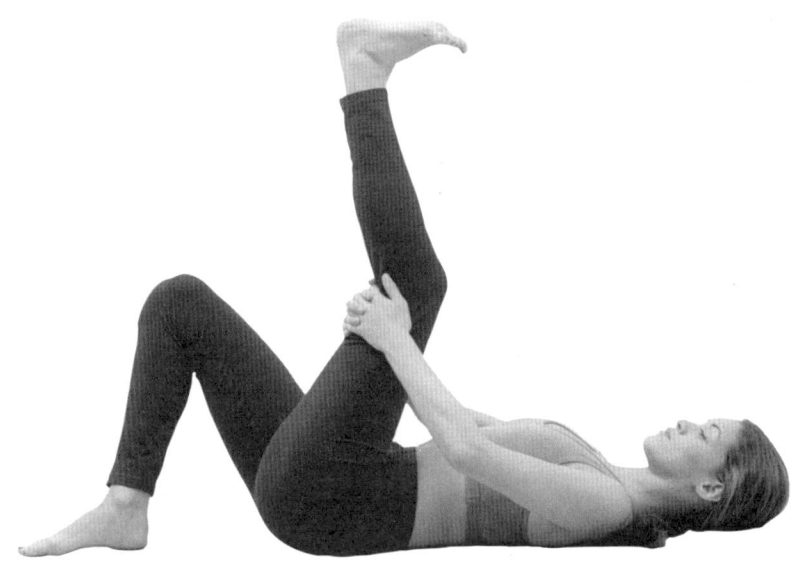

- 열 번 숨을 깊게 들이쉬고 내쉬면서 자세를 유지한다.

- 열 번 숨을 깊게 들이쉬고 내쉬면서 반대쪽 다리로 동작을 반복한다.

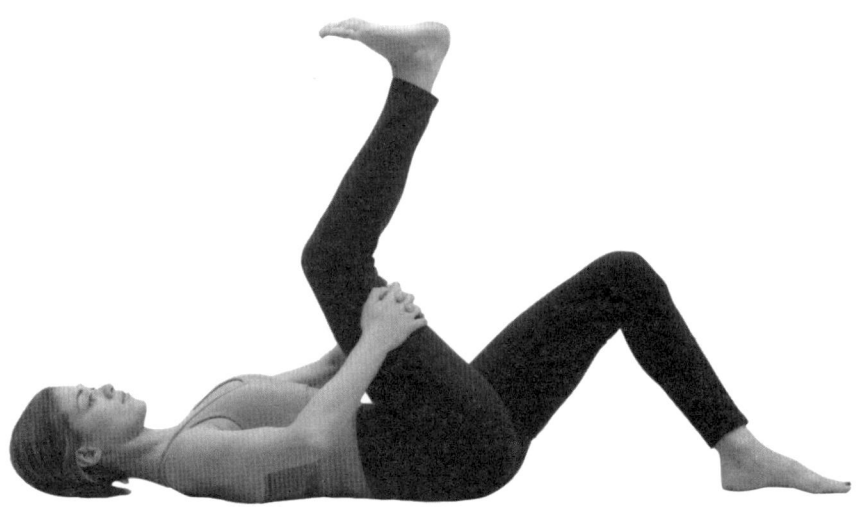

상급 브릿지

- 등을 바닥에 대고 눕는다. 팔은 쭉 펴서 몸통 옆에 두고, 손바닥은 바닥에 댄다. 두 무릎은 위로 올려 굽힌 자세를 만든다.

- 한쪽 다리를 쭉 펴 발가락을 모아 힘을 준다. 이때 허벅지를 나란하게 유지해야 한다.

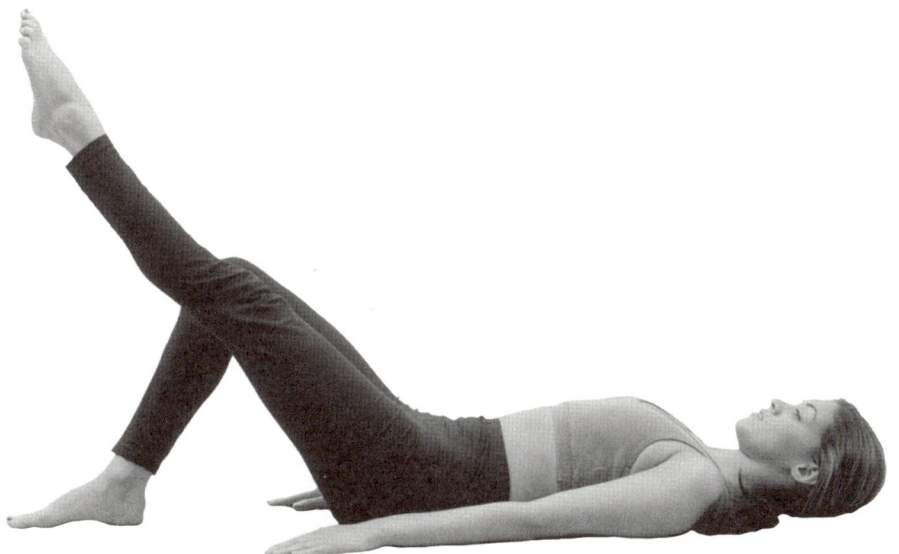

- 엉덩이를 조이고 복부 근육을 당겨 골반과 허벅지가 일직선이 될 때까지 엉덩이를 위로 들어 올린다.

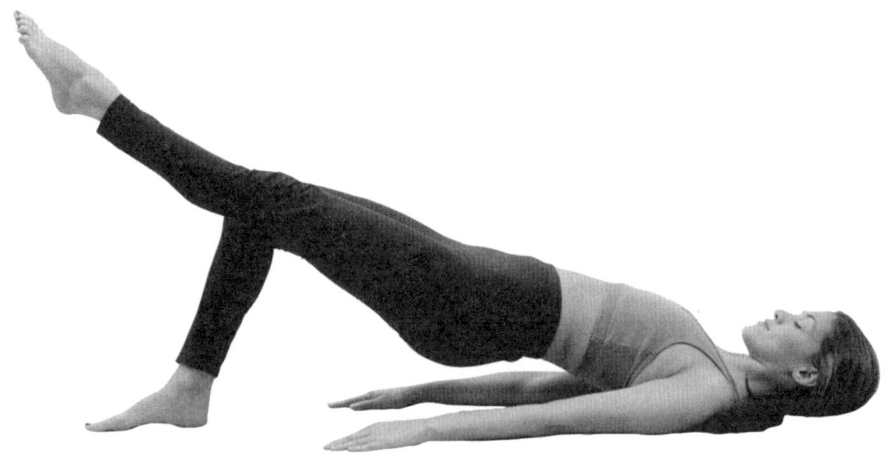

- 반대쪽 다리를 쭉 펴 동작을 반복한다.

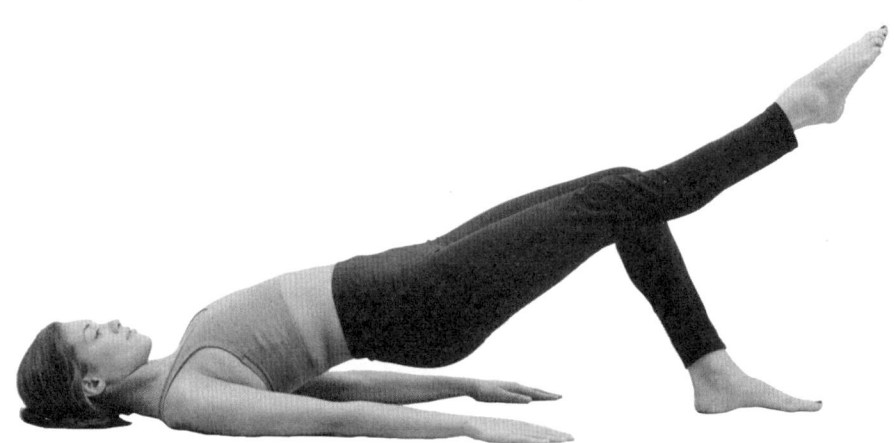

앉아서 하는 햄스트링 스트레칭

- 바닥에 앉아 다리를 앞으로 쭉 펴고 발가락은 천장을 향하게 한다. 손바닥은 무릎 옆 바닥에 둔다.

- 한쪽 다리를 굽히고 발바닥을 반대쪽 무릎 안쪽에 댄다. 가능하다면 굽힌 무릎 바깥쪽이 바닥에 닿아야 한다.

- 등을 편 상태를 유지하면서 허리부터 최대한 앞으로 숙인다. 앞으로 숙일 때 가슴과 복부가 먼저 나가고, 머리, 목, 어깨가 따라가야 한다. 또한 앞으로 스트레칭을 할 때 손바닥을 약간 앞으로 밀면서 팔을 곧게 편 상태를 유지해야 한다.

- 열 번 숨을 들이쉬고 내쉬면서 자세를 유지한다.

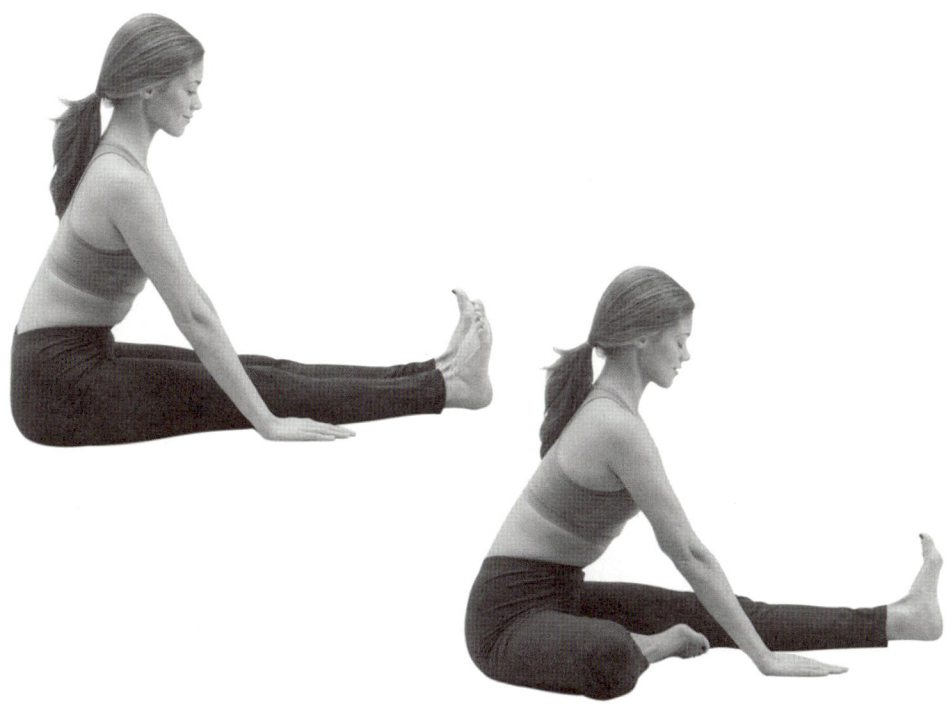

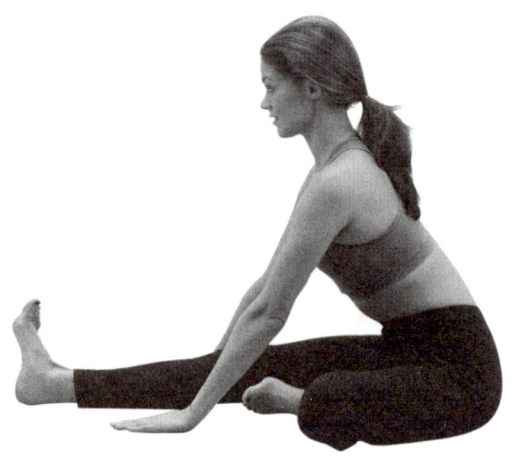

위를 보는 개 자세

- 배를 바닥에 대고 엎드린다. 발가락은 힘을 주어 뒤쪽을 향하게 하고, 두 손은 어깨 아래에 놓고 손바닥은 바닥에 붙인다.

- 등과 목이 긴 일직선을 이루는 것을 느끼며 허리로 상체를 한 번에 들어 올린다.

- 팔로 힘을 주어 밀어내지 않는다. 허리와 엉덩이가 늘어나는 것을 느끼면서 팔을 펴고 부드럽게 몸을 지탱한다. 목과 등은 일직선이 되어야 하고, 시선은 정면을 향해야 한다. 이렇게 하면 목의 긴장이 풀리고 적절한 호흡을 쉽게 할 수 있게 목이 열린다.

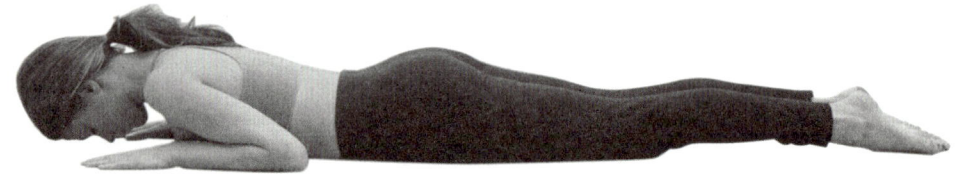

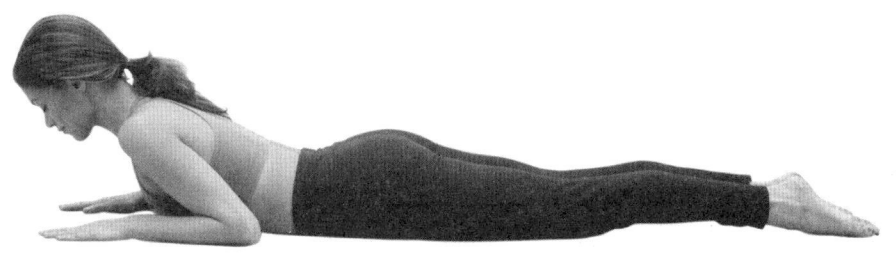

- 최대로 스트레칭을 한 상태에서 열 번 숨을 들이쉬고 내쉬며 자세를 유지한다.

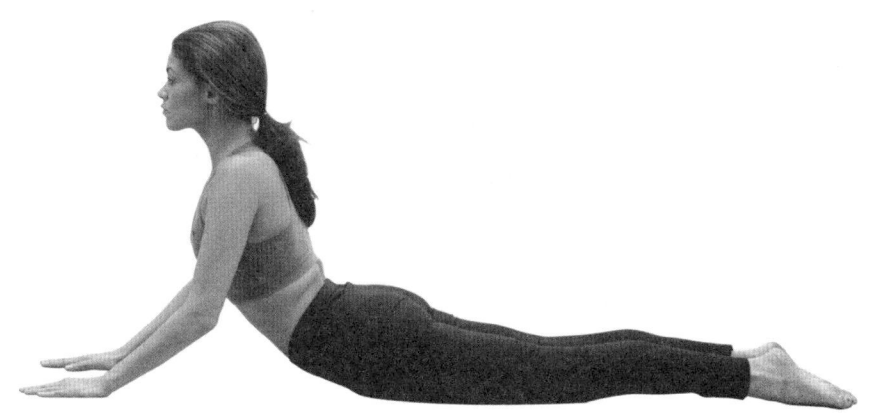

엎드려 다리 부딪치기

- 배를 바닥에 대고 엎드린다. 발가락은 힘을 주어 뒤쪽을 향하게 하고, 두 손은 포개어 턱 아래에 놓는다. 이때 발뒤꿈치가 서로 닿아야 한다.

- 쭉 편 양쪽 무릎과 다리를 함께 바닥에서 들어 올린다.

- 열 번 숨을 들이쉬고 내쉬면서 발뒤꿈치를 서로 부딪친다.

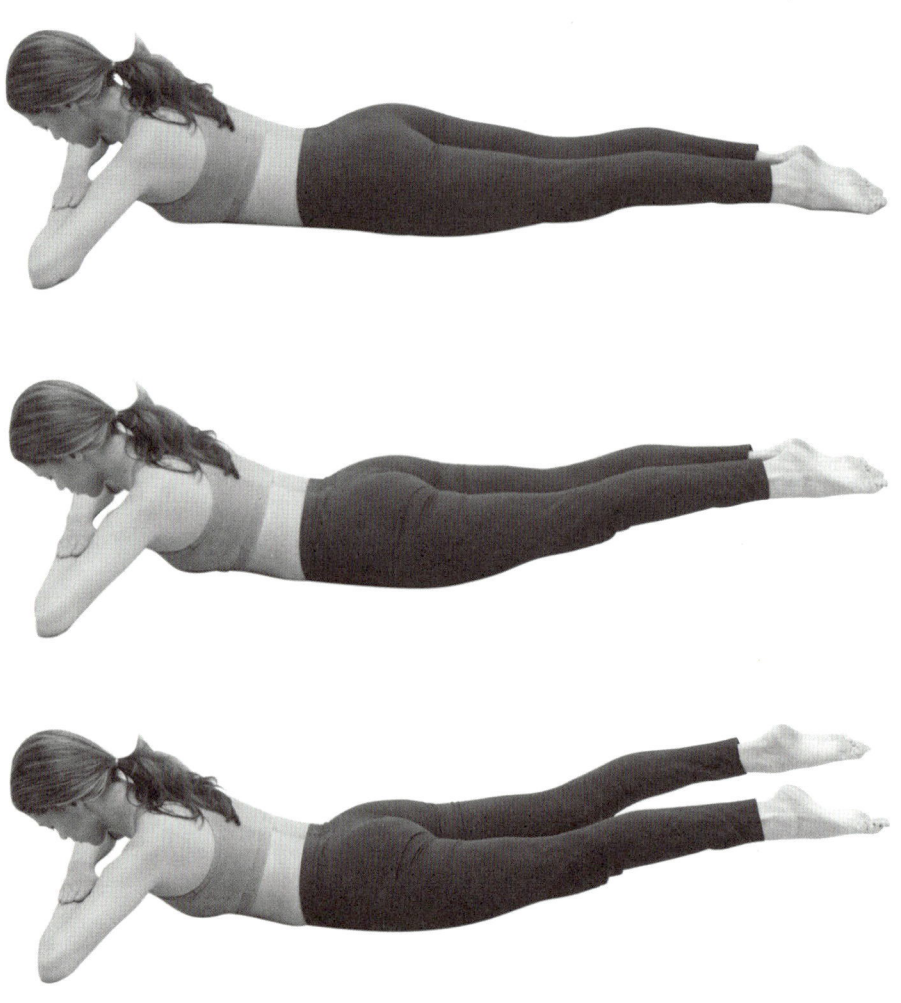

얼터네이팅 슈퍼맨

- 배를 바닥에 대고 엎드린 뒤 몸을 쭉 편다. 발가락은 힘을 주어 뒤쪽을 향하게 하고, 팔은 앞으로 길게 뻗어 손바닥을 바닥에 댄다.

- 열 번 숨을 들이쉬고 내쉬는 동안 두 팔과 다리를 일정하고 리드미컬한 박자로 교차한다.

- 목에는 힘이 들어가지 않아야 한다. 목이 척추와 일직선을 이루는 것처럼 보이도록 힘을 빼고 자세를 유지한다.

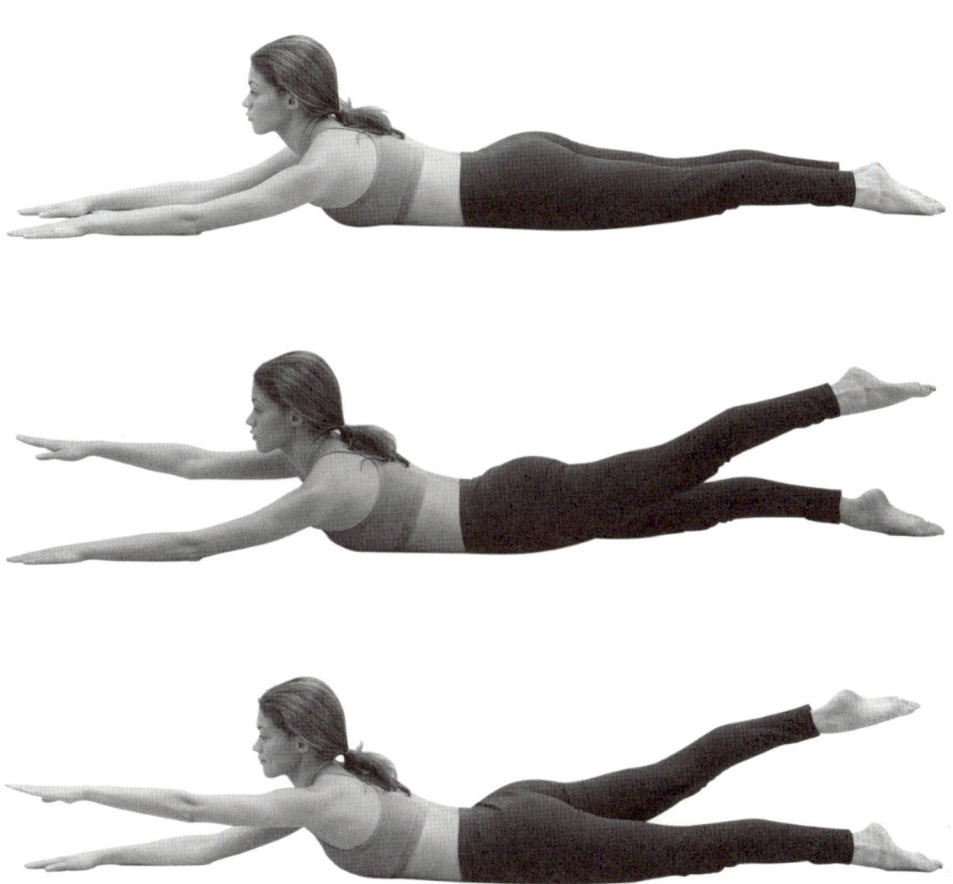

네발 기기 자세로 무릎 가슴 쪽으로 당기기

- '네발 기기 자세'를 취한다. 이때 양손과 무릎에 무게가 고르게 실려야 한다.

- 허리를 뒤로 젖혀 천천히 C자 모양으로 만들고, 한쪽 무릎을 가슴 쪽으로 잡아당긴다.

- 열 번 숨을 들이쉬고 내쉬는 동안 무릎을 최대한 가슴 가까이 끌어당긴 상태를 유지한다.

- 열 번 숨을 들이쉬고 내쉬면서 반대쪽 다리로 동작을 반복한다.

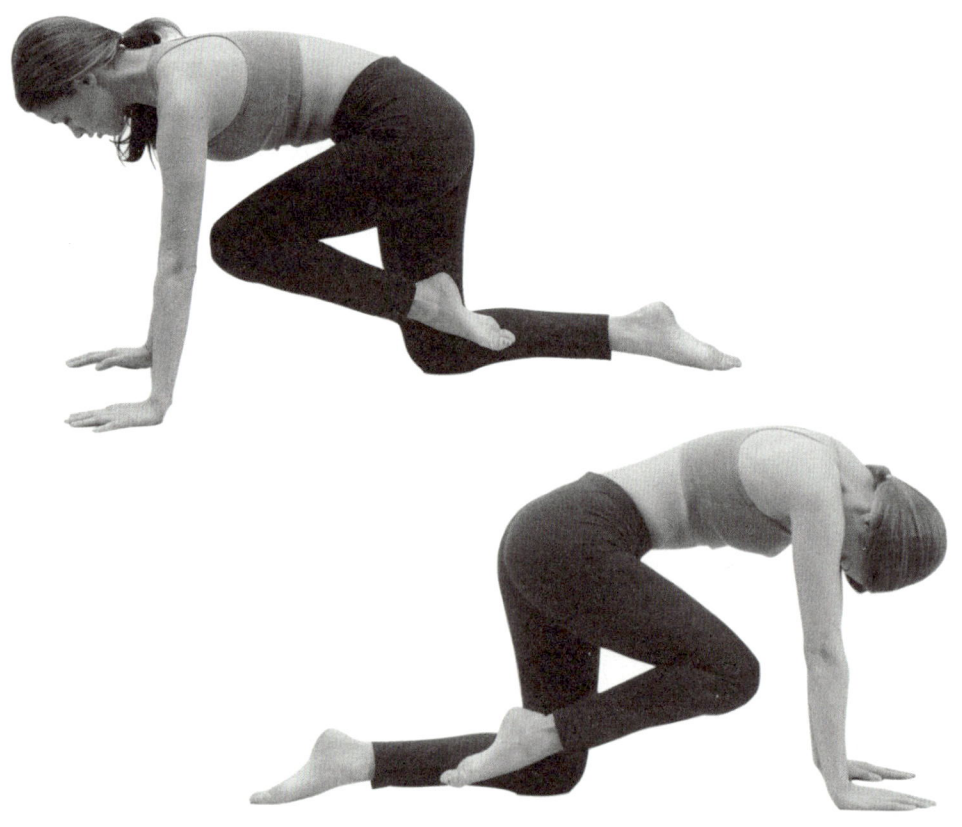

맹수 자세

- 발을 어깨너비만큼 벌리고 똑바로 선 뒤 손가락 끝이 천장에 닿을 것처럼 팔을 위로 뻗는다. 발을 약간 안쪽을 향하게 두거나 정면을 향하게 똑바로 둔다.

- 등과 목을 쭉 편 상태를 유지하면서 바로 밑에 의자가 있는 것처럼 앉는다. 그 의자가 아주 천천히 바닥으로 떨어진다고 상상하며 조금씩 아래로 내려간다.

- 매우 간단해 보이는 자세다. 몸이 좋을수록 이 자세에서 더 많은 것을 얻을 수 있다.

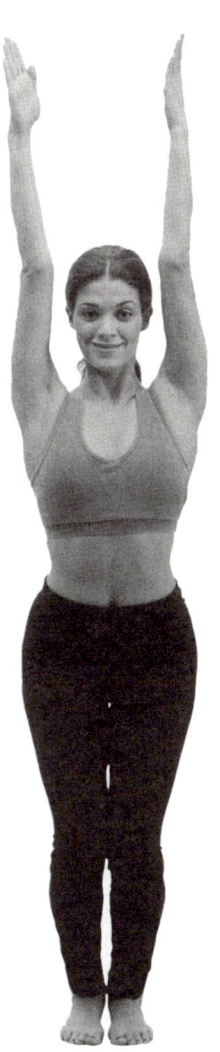

상급 서서 하는 나무 자세

- 발을 어깨너비만큼 벌린 뒤 똑바로 선다. 정면을 바라보며 목을 곧게 유지한다.

- 한쪽 발바닥을 들어 반대쪽 무릎에 올려놓고, 두 팔을 들어 하늘을 향해 뻗으며 천천히 숨을 들이마신다.

- 천천히 숨을 내쉰 다음, 아홉 번 더 숨을 깊게 들이쉬고 내쉰다. 고유 수용성 감각을 최대로 하려면 눈을 감고 이 동작을 해보아라.

- 열한 번째 호흡을 하면서 긴장을 풀고 처음 자세로 돌아간다.

- 반대쪽 다리로 동작을 반복한다.

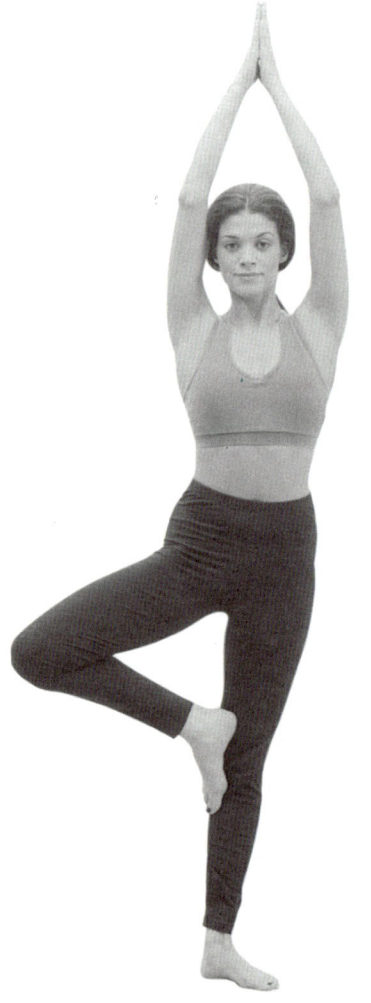

부록

여덟 가지 질병을
관리하기 위한 전략

공영 방송PBS, Public Broadcasting Service을 위해 만든 이 프레젠테이션 원고는 척추와 관절에 영향을 미치는 여러 가지 신체 질병 치료에 관한 나의 가장 최근 조언이다. 여기 소개한 모든 질병이 허리와 목에 관한 것은 아니지만, 고통을 유발하는 가장 흔한 근골격계 질병 일부에 대한 내 지식과 경험을 적용시켰다. (명확성과 연속성을 위해 기존 원고를 편집했다.)

1. 허리뼈(요추) 디스크 파열(추간판 탈출)
2. 허리 척추관협착증
3. 테니스 엘보
4. 오십견
5. 무릎 관절염
6. 목 추간판 탈출
7. 족저근막염
8. 손 관절염(손목손허리 관절 또는 CMC 관절)

1. 허리뼈(요추) 디스크 파열(추간판 탈출)

약 2년 전 데보라Deborah라는 이름의 여성이 나를 찾아왔다. 그녀는 4명의 자녀를 둔 정규직 웹 디자이너였다. 데보라는 지난 2년 동안 허리 통증으로 고통을 받고 있었는데, 통증이 너무 심해져 한 번에 몇 분 이상을 계속해서 앉아 있지 못했다. 컴퓨터 앞에 온종일 앉아 있어야 하는 직업 특성을 고려하면 이 통증은 그녀가 감당해야 할 고통 외에도 분명 그녀의 생계를 방해하고 있었다.

데보라는 그동안 물리 치료, 소염제, 오피오이드를 포함한 기타 경구용 약물을 사용해보았지만 효과가 없었다고 이야기했다. 신경과 전문의 진료도 받았는데, L5~S1에 디스크 파열이 있다는 진단을 받았다. 허리의 L5~S1는 척추 허리뼈(요추) 부분과 엉치뼈가 만나는 지점으로, 엉치뼈는 허리뼈처럼 구부러지지 않는다. 그 신경과 전문의는 파열을 치료하고 통증을 완화하기 위해 척추유합술을 권장했다.

데보라는 수술이 정말 도움이 될지 확실히 알고 싶어 두 번째 소견을 듣기 위해 나를 찾아온 것이었다. 나는 그녀를 진찰한 뒤 L5~S1 디스크 파열이라는 결론을 내렸다. 그 통증 탓에 그녀는 제대로 움직이지 못했고, 삶의 질도 크게 떨어졌다. 또한 그녀는 통증 완화를 위해 아편제에 의존하고 있었다. 나는 데보라에게 디스크 파열이 있고 주요 증상이 허리 통증에만 국한된 환자의 경우(다리를 타고 내려가는 통증도 있는 환자의 경우와는 반대로) 척추유합술 성공률이 매우 낮다고 말했다. 데보라는 매우 심각한 표정을 지었다. 나는 그녀에게 문제를 해결할 수 있는 더 나은 방안이 있다며 이렇게 말했다.

"저와 적극적인 파트너가 되실 마음이 있으신가요? 환자분의 전반적인 삶의 질을 높이고, 아편 의존성을 줄이고, 통증 없이 장시간 앉아 있는 것을 가능하게 만들 기회가 있습니다."

데보라는 좋다고 답했지만, 내가 10~15분으로 시작해 30분이 될 때까지 매주 2~3분씩 늘려나가면서 매일 걸어야 한다고 말했을 때는 조금 회의적인 반응을 보였다. 데보라는 하루에 30분 걷는 것이 자신의 상태에 큰 영향을 미칠 수 있다는 사실을 믿지 못했다. 또한 걸으면 통증이 더 악화되지 않을까 걱정했다.

나는 데보라에게 처음 몇 주 동안은 걷는 게 실제로 통증을 조금 증가시킬 수 있으나, 장기적으로는 두 가지 중요한 기능을 한다고 설명했다. 첫째로 걷기는 코어, 즉 복부, 등, 골반을 포함한 몸 중심부에 있는 근육을 단련한다. 코어 근육이 강하면 대부분의 신체 활동을 더욱 쉽게 할 수 있게 된다. 더 중요한 점은 걷기가 통증을 유발하는 파열된 디스크를 점차 둔감해지게 한다는 것이다. 걸을 때 디스크에 가해지는 가볍고 적당한 스트레스는 적절한 방법으로 점차 압력을 주어 디스크를 복구하기 위한 영양을 디스크에 공급해준다.

내가 디스크 문제가 있는 사람에게 걷기가 얼마나 중요한지, 어떤 치료 효과가 있는

지 설명하자 데보라는 무언가를 깨달은 것처럼 보였고, 도전해보겠다고 말했다. 또한 나는 디스크에 가해지는 압력을 줄이기 위해 컴퓨터 앞에 장시간 앉아 있는 동안에는 복대를 착용할 것을 권했다. 그리고 직장에서 높이 조절 책상을 사용할 수 있는지 알아보라고 말했다.

혈액 검사 결과, 데보라는 대부분의 미국인과 마찬가지로 비타민D가 부족한 것으로 밝혀졌다. 비타민D는 뼈 건강에도 중요하지만, 비타민D가 부족하면 만성 통증을 악화시킬 수도, 우울증을 유발할 수도 있다.

비타민D의 가장 효과적인 형태인 비타민D_3가 염증 감소에 긍정적인 영향을 미쳐 통증이 감소하고 기분이 좋아진다는 연구 결과가 하나둘 나오고 있다. 자외선 차단제를 바르지 않은 채(얼굴 제외) 손과 목을 하루에 15~20분 정도 햇빛에 노출시키면 데보라에게 필요한 충분한 양의 비타민D_3가 자연적으로 생성될 것이다. 하지만 그렇게 하는 것이 항상, 특히 추운 날씨에는 가능하지 않으므로 데보라에게 매일 1,000IU의 보충제를 섭취하게 했다. 또한 내가 최근에 개발한 국소 크림도 매일 바르게 했는데, 이 크림은 임상시험에서 허리 통증에 훌륭한 효과를 보여주었다. 거기에다 아침에는 허리에 열을 가하고, 온종일 앉아 있고 난 후 저녁에는 냉찜질을 할 것을 권했다.

마지막으로 데보라에게 이 책에 소개한 Back Rx 운동을 꾸준히 할 것을 권했다. Back Rx 운동법은 각기 다른 두 차례의 임상시험을 통해 통증을 감소시키고 아편제 사용을 줄여주는 것으로 나타났다.

데보라는 나를 믿고 내가 제안한 모든 것을 해보고 싶다고 말했다. 그러나 2주 뒤에 다시 나를 찾아와 통증이 더 심해져 모든 프로그램을 포기하겠다고 선언했다. 그때 나는 데보라에게 처음 몇 주 동안은 통증이 심해질 수 있고, 점차 결실을 얻게 될 것이며, 결국에는 통증이 줄어들 것이라고 말했던 것을 떠올리게 했다. 데보라는 낙담했지만, 결국에는 내가 그녀를 진심으로 생각하고 있다는 것을 다시 한 번 깨달았다.

데보라는 내가 제시한 치료법을 다시 시작했다. 아니나 다를까, 3개월 후 데보라는 20% 정도 나아졌고, 아편제 사용을 줄였다. 단, 소염제는 매일 복용했다. 걸으면서 적당히 통제된 방식으로 디스크에 압력을 가했다가 멈췄다가 하는 것은 치유 과정을 촉진한다. 데보라는 6개월 만에 50% 정도 나아졌고, 아편제를 완전히 끊었으며, 소염제는 장시간 앉아 있을 때만 필요하게 되었다. 걷기는 엔도르핀 수치와 렘수면을 증가시키기 시작했는데, 이는 통증 감소에 도움이 되었다. 수면은 치유 및 통증 완화의 필수 요소다. 그런데 데보라가 복용하고 있던 오피오이드 진통제는 렘수면을 방해하고 있었고, 그 결과 통증이 증가하게 되는 역설적인 효과가 있었다!

데보라의 이야기는 침습적인 수술과 진통제 대신 간단한 운동 치료, 비타민 보충, 핫팩과 얼음팩 및 바르는 크림으로 극심한 통증을 치료한 한 가지 예다. 하지만 그 결과는 엄청났다. 결국에는 아편제 의존도가 없어졌으며, 삶의 질이 높아졌다.

2. 허리 척추관협착증

하워드Howard는 큰 회사의 CEO다. 그는 80세가 되자 걷는 게 어려워지기 시작했고, 척추관협착증 때문에 극심한 허리 및 다리 통증을 겪고 있었다. 협착증은 척추 디스크 사이의 공간이 좁아져 발생하는 꽤 흔한 질병이다. 협착증이 신경을 압박할 수 있고, 신경 압박으로 엉덩이 통증, 다리 절뚝거림, 다리 감각 손실 및 신체 활동 감소가 발생할 수 있다. 협착증의 일반적인 원인은 노화에 의한 척추의 퇴행인데, 하워드의 경우 큰 노력이 필요한 위치에서 계속 일한 것이 스트레스를 더했다.

협착증으로 가장 먼저 힘과 지구력을 잃게 되는 근육은 '고관절 외전근'이라 불리는 엉덩이 근육이다. 엉덩이 근육이 피로해지면 적절한 생체역학적 균형을 유지하기 위해 허리 근육을 사용하기 시작하고, 그 결과 디스크가 손상된다. 하워드는 허리에 안정감이 없었고, 척추관에 있는 신경에 가해지는 압력이 증가하고 있었다. 이 때문에 협착증이 더 심해졌으며, 악순환이 반복되었다.

하워드는 처음에는 경막외 주사보다 복잡한 건 아무것도 하고 싶지 않아 했다. 경막외 주사는 척수에 주입하는 특정 유형의 주사로, 보통 작은 관(카테터)을 통해 투여하며, 신경을 통한 통증 신호 전달을 차단하는 효과가 있다. 하워드는 통증을 완화하기 위해 4~6개월마다 경막외 주사를 맞으러 왔다. 나는 1년에 맞을 수 있는 경막외 주사는 제한이 있고, 반드시 물리 치료와 운동을 병행해야 한다고 말했다. 그러나 하워드는 그 모든 것을 하기에는 자신이 너무 바쁘다고 불평했다.

하워드는 처방 신경 세포막 안정제인 리리카도 고용량으로 복용하고 있었다. 다시 말하지만 제한된 용량의 리리카는 때때로 효과적일 수 있으나, 하워드는 너무 많은 양을 복용해 회의 시간에 잠이 들 정도였다. 아마도 통증 완화를 위해 함께 복용하고 있던 바이코딘 때문이었을 것이다. 졸음은 리리카의 주요 부작용이며, 하워드는 최상의 상태로 일하지 못하고 있었다. 나는 그를 내 물리치료사인 모니카 조시에게 보냈다. 하지만 하워드는 시간을 투자하는 것을 망설였다. 그러나 결국 이사회 임원들이 자신이 회의 내내 자는 것에 대해 이야기하고 있다는 사실을 알게 된 후 한발 물러섰다.

첫 달에는 크게 달라진 것이 없었다. 하지만 두 달 후, 그의 자세와 걸음걸이가 달라졌고, 더 적은 용량의 리리카를 복용하게 되었으며, 바이코딘 복용을 완전히 중단했다. 하워드는 조시에게 4개월 동안 꾸준히 치료를 받은 후 고관절 외전근이 점차 힘과 지구력을 되찾기 시작하면서 척추에 가해지는 부담이 줄어들었다. 그 후에는 조시에게 6개월에 한 번만 치료를 받으면 되었고, 나머지 시간에는 집에서 조시가 만든 치료법을 따라 했다.

그로부터 3년이라는 시간이 흘렀다. 하워드는 이제 1년에 최대 한 번 경막외 주사를 맞기 위해 병원을 찾아온다. 여전히 적은 용량의 리리카를 복용하고 있지만, 아편제는 복용하지 않는다. 그리고 회의 시간에 잠들지 않는다. 하워드는 물리 치료가 자신이 한 최고의 투자 중 하나였다고 말했다. 적절한 치료와 함께 집에서 치료법을 병행한 것 말이다.

하워드의 이야기는 약물과 주사를 뛰어넘은, 간단하고 적절한 운동 프로그램의 효과를 보여준 훌륭한 예다.

3. 테니스 엘보

10년 동안 ATP 테니스 투어에서 일하면서 테니스 엘보를 앓고 있는 많은 프로 선수들을 치료했다. 하지만 테니스 엘보 사례의 95%는 테니스 때문이 아니었다. 이 질병은 오랜 기간 컴퓨터를 사용하거나 다른 형태의 반복적인 움직임으로 인해 더욱 많이 발생한다.

리사Lisa의 경우, 그 두 가지 모두가 조금씩 원인이 되어 문제가 발생했다. 리사는 47세 테니스 선수로, 컴퓨터 작업도 많이 한다. 또한 그녀는 이미 폐경 이행기에 접어들었다. 폐경 이행기는 여성의 신체가 폐경기로 전환되기 시작하는 기간이다. 여성은 에스트로겐 수치가 감소하면서 새로운 뼈가 생성되어 대체하는 것보다 더 빠르게 뼈가 손실되기 시작하기 때문에 골다공증 위험이 증가할 뿐만 아니라, 건염, 점액낭염, 관절염 및 오십견 위험도 증가한다.

리사는 나를 찾아오기 전에 팔꿈치에 코르티손 주사를 몇 차례 맞았다고 이야기했다. 나는 이 경우에는 코르티손 사용을 반대한다. 우선 건염tendonitis은 잘못된 이름이다. 힘줄에는 염증이 없다. 염증이 아니라 산소 부족으로 문제가 발생하는 것이다. 정확하게는 건병증tendonosis이라고 해야 한다. 이 경우에는 염증이 없기 때문에 코르티손이 그다지 도움이 되지 않는다.

나는 리사에게 쉽게 구할 수 있으며 공기가 압축된 에어셀과 비탄성 스트랩으로 되어 있는 테니스 엘보 팔 보호대를 착용할 것을 권했다. 그 '공기'는 팔뚝의 폄근 및 굴곡근으로 충격 부하를 분산시켜 힘줄에 가해지는 압력을 덜어준다. 나는 리사에게 보호대를 하고 네거티브 '스트렝스 운동negative strength exercises'이라고 알려진 운동을 하라고 했다. 이 운동은 손목을 위로 올린 상태에서 반대쪽 손으로 힘이 약한 팔을 천천히 바닥으로 미는 것이다. '신장성 수축'이라고도 하는 네거티브 운동에서는 생성된 힘이 근육에 가해지는 외부 압력을 이겨내기에 부족하며, 근섬유는 수축하면서 늘어난다. 이는 근육-힘줄 이음부를 강화하는 최고의 방법이다. 나는 리사에게 이 운동을 열 번씩 3세트를 한 뒤 팔꿈치에 얼음찜질을 하게 했다.

4주가 지나자 리사는 50% 정도 좋아졌다. 네거티브 힘을 기르는 것이 리사에게 중요했지만, 상태가 너무 오랫동안 지속되어 그것 말고도 더 많은 도움이 필요했다. 9개월 동안 증상이 있었고, 이미 두 차례나 코르티손 주사를 맞았다. 주사를 맞은 뒤 통증은 약간 완화되었지만 질병을 치유하는 데는 아무 효과가 없었다! 의사들은 환자의 치유에 아무 도움이 되지 않는 이런 주사를 왜 계속해서 놓는 것일까? 한 가지 이유는 힘줄을 바늘로 찌르는 것 자체가 단기적으로 혈류를 증가시키기 때문이다. 안타깝게도 그 효과는 곧 사라지고 주사를 또 맞아야 한다.

리사는 적절한 치료가 늦어져 혈소판 풍부 혈장PRP 시술을 한 번 받아야 했다. 이 시술은 환자 본인의 혈장을 일부 추출해 성장인자를 농축시킨 다음, 좋지 않은 관절에 주입한다. 이 과정은 힘줄 손상을 치유하는 데 도움이 된다. 리사가 자신의 질병을 좀 더 일찍 알았다면, PRP 시술이 필요하지 않았을 수도 있다. 어쨌든 리사는 시술을 받은 뒤 2주 후에 신장성 운동을 다시 할 수 있게 되었다.

4. 오십견

통합 의학의 매력은 보완 및 대체의학의 단순한 기술로 된 비침습적 방식을 의미하든, 익숙한 전통 의학의 요소를 의미하든 관계없이 그 질병에 대한 최고의 치료법을 선택할 수 있게 한다는 점이다. 나는 단순한 기술의 비침습적 방식을 이용하는 것을 좋아하지만, 가끔은 가능한 한 빨리 의료 개입이 필요할 때가 있다.

46세 여성 사만다Samantha는 최근 폐경기에 접어들었고, '오십견'이라고 알려진 문제가 발생했다. 이는 어깨 관절 주변의 결합 조직에 염증이 생겨 단단해지면서 그 조직이 다른 비정상적인 조직 띠에 달라붙어 관절 가동 범위가 제한되고 만성 통증이 발생하는 질병이다. 그로 인해 사만다는 왼쪽 팔을 머리 위로 올리거나 팔을 뒤로 뻗어 속옷을 입거나 스웨터를 입는 게 어려워졌고, 밤에는 심한 통증으로 제대로 잠을 잘 수 없었다.

오십견이 발생하는 정확한 이유는 알려져 있지 않지만 40~60대에게 주로 발생하며, 당뇨, 갑상선 질환, 파킨슨병을 앓고 있는 사람에게 더욱 흔하게 발생한다. 또한 호르몬 요소도 관여할 수 있어 폐경기 여성에게 더욱 쉽게 발생할 수 있다. 사만다는 6개월 동안 물리 치료도 받아보고, 경구용 소염제도 복용해보고, 온찜질과 냉찜질도 해보는 등 최선의 노력을 다했지만 긍정적인 효과를 보지 못했다.

그녀는 친구의 권유로 나를 찾아왔다고 말했다. 관절낭 팽창술은 관절낭을 마취한 뒤 낭을 팽창시키기 위한 약간의 생리식염수와 관절낭 염증을 제거하기 위한 약간의 코르티손을 주입하는 시술로, 20분 정도 소요된다. 이 시술은 낭의 크기를 회복시키고 염증을 감소시킨다. 시술을 받은 뒤 30정도 지나자 사만다의 움직임은 80% 정도 나아졌고, 5일 뒤에는 통증이 80% 사라졌다. 그리고 2개월 이내에 문제가 완전히 해결되었화된 음식을 세포가 에너지로 사용하게 만들기 때문에 혈액에 충분한 양의 인슐린이 있으면 세포는 필요한 에너지를 얻게 된다. 그러나 몸에 너무 많은 양의 인슐린이 돌아다니면 체중 감량이 어려워진다. 인슐린이 지방 저장을 증가시키는 것으로 알려진 효소의 활동도 증가시키기 때문이다.

조엘은 몇 달 동안 나의 치료법을 꾸준히 따르면서 약 25kg을 감량했다. 그리고 놀랍게도 6개월 만에 통증이 50% 가까이 감소했다. 그 결과, 조엘은 전체 인공 무릎 관절 치환술을 미루기로 결정했다.

조엘의 이야기는 다른 누군가가 말하는 것을 수동적으로 받아들이는 대신 자신이 직접 무언가를 할 때 어떤 일이 일어나는지를 보여주는 강력한 예다.

6. 목 추간판 탈출

신디Cindy는 시 정부에서 일하는 46세 여성이다. 그녀는 목뼈(경추) 추간판 탈출증이 있었고, 목의 신경이 눌려 약 6주 동안 심한 통증을 겪다 나를 찾아왔다. 나는 신디에게 취침 전에 신경과 근육을 진정시키는 데 도움이 되는 서방형 마그네슘 정제를 복용하게 했다. 또한 내가 개발한 CBD 오일 국소 크림을 사용하도록 권유했다. 이 크림에는 항염 성분과 함께 통증 차단제, 근육 이완제, 국소 마취제가 포함되어 있으며, 이 모든 성분은 해당 부위의 염증 및 통증을 줄여준다. 그리고 잠을 잘 때 Wal-Pil-O 베개를 사용하게 했다. 이는 가장자리가 다양한 크기로 되어 있고 가운데에 움푹 들어간 부분이 있어 사용자에게 맞게 조절되는 인체공학적 베개다. 척추의 자연스러운 곡선을 받쳐주고 목뼈 디스크에 가해지는 부하를 덜어준다.

이틀 뒤 신디는 내게 전화를 걸어 크림과 베개가 엄청난 차이를 가져다주었다고 말했다. 매일 아침 일어날 때마다 상당히 불편했는데, 이제는 통증이 사라졌을 뿐만 아니라 잠도 편안하게 잘 수 있게 되었다고 했다. 아주 간단한 방법이 신디의 문제를 완전히 해결해주었다.

다. 계속해서 시술을 받으면서 집에서 물리 치료와 스트레칭을 병행해야 했지만, 결과는 분명히 좋았다.

사만다의 이야기는 적극적인 초기 개입의 중요성을 보여주는 완벽한 예다. 그냥 기다리면서 상황을 지켜보는 것이 항상 최선은 아니다.

5. 무릎 관절염

때로는 체중 감량처럼 간단한 방법이 지속적인 문제의 해결책이 될 수 있다. 조엘Joelle이라는 이름의 60세 오페라 가수가 양쪽 무릎에 관절염 통증을 호소하며 나를 찾아왔다. 조엘은 글루코사민과 콘드로이틴황산염, 생강이 들어 있는 제품을 꾸준히 섭취하면서 관절 윤활유 주사를 맞고 있었는데, 왜 효과가 없는 건지 알고 싶어 했다. 나는 이렇게 말했다.

"간단해요. 과체중이시네요. 최소 20kg을 감량하셔야 합니다."

나는 그녀에게 체중을 1kg 감량할 때마다 관절에 가해지는 압력을 제곱센티미터당 약 5kg 줄이는 셈이라고 설명해주었다. 이는 엄청난 비율인데, 많은 사람이 초과 체중이 관절, 특히 고관절과 무릎에 어느 정도 영향을 미치는지 잘 알지 못한다.

조엘은 과거 한 병원으로부터 전체 인공 무릎 관절 치환술을 권유받았다고 했다. 그런데 나는 그녀가 몇 가지 간단한 규칙을 따를 마음이 있다면 다른 옵션이 있다고 말했다. 나는 그녀에게 모든 첨가당을 먹지 말아야 한다고 이야기했다. 커피나 차에 설탕을 넣지 말고, 페이스트리나 단것도 끊어야 한다고 했다. 우리 몸에 필요한 당은 과일과 채소에서 모두 얻을 수 있다. 그리고 매일 45분씩 자전거를 타라고 했다. 지금의 체중을 유지하고 싶다면 하루에 30분만 걸으면 되지만, 조엘은 초과 체중을 감량하기 위해 그 이상이 필요했다.

또한 통증을 줄이는 동시에 인슐린 민감성을 높이기 위해 의료 식품인 Vonacor를 섭취하라고 조언했다. 인슐린 민감성을 높이면 몸의 세포가 이미 순환하고 있는 인슐린을 더욱 잘 받아들이게 되는데, 이는 필요한 전체 인슐린 양이 적어진다는 것을 의미한다. 인슐린은 혈당 수치를 조절하는 데 필요한 강력한 호르몬이다. 인슐린은 새롭게 소

등 우리가 단순하다고 여기는 일들을 하는 데 어려움을 겪는다.

    68세 여성 바바라Barbara는 엄지손가락 위쪽 관절의 관절염을 호소하며 나를 찾아왔다. 작은 관절, 특히 손 관절염에 가장 효과가 좋은 한 가지는 200mg의 보스웰리아 추출물이다. Vonacor와 함께 사용하면 시너지 효과가 있다. 나는 그녀에게 이 보충제를 처방해줌과 동시에 따뜻한 물에 손목을 담그고 스펀지를 100번 쥐었다 폈다 하게 했다.

    부작용이 알려진 바가 없는 저렴한 보충제, 집에서 누구나 할 수 있는 기본 스트레칭 및 운동, 현명한 식습관을 포함하는 이런 간단한 치료법으로 가장 일반적인 근골격계 질환을 치료할 수 있다. 진통제는 단기적으로 갑자기 심해지는 극심한 통증에만 사용해야 하며, 수술은 최후의 수단으로 생각해야 한다. 지금까지 설명한 여덟 가지 일반적인 질환을 포함한 대부분의 질환은 그런 과격한 치료가 필요하지 않다.

7. 족저근막염

족저근막염은 발뒤꿈치 통증의 가장 흔한 원인 중 하나다. 족저근막이라고 하는 두꺼운 조직 띠에 염증이 생기는 것이다. 족저근막은 발바닥을 가로지르는 조직으로, 발꿈치뼈와 발가락을 연결해준다. 가장 흔한 증상은 아침에 첫걸음을 내디딜 때 발생하는 찌르는 듯한 통증이다. 발이 유연해지면 일반적으로 족저근막염 통증은 줄어들지만, 오래 서 있고 난 후에 또는 앉아 있다가 일어난 후에 통증이 다시 발생할 수 있다.

이 질병은 러너에게 흔히 발생하는데, 특히 종아리 근육이 뭉쳐 발목을 구부릴 수 있는 정도에 제한이 있는 경우 또는 평발이거나 아치가 높은 경우에 많이 발생한다. 또한 딱딱한 바닥에서 많이 걷거나 서 있어야 하는 사람(특히 과체중인 경우), 임신한 여성, 제대로 지지해주지 못하는 신발을 신는 사람에게서 많이 발생한다.

맥스Max는 평발을 가진 러너로, 족저근막염 때문에 심한 통증을 겪고 있었다. 맥스는 여러 가지 변형(이 경우에는 심한 평발)을 교정해주는 깔창을 사용했는데, 그 어느 것도 만족감을 주지 못했다. 나는 그에게 깔창을 빼고 수건을 이용해 앉아서 스트레칭을 해 보라고 권했다. 한쪽 다리를 쭉 뻗은 채 양손으로 수건을 잡고, 수건으로 발 앞쪽을 15초 정도 잡아당기는 동작을 다섯 번 반복하게 했다. 또한 의료용 천 테이프로 발을 감아 평발에 없는 아치를 만드는 데 도움이 되도록 했다. 마지막으로 양말 위에 15분 정도 얼음을 대고 압박하도록 했다.

일부 의사는 통증 완화를 위해 코르티손 주사를 권하지만, 앞서 이야기했듯 다른 문제들을 유발할 수 있어 나는 불필요한 코르티손 사용을 좋아하지 않는다. 맥스는 수건을 이용한 간단한 스트레칭으로 종아리와 발목의 유연성을 기를 수 있었고, 얼마 지나지 않아 통증도 사라졌다.

8. 손 관절염(손목손허리 관절 또는 CMC 관절)

주변을 둘러보면 엄지손가락 관절염을 앓고 있는 60세 이상 여성을 적어도 한 명 이상 찾아볼 수 있다. 폐경기 여성은 에스트로겐 수치가 감소하여 관절이 뻣뻣해지고 통증을 느끼는 경우가 많다. 이러한 여성들은 병뚜껑을 열고, 가위질을 하고, 책을 읽는

감사의 말

내가 새롭게 개정된 책을 쓸 수 있도록 격려해준 메건 뉴먼Megan Newman과 끊임없이 나를 지도해준 크리스 고덱Chris Godek에게 감사의 마음을 전한다. 내가 말한 단어들을 우아하면서도 간결한 글로 옮겨준 피터 오키오그로소Peter Occhiogrosso에게도 고맙다고 말하고 싶다. 당신과 함께 일한 건 너무나 행운이었다. Back Rx 앱을 개발한 조츠나 카스투리, 임상시험 발표를 도와준 케이틀린 캐롤Kaitlin Carroll, 테스트용 베타 앱을 개발한 코넬 테크Cornell Tech 교수진 데보라 데스트린Deborah Estrin, PhD와 J. P. 폴락Pollak, 이 중요한 임상시험을 지원해준 유나이티드 헬스 그룹United Health Group의 디닌 보이타Deneen Vojta, MD 그리고 샌디에이고, 방갈로르Bangalore, 멕시코 시티, 보스턴에 있는 내 과학 연구팀에게 특별한 마음을 전한다.

나의 여정은 아내 딜샤드Dilshaad 덕분에 더욱 풍성해졌다. 아내의 허리 통증과의 싸움은 책 집필에 많은 영감을 주었다. 아내는 물리 치료 분야 박사 학위를 취득하기 위한 새로운 여정을 시작하면서 나에게 배움에는 나이가 없다는 것을 가르쳐주었다. 마지막으로 부모님과 아들 닉힐Nikhil, 딸 아몰리Amoli에게도 감사의 마음을 전한다.

필라테스와 요가 기반의 재활 운동 프로그램
100년 허리를 위한 운동 처방전

발행일 2024년 7월 31일
발행처 동글디자인
발행인 현호영
지은이 비제이 바드, 피터 오키오그로소
옮긴이 양수정
디자인 강지연
주　소 서울특별시 마포구 백범로 35, 서강대학교 곤자가홀 1층
팩　스 070.8224.4322

ISBN 979-11-91925-22-7

이 책의 한국어판 저작권은 EYA Co., Ltd를 통해
Stuart Krichevsky Literary Agency, Inc.와 독점 계약한
동글디자인이 소유합니다. 저작권법에 의하여 한국 내에서
보호를 받는 저작물이므로 무단 전재 및 복제를 금합니다.

> 동글디자인은 국내 최고의 실용 서적 및 운동 서적 출판사입니다.
> 좋은 아이디어와 기록을 출판을 통해 널리 공유하고자 하실 경우
> 아래 메일로 기획안과 원고를 보내주시길 바랍니다.
> dongledesign@gmail.com